肾内科临床护理

主　审　张　鹏

主　编　丁淑贞　李　平

副主编　田　雪　赵春慧　崔小岩　葛　伟

编　者（以姓氏笔画为序）

丁淑贞　马　慧　王　京　王　霞　孔庆华

田　雪　田其濡　刘莹莹　孙　黎　李　平

冷　静　张　岚　张　彤　张　杰　张　斌

赵春慧　费　娜　崔小岩　崔丽艳　葛　伟

U0276911

🔴 中国协和医科大学出版社

图书在版编目（CIP）数据

肾内科临床护理／丁淑贞，李平主编. —北京：中国协和医科大学出版社，2016.1（2025.2重印）.

（临床护理一本通）

ISBN 978-7-5679-0381-4

Ⅰ. ①肾… Ⅱ. ①丁… ②李… Ⅲ. ①肾疾病-护理学 Ⅳ. ①R473.6

中国版本图书馆 CIP 数据核字（2015）第 152749 号

临床护理一本通

肾内科临床护理

主　编：丁淑贞　李　平
责任编辑：张　宇

出版发行：**中国协和医科大学出版社**
（北京市东城区东单三条 9 号　邮编 100730　电话 010－65260431）
网　　址：www.pumcp.com
经　　销：新华书店总店北京发行所
印　　刷：鸿博睿特（天津）印刷科技有限公司

开　　本：710×1000　　1/16
印　　张：20.5
字　　数：320 千字
版　　次：2016 年 7 月第 1 版
印　　次：2025 年 2 月第 4 次印刷
定　　价：44.00 元

ISBN 978-7-5679-0381-4

前　言

　　护理学是将自然科学与社会科学紧密联系起来的为人类健康服务的综合性应用学科。随着医学科学的迅速发展和医学模式的转变，医学理论和诊疗护理不断进行更新，护理学科领域发生了很大的变化。"临床护理一本通"旨在为临床护理人员提供最新的理论知识和专业指导，帮助护理人员熟练掌握基本理论知识和临床护理技能，提高护理质量，是对各专科临床护理实践及技能给予指导的专业参考书。

　　随着人们生活方式的改变，肾病的发病率也逐渐升高，慢性肾病（Chronic kidney disease，CKD）严重威胁着人类的健康，已经成为21世纪人类面临的主要公共健康问题之一。国际肾脏病学会（International Society of Nephrology，ISN）和国际肾脏基金联合会（International Federation of Kidney Foundations，IFKF）联合发出倡议，将每年3月的第2个星期四定为"世界肾脏日"，其目的就是为了唤醒全人类对慢性肾病的关注。随着护理学科的发展、护理模式的转变和护理水平的提高，肾内科临床护理在肾病的治疗过程中发挥着越来越重要的作用，这就要求护理人员具备专业的肾病护理理论和丰富的实践经验。本书从肾内科临床护理的角度出发，围绕临床上较为常见的多种肾脏内科疾病的临床表现、辅助检查、治疗原则，详细描述各类疾病的护理评估、护理诊断、护理措施及健康教育等内容。同时还详细介绍了肾替代治疗如血液净化技术、肾移植的临床护理要点以及肾病常用检查的护理措施。进而从临床护理和操作技能上给予护士具体指导，以提高护士对肾内科疾病护理的预见性及处置能力，以便早发现、早处置，降低并发症和病死率，为慢性肾病防治提供高效护理服务，降低慢性肾病给社会、家庭、病人造成的危害，提高病人的生活质量。

　　本书针对肾病的护理特点，内容丰富，实用性强，适合肾脏专科护理人员使用，可作为护理工作的操作规范和标准参考书。

　　由于学科发展迅速，受实践经验所限，本书如有不足之处，恳请广大读者、同行批评指正。

编　者

2015 年 10 月

目　录

第一篇　肾病的护理

第二篇 肾替代治疗的护理

第三篇 肾疾病常用检查的护理

第一篇

肾 病 的 护 理

第一章 概 述

第一节 肾的结构与功能

肾是人体重要的生命器官，其主要功能是生成尿液，以排泄代谢产物及调节水、电解质和酸碱代谢的平衡，维持机体内环境的稳定。此外，肾还具有重要的分泌功能。

【肾的解剖结构】

（1）肾的位置

肾位于腹膜后脊柱两侧，为实质性器官，左右各一，右肾略低于左肾。左肾上极平第11胸椎下缘，下极平第2腰椎下缘；右肾上极平第12胸椎，下极平第3腰椎。第12肋斜过左肾后面的中部或右肾后面的上部。正常肾随呼吸及体位上下移动1~2cm。

（2）肾的形态

肾外形似蚕豆，新鲜的肾呈红褐色，正常成年男性的肾长10~12cm，宽5~6cm，厚3~4cm，重量120~150g。男性肾的体积和重量略大于同龄女性。肾分为上下两端、内外两缘和前后两面。上端宽而薄，下端窄而厚。前面凸向前外侧，后面平贴后腹壁。外缘隆凸，内缘中部凹陷，称为肾门，是血管、神经、淋巴管和输尿管出入的部位，这些出入肾门的结构合称为肾蒂。由肾门凹向肾内，有一个较大的腔，称为肾窦。肾窦由肾实质围成，窦内含有肾动脉、肾静脉、淋巴管、肾小盏、肾大盏、神经、肾盂和脂肪组织等。

（3）肾的被膜

肾表面有被膜包绕，自内向外可分为三层。

①纤维膜：为贴于肾实质表面的一层结缔组织膜，薄而坚韧，在正常状态下，容易与肾实质剥离。

②脂肪囊：位于纤维膜外面，是由脂肪构成的，起保护肾的作用。

③肾筋膜：位于脂肪囊的外面，包绕肾和肾上腺，对肾起固定作用。

（4）肾的分层结构

在肾的冠状切面上，肾实质分为皮质和髓质两部分：肾皮质位于浅层，该层富有血管及肾小球，颜色较髓质深，为红褐色；肾髓质位于深部，占整个肾实质的2/3，该层血管较少，主要由肾小管组成。肾髓质的管道结构有规律地组成向皮质呈放射状的条纹，称为髓放线，向内则集合组成锥形体，称为肾锥体，肾锥体的基底朝向皮质，尖端钝圆，朝向肾窦，称为肾乳头。每个肾有7~15个肾乳头，有时2~3个肾锥体合成1个肾乳头，每个肾乳头顶端有10~25个乳头孔。肾皮质深入髓质之间的部分称为肾柱。1个肾锥体与其相连的肾皮质组成1个肾叶。在肾窦内有7~8个呈漏斗状的肾小盏，2~3个肾小盏合成1个肾大盏。2~3个肾大盏集合形成1个前后扁平的漏斗状的肾盂，肾盂出肾门后，逐渐变细形成下行的输尿管。

【肾的组织结构】

肾单位是组成肾结构和功能的基本单位，人的每个肾约由100万（80万~110万）个肾单位组成，出生时婴儿体重与肾单位数目呈正相关。每个肾单位包括肾小球（肾小体）和与之相连的肾小管（近端肾小管、髓袢、远端肾小管）。根据肾小体在皮质中的位置，可分为表浅、中间和髓旁三种肾单位。表浅肾单位的肾小体位于离皮质表面几毫米之内，髓旁肾单位的肾小体位于皮质深层，靠近皮质与髓质交界处，中间肾单位的肾小体则位于以上两者之间。

（1）肾小体

1）肾小体的组成

肾小体由肾小球和肾小囊组成，通过滤过作用形成原尿。肾小体有两个极，小动脉出入肾小体的区域称血管极，对侧是与肾小管相连的尿极。

2）肾小体的位置

肾小体位于皮质迷路，近似球形，直径约为200μm。近端小管曲部和远端小管曲部分布于肾皮质迷路和肾柱，髓袢则和集合管一起分布于髓质肾锥体和皮质髓放线中。近髓质者比位于皮质浅层者大20%左右。

3）肾小球的构成

肾小球的结构和功能最复杂，通过毛细血管袢的过滤形成原尿，原尿流经肾小管时，通过吸收和浓缩，将原尿改造为终尿。肾小球由两部分构成，即位于中央的血管球和位于周围的肾小囊。

4）肾小球毛细血管丛

是细小动脉伸入球囊后，分支成5~8个毛细血管小叶而构成。进入球囊的小动脉称为入球小动脉，经各级分支最后形成盘曲的袢状毛细血管网，称为毛细血管袢。各小叶的毛细血管集合汇成1根出球小动脉。入球小动脉粗而直，出球小动脉细而弯曲，从而构成了明显的入球和出球小动脉间的压力差。肾小球毛细血管内的静水压较身体其他部位的毛细血管静水压高，有利于肾小球毛细血管的滤过功能。另一方面血液内的异常物质（免疫复合物等）也易于沉积在肾小球毛细血管壁上。肾小球毛细血管的结构也较其他部位的毛细血管复杂，由内皮细胞、基膜和上皮细胞组成，称为滤过膜。

5）肾小球毛细血管壁的组成

①内皮细胞：呈扁平状被覆于毛细血管壁腔侧，与血流接触，构成了肾小球毛细血管壁的第一道屏障，使血细胞及一些大分子物质受到阻拦而不被滤出。内皮细胞表面的负电荷构成了肾小球毛细血管壁电荷屏障的重要组成部分；可黏附细菌和白细胞；对基膜的合成与修复有一定作用；抗凝及抗血栓作用也很重要。

②脏层上皮细胞：贴附于肾小球基膜外侧，是肾小球内最大的细胞。该细胞由3部分组成，含有细胞核的细胞体、从细胞分出的几个大的主突起和再依次分出的次级突起，称为足突，故该细胞又名足细胞。足突之间的间隙称为裂孔，直径为25~60nm，由裂孔隔膜桥接。上皮细胞本身可表达某些造血抗原，有很强的吞饮功能，合成基膜，维持肾小球通透性并对肾小球毛细血管袢起结构支持作用。

③壁层上皮细胞：覆盖肾小囊外壁，细胞呈立方或扁平状，在肾小体尿极与近端小管上皮细胞相延续，在血管极与脏层上皮细胞相连。

④基膜（GBM）：由中间的致密层和两侧的内疏松层及外疏松层组成。它的主要功能是保证毛细血管壁的完整性和一定的通透性。

⑤系膜：位于肾小球毛细血管小叶的中央部分，由系膜细胞和系膜基质组成。系膜细胞是一种多功能细胞，形态不规则，呈星形，表面有多数长短不一的突起，较长的突起可伸到内皮下，甚至伸入毛细血管腔。系膜的主要生理功能为：对肾小球毛细血管袢有支持和保护作用；调节肾小球微循环及滤过率；吞噬、清洁功能；参与免疫反应。系膜基质由系膜细胞产生，为充填于系膜细胞之间的基膜样物质，由Ⅳ型胶原、纤连蛋白、层黏连蛋白、核心蛋白聚糖、黏蛋白和蛋白聚糖所组成。

⑥肾小球滤过屏障的组织结构由内皮细胞、肾小球基膜和足突细胞构成，可有效地阻止血浆中清蛋白及更大分子量的物质进入尿液。

6）肾小囊

又称鲍曼囊，是肾小管盲端扩大并内陷所构成的双层球状囊，囊的外层称为壁层，内层称为脏层，两层之间的裂隙称为肾小囊腔。脏层即肾小球的脏层上皮细胞，壁层由肾小囊基膜和壁层上皮细胞组成。

7）球旁复合体

是位于肾小球血管极的一个具有内分泌功能的特殊结构，由致密斑、肾小球外系膜、入球小动脉的终末部和出球小动脉的起始部组成。其主要功能包括维持管-球反馈系统及调节肾素的合成及分泌。其细胞成分包括球旁颗粒细胞、致密斑、球外系膜细胞和极周细胞。

（2）肾小管

肾小管是肾单位的重要组成部分，它与肾小球之间相互影响。肾小管的上皮细胞有强大的重吸收功能，可重吸收约99%的肾小球滤出原尿，对保证体液的恒定有重要意义。此外，肾小管的不同节段，尚有一定的分泌功能。肾小管包括近端小管、细段和远端小管三部分。

1）近端小管

在肾小管的各段中最粗最长，可分曲部和直部两部分，主要功能是重吸收原尿中的 Na^+、K^+、Ca^{2+}、Cl^-、HCO_3^-、PO_4^{3-}、水及一些有机物，如葡萄糖、氨基酸等。

2）细段

连接近端小管直部和远端小管直部的细直管部分，对尿浓缩有重要作用。这一段的长度依不同类型的肾单位有明显区别，皮质肾单位的细段很短，主要位于髓质外带；髓旁肾单位的细段较长，起始于髓质外带，延伸至髓质内带乃至肾乳头。细段的管径细，只有 $15\mu m$，管壁也薄，被覆单层扁平上皮细胞，细胞核呈椭圆形，凸向腔面，细胞质少，着色浅。

3）远端小管

远端小管分直部、致密斑和曲部，主要功能是对 Na^+ 和 Cl^- 的重吸收。在肾髓质内外带交接处，髓袢细段升支移行为远端小管直部，入髓放线，行至皮质迷路的肾小球血管极处，形成致密斑，继而移行为远端小管曲部，迂曲分布于近端小管之间，最后又行至髓放线进入集合管。

（3）集合管

1）集合管的分段

集合管不包括在肾单位内，可分为三段：皮质集合管、髓质外带集合管和髓质内带集合管。髓质内带集合管行至锥体乳头，称乳头管，并开口于肾乳头形成筛状区。

2）集合管上皮的组成

集合管上皮由主细胞（又称为亮细胞）及嵌入细胞（又称为暗细胞）组成。

3）集合管的作用

集合管是肾调节水和电解质平衡的最后部位，对 Na^+、K^+、Cl^- 和酸碱调节起重要作用。集合管通过加压素参与尿浓缩功能的调节。

（4）肾间质

肾单位及集合管之间的间叶组织称为肾间质，由间质细胞和疏松的细胞外基质构成。根据部位和结构的差异，可将肾间质分为皮质间质和髓质间质。皮质间质细胞主要有成纤维细胞、巨噬细胞和间质树突细胞。髓质肾间质可分为三个区域：外髓外带、外髓内带和内髓。内髓中含有一种特殊表型的细胞，可能是肾前列腺素的主要来源，受刺激后导致前列腺素生成，继而对抗血管紧张素的缩血管作用。

（5）肾盏、肾盂和输尿管

肾盂占据并附着于肾窦的内侧，是输尿管上部的囊状扩张。肾盂向肾实质伸出 2~3 个肾大盏，继续分支形成 8~9 个肾小盏。肾小盏呈杯形，包绕肾乳头。一个肾小盏可接受来自多个肾乳头的尿液。肾盏及肾盂黏膜均为移行上皮，中层为两层平滑肌细胞，外膜为纤维结缔组织。肾盏和肾盂有节奏性蠕动，有促进排尿的作用。输尿管的黏膜形成许多纵行皱襞，移行上皮较厚，固有膜由致密的结缔组织构成，肌层由纵行和环形平滑肌组成，外膜为疏松结缔组织。

【肾的血液循环】

（1）肾血流量大，占心排出量的20%～25%，血流分布不均，肾皮质血供丰富，约占94%，肾髓质血供少，且越向内髓血供越少。此外，皮质和髓质的血流速度也不同，通过皮质的血流速度快，而髓质的血流速度较慢，肾内血流分布的这种区域性流量差和流速差，在调节钠的排泄和重吸收以及尿的浓缩功能方面有重要意义。

（2）肾血液流经两次毛细血管，首先流经肾小球毛细血管，它决定肾小球的滤过功能。然后流经肾小管周围的毛细血管，它包绕于不同区域的肾小管，影响其重吸收的功能。

（3）肾血流量的调节主要涉及两个方面：一是肾血流量要与肾的泌尿功能相适应，主要靠肾的自身调节；另一个是肾血流量要与全身的血液循环调节相配合，主要由神经和体液调节。肾血流量的自身调节，当平均动脉压波动在10.7～24.0kPa（80～180mmHg）时，肾血流量能保持相对恒定。

【肾的生理功能】

肾的生理功能主要是排泄代谢废物及调节水、电解质酸碱平衡，以维持机体内环境恒定。肾是通过制造不同成分的尿液而实现上述功能的。上述这种强大的调节能力，是基于肾小球有巨大滤过面积，充足的血流供应及灵活的滤过调节能力，肾小管各段强大的重吸收及分泌的能力而完成的。

（1）生成尿液、排泄代谢产物

机体在新陈代谢过程中产生多种废物，绝大部分废物通过肾小球的滤过、肾小管的分泌，随尿液排出体外。

（2）维持体液平衡及体内酸碱平衡

肾通过肾小球的滤过，肾小管的重吸收及分泌功能，排出体内多余的水分，调节酸碱平衡，维持内环境的稳定。

（3）内分泌功能

①分泌肾素、前列腺素、激肽：通过肾素-血管紧张素-醛固酮系统和激肽-缓激肽-前列腺素系统来调节血压。

②促红细胞生成素：刺激骨髓造血。

③活性维生素 D_3：调节钙磷代谢。

④为许多内分泌激素的降解场所：如胰岛素、胃肠激素等。当肾功能不全时，这些激素半衰期明显延长，从而引起代谢紊乱。

⑤为肾外激素的靶器官：如甲状旁腺素、降钙素等。可影响及调节肾功能。

第二节　肾内科一般护理常规

近年来，慢性肾病（chronic kidney diseases，CKD）严重威胁着人类的健康。面对肾病医学宽广的研究领域及突飞猛进的发展，肾病护理学的发展也应紧随时代的步伐，护理人员更应具备专业的肾病护理理论和丰富的实践经验。本节在全面收集病人的主客观资料的基础上，列出了肾内科护理重点内容。

【辅助检查】

（1）尿液检查

尿液检查包括以下内容。①尿液一般性状检查：包括尿量、颜色、性状、气味、酸碱度及比重等；②尿液化学检查：包括蛋白质、葡萄糖等；③尿显微镜检查：包括细胞、管型等；④尿沉渣定量检查和尿细菌学检查等。

尿常规检查可用任何时间段的新鲜尿液，但最好是清晨第 1 次尿，因晨尿在膀胱内存留时间长，各种成分浓缩，有利于尿液有形成分的检出，且又无食物因素的干扰。尿标本留取后宜立即送检，从标本采集到检验完成，夏天不应超过 1 小时，冬天不应超过 2 小时。若不能立即送检，应加防腐剂并冷藏保存。收集标本的容器应清洁干燥，女性病人应避开月经期，防止阴道分泌物或经血混入。蛋白定量试验应留取 24 小时尿标本，并加防腐剂。尿细菌学培养需用无菌试管留取清晨第 1 次清洁中段尿，并注意以下几点：①在应用抗菌药之前或停用抗菌药 5 天之后留取尿标本；②留取尿液时要严格无菌操作，先充分清洁外阴或包皮，消毒尿道口，再留取中段尿液；③尿标本必须在 1 小时内做细菌培养，否则需冷藏保存。

（2）肾功能检查

①肾小球滤过功能：内生肌酐清除率（Creatinine clearance rate，Ccr）是检查肾小球滤过功能的常用指标之一。在控制饮食、排除外源性肌酐来源的前提下，Ccr 能可靠地反映肾小球的滤过功能，并较早反映其异常。Ccr 测定前，要求病人连续 3 天低蛋白饮食（蛋白质 <40g/d，禁食鱼、肉），禁饮咖啡、茶等具有兴奋作用的饮料，避免剧烈运动。第 4 天晨 8 时将尿排尽后，收集 24 小时尿液，并在同一天采血 2~3ml 进行测定。Ccr 测定可动态观察并判断肾病的进展和预后，指导治疗。Ccr<40ml/min 时，需限制蛋白质摄入；Ccr<30ml/min 时，使用噻嗪类利尿剂常无效；Ccr<10ml/min 时，对呋塞米等利尿药物的疗效明显减低，需行透析治疗。

临床上也常用血尿素氮和血肌酐值来判断肾小球的滤过功能，但两者均在肾功能严重损害时才明显升高，故不能作为早期诊断指标。血尿素氮还易受肾外因素的影响，如高蛋白饮食、高分解状态、上消化道大出血等，其特异性不如血肌酐，但血尿素氮增高的程度与病情严重程度成正比，故对肾衰竭诊断有特殊价值。

肾小球滤过功能还可通过公式计算评价，如 Cockcroft-Cault 公式和 MDRD 公式，主要通过检测血肌酐、尿素氮、清蛋白水平，经年龄、性别、种族、体表面积校正后计算获得。此外，采用测定菊粉清除率或应用放射性核素检查的方法可准确测定肾小球滤过功能，但多数仅限于临床研究。

②肾小管功能测定：包括近端和远端肾小管功能测定。检查近端肾小管功能常用 NAG、尿 β_2 微球蛋白测定。检查远端小管功能常采用尿浓缩稀释试验和尿渗量（尿渗透压）测定。

β_2 微球蛋白为体内有核细胞产生的低分子量蛋白，自肾小球滤过后，被近端肾小管重吸收和分解代谢。近端肾小管功能障碍时，尿中 β_2 微球蛋白排泄增多，称为肾小管蛋白尿。

尿浓缩稀释试验是在日常或特定的饮食条件下，通过测定尿量及其比重，以判断肾单位远端（髓袢、远端小管、集合管）对水平衡的调节能力。常用方法有昼夜尿比重试验（又称莫氏试验）和3小时尿比重试验。莫氏试验要求病人保持正常饮食，但每餐食物中含水量不宜超过500~600ml，除三餐外不再饮任何液体。3小时尿比重试验病人仅需保持日常饮食和活动即可。早期浓缩功能不佳多表现为夜尿量增多。

尿渗量和尿比重均反映尿中溶质的含量，但尿蛋白、葡萄糖等对尿比重的影响较尿渗量大，故在判断肾浓缩稀释功能上，测定尿渗量较尿比重更有意义。尿渗量测定：前一天晚餐后，病人需禁饮水8小时，然后留取晨尿，同时采集静脉血。尿渗量/血浆渗量的比值降低，说明肾浓缩功能受损；尿渗量/血浆渗量的比值等于或接近1，说明肾浓缩功能接近完全丧失。

（3）免疫学检查

许多原发性肾病与免疫炎性反应有关，故免疫学检查有助于疾病类型及病因的判断。常用的检查项目包括ANCA、GBM 检测血清补体成分测定（血清总补体、C3 等）、血清抗链球菌溶血素"O"的测定。血清抗链球菌溶血素"O"滴度增高对肾小球肾炎的诊断有重要价值。

（4）肾活组织检查（renal biopsy，RB）

肾穿刺活体组织检查有助于确定肾病的病理类型，对协助肾实质疾病的诊断、指导治疗及判断预后有重要意义。肾活组织检查为创伤性检查，可发生损伤、出血或感染，故应做好术前和术后护理。

1）术前护理：①术前向病人解释检查的目的和意义，消除其恐惧心理；②教会病人憋气及床上排尿；③检查血常规、出血与凝血功能及肾功能，以了解有无贫血、出血倾向及肾功能水平。

2）术后护理：①穿刺点砂袋压迫，腹带包扎；②卧床休息24小时，前6小时必须仰卧于硬板床，不可翻身；③密切观察有无腹痛、腰痛，监测生命体征及尿色；④嘱病人多饮水，以免血块阻塞尿路；⑤给予5%碳酸氢钠静滴，以碱化尿液，促进造影剂排泄，减少对肾的影响，必要时使用止血药及抗生素，以防止出血和感染。

（5）影像学检查

可了解泌尿系统器官的形态、位置、功能及有无占位性病变，以协助诊断。常用的检查项目包括泌尿系统 X 线平片、静脉尿路造影（intravenous urography，IVU）及逆行肾盂造影、肾血管造影、膀胱镜检查、B 超、CT、磁共振成像等。尿路器械操作应注意无菌操作，避免引起尿路感染。

静脉尿路造影和逆行肾盂造影检查前病人应予少渣饮食，避免摄入豆类等产气食物；检查前一天晚饭后 2 小时开水冲服番泻叶以清洁肠道；检查日晨禁食，造影前 12 小时禁饮水。另外，检查前应做碘过敏试验。检查后嘱病人多饮水，以促进残留在体内的造影剂尽快排出，减少对肾的毒性作用。

【护理评估】

（1）健康史

①患病经过：应详细询问病人起病时间、起病急缓、有无明显诱因、有无相关的疾病病史和家族史、患病后的主要症状及其特点。

在询问诱因与病因时，不同类型疾病的侧重点不一。如急性肾小球肾炎应重点了解有无反复咽炎、扁桃体炎等上呼吸道感染和皮肤脓疱疮等化脓性感染史；遗传性肾炎、多囊肾等应了解家族中有无同样或类似疾病的病人；肾功能受损者除询问有无肾病史外，还应注意询问有无高血压、糖尿病、过敏性紫癜、系统性红斑狼疮等疾病病史以及有无长期服用对肾有损害的药物。

在询问症状时，应着重了解有无肉眼血尿、尿量改变、排尿异常，有无水肿，有无腰痛、夜尿增加以及尿毒症的症状。了解症状演变发展的过程，是否出现并发症。需注意，症状的严重程度与肾功能损害程度不一定相符，某些肾功能已严重损害的病人可以很长时间内无明显症状，而某些并不是很晚期但快速进展的病人可能伴有许多严重的症状。

②检查及治疗经过：了解病人曾做过哪些检查及其结果。了解其治疗的经过、效果以及是否遵医嘱治疗。了解目前用药情况，包括药物种类、剂量、用法，是按医嘱用药还是自行购买使用，有无明确的药物过

敏史。由于泌尿系统疾病病人常需调整水、钠、钾、蛋白质等的摄入，评估时应详细了解病人有无特殊的饮食治疗要求及其依从情况。对于依从性差者，需评估原因。

③目前的主要不适及病情变化：询问病人目前最突出的症状及其变化，了解病人食欲、睡眠、体重等方面有无改变。

（2）生活史

①生活方式：了解病人的日常生活是否规律，工作是否紧张，有无过度劳累；是否进行规律锻炼；是否注意个人卫生，是否经常更换内衣裤和清洗会阴部等。

②饮食方式：询问病人平时的饮食习惯及食欲，包括每天摄取的食物品种、量、口味以及有无特殊嗜好如喜食较咸食物等。询问病人每天液体的摄入量及种类。

（3）身体状况

①一般状态：评估病人的精神、意识、营养状况、体重以及有无高血压和体温升高。

②皮肤黏膜：评估皮肤黏膜有无苍白、尿素结晶、抓痕和色素沉着，有无水肿。如有则需评估水肿特点，包括水肿的出现时间、部位、是否为凹陷性等。

③胸部检查：评估病人有无胸腔积液，肺底部有无湿啰音，心界是否扩大。

④腹部检查：评估病人有无移动性浊音，有无肾区叩击痛及输尿管点压痛。

（4）心理-社会状况

①疾病知识：评估病人对所患疾病的性质、过程、预后、防治等各方面知识的了解程度。

②心理状态：了解病人的情绪和精神状态，有无紧张、焦虑、抑郁、绝望等负性情绪及其程度。由于肾病大多时轻时重、迁延不愈，治疗上较为困难，病人常会出现各种不利于其疾病治疗的负性情绪，尤其是病情未控制、反复发作、预后差的病人，因此需注意评估病人的心理状态，以便及时予以干预。

③患病对日常生活、学习或工作的影响：许多泌尿系统疾病的康复

需要病人卧床休息，减少体力活动，故需详细评估病人患病后的日常活动、社会活动有无改变及其程度。

④社会支持：了解病人的家庭成员组成、家庭经济状况、家属对病人所患疾病的认知以及家属对病人的关心和支持程度；了解病人的工作单位所能提供的支持。有无医疗保障；评估病人出院后的就医条件，能否得到及时有效的社区保健服务。尤其慢性肾衰竭病人常需行肾移植术或长期维持性透析治疗，个人往往难以承担高额的医疗费用，故对其社会支持系统的评估非常重要。

【护理措施】

（1）按内科疾病护理常规护理。

（2）休息与活动

①严格执行等级护理活动范围要求，掌握病人每日的活动量。

②对没有症状，但是尿中有少量蛋白、红细胞，并且没有明显的肾功能损害的病人，可以正常活动，但应该避免剧烈运动及过度劳累。

③对轻度水肿、蛋白尿较少、血压没有显著增高的病人，可酌情下床活动，并逐渐增加活动量。

④对明显水肿、大量蛋白尿、肉眼血尿、严重高血压、心力衰竭或一般情况差的病人，均应严格卧床休息、不能过度增加活动量。

（3）饮食护理

①慢性肾病病人的饮食应根据不同疾病类型采用不同饮食。

②急性肾炎给予低盐（每日2~3g）、优质低蛋白（每日0.75g/kg）、高维生素饮食；慢性肾炎给予低盐（每日3~4g）、低脂（每日<30g）、高优质蛋白（每日1~1.5g/kg）、高维生素饮食。

③明显水肿及高血压者应给予低盐饮食，限制钠盐的摄入，少尿水肿者限制水、钠、钾、盐的摄入量。

④大量蛋白尿、肾功能正常病人，应给予优质高蛋白饮食。

⑤有氮质血症者，给予优质蛋白、高钙、高铁、高维生素、低磷饮食，限制植物蛋白的摄入量。

⑥糖尿病肾病病人应在糖尿病饮食的基础上，限制蛋白摄入。

⑦肾病病人合理饮食对于延缓疾病的进展起着重要的作用，应注意养成长期的治疗饮食习惯，注意食物的搭配和制作方法，保证饮食易于消化吸收。

（4）用药护理

①使用利尿药，应准确记录尿量，观察用药效果；长期服用利尿药，应观察病人进食情况，注意有无低钾、低钠等电解质紊乱征象。

②使用糖皮质激素，以及其他免疫抑制剂等药物时，应注意药物的不良反应，指导病人做好戴口罩、减少探视等预防感染的措施，观察病人有无失眠及精神异常表现，有无骨痛等钙磷代谢紊乱表现。

③使用降压药物时要定时服药，定时检测血压变化情况，防止血压波动导致的低血压休克及高血压危象等并发症。

（5）病情观察

①及时观察有无尿毒症早期征象，如头痛、嗜睡、食欲不佳、恶心、呕吐和出血倾向等。

②注意有无心力衰竭的征象，如脉搏增快、不规则，呼吸困难，夜间不能平卧，烦躁不安等。

③定时测血压，血压过高病人应注意有无高血压脑病征象，如剧烈头痛、呕吐、抽搐等。

④准确判断病人意识状态，及时发现尿毒症脑病征象。

⑤准确记录出入量，尤其准确记录尿量，定时测体重，重度水肿有腹水的病人应测量腹围，及时判断病人水肿及循环负荷情况。

（6）常见专科检查护理

①肾功能异常病人做增强核磁前慎选造影剂，履行告知程序，请病人签字确认。

②肾图检查前向病人确认，晨起 8：00 准时前往核医学科，防止核素效价受影响。

③肾穿刺活检术。

（7）标本留取：正确留取尿液

①尿常规：留取晨起第 1 次尿液，清洁容器，留取 10ml。

②24 小时尿：留取自晨起第 2 次尿液至次日晨起第 1 次全部尿液（24 小时），集中并量取总量，摇匀后，清洁容器，留取 10ml。按不同检查项目要求，加入盐酸等防腐剂。

③尿渗透压：晚 22：00 后禁水 8 小时，留取晨起第 2 次尿液，清洁

容器，留取 10ml。

④中段尿培养：停用抗生素 3 天以上，晨起憋尿，消毒外阴，正常排尿，无菌容器接取中段尿液10~20ml，30 分钟内送检。

（8）心理护理

①保持情绪稳定，防止血压波动。

②鼓励说出对患病的担忧，分析原因，帮助病人减轻思想负担。

③建立良好的心态，面对长期的治疗护理。

④组织肾病病友联谊活动，通过治疗成功的病人为病友树立回归社会、愉快生活的信心。

【健康教育】

（1）嘱病人保证良好的休息，注意劳逸结合，合理饮食。

（2）遵医嘱按时、按量服药，不得随意减量或停药，避免使用肾毒性药物。

（3）指导病人注意预防各种感染的发生。

（4）指导病人应注意定期复查。若出现少尿、水肿、尿液浑浊、感冒等症状时，应及时就医。

第二章　肾内科常见症状的护理

第一节　肾　性　水　肿

肾性水肿是肾病最常见的临床症状，常出现于眼睑、足踝及背臀部。严重时可伴有胸腔积液、腹水及会阴水肿。水肿位置可随着体位的变化而移动，如平卧时以眼眶周围的软组织最明显，站立或久坐之后可以在内踝处出现凹陷性水肿。水肿发生时均伴有尿少及体重增加，因肾病所致。

【临床表现】

（1）肾炎性水肿

主要指肾小球滤过率下降，而肾小管重吸收功能相对正常造成球-管失衡和肾小球滤过分数（肾小球滤过率/肾血流量）下降，导致水钠潴留而产生水肿。同时，毛细血管通透性增高可进一步加重水肿。肾炎性水肿首先发生的部位是在眼睑、颜面部、头皮等组织疏松处，然后发展至足踝、下肢，重者呈全身性，指压凹陷不明显。由于水钠潴留，血容量扩张，可伴血压升高，见于急慢性肾炎病人。

（2）肾病性水肿

主要指长期大量蛋白尿造成血浆蛋白减少，血浆胶体渗透压降低，液体从血管内进入组织间隙，产生水肿。此外，继发性有效血容量减少可激活肾素-血管紧张素-醛固酮系统，使抗利尿激素分泌增多，进一步加重水肿。肾病性水肿多从下肢开始，一般较严重，发展较迅速，常为全身性、凹陷性水肿，体位最低处为甚，可无高血压及循环淤血的表现。

【辅助检查】

了解尿常规检查、尿蛋白定性和定量；血清电解质有无异常；肾功能指标（包括 Ccr、血尿素氮、血肌酐）、尿浓缩稀释试验的结果等有无异常。了解病人有无做过静脉尿路造影、B 超、尿路 X 线片、肾组织活检等，其结果如何。

【护理评估】

（1）健康史

①询问病人水肿发生的初始部位、时间、诱因及原因；②评估水肿的特点、程度、随时间的进展情况，是否出现全身性水肿；③询问有无尿量减少、头晕、乏力、呼吸困难、心跳加快、腹胀等伴随症状；④询问水肿的治疗经过，尤其是病人的用药情况，应详细了解所用药物的种类、剂量、用法、疗程及其效果等。对于曾用激素和（或）免疫抑制剂的病人，应评估其是否遵从医嘱用药，其治疗效果如何；⑤询问每天饮食水、钠盐摄入量；⑥询问输液量、尿量及透析量；⑦评估有无精神紧张、焦虑、抑郁等不良情绪，其程度如何。

（2）身体状况

①评估病人的精神状况、生命体征、尿量及体重的改变；②全身皮肤的检查：包括检查水肿的范围、程度、特点，如有无眼睑和面部水肿、下肢水肿、外阴水肿等；③心肺检查：有无肺部啰音、胸腔积液、心包摩擦音；④有无腹部膨隆、叩诊有无移动性浊音、测量腹围的改变等。

（3）心理-社会状况

了解病人的情绪和精神状态，有无紧张、焦虑、抑郁、绝望等负性情绪及其程度。

【护理诊断】

（1）体液过多

与肾小球滤过功能下降致水钠潴留、大量蛋白尿致血浆清蛋白浓度下降有关。

（2）有皮肤完整性受损的危险

与皮肤水肿、营养不良有关。

【护理措施】

（1）皮肤护理

①观察皮肤有无红肿、破损和化脓等情况发生。体温有无异常。

②水肿较重的病人应注意衣着柔软、宽松，避免着紧身衣服。

③卧床休息时宜抬高下肢，增加静脉回流，以减轻水肿。长期卧床者，应嘱其经常变换体位，防止发生压疮；对年老体弱者，可协助其翻身或用软垫支撑受压部位，并适当予以按摩。

④对阴囊水肿者，可用吊带托起，每日会阴冲洗，呋喃西林湿敷外阴。

⑤水肿病人皮肤菲薄，易发生破损而感染，故需协助病人做好全身皮肤黏膜的清洁，嘱病人注意保护好水肿的皮肤，清洗时勿过分用力，避免损伤皮肤。避免撞伤、跌伤等。

⑥皮肤水肿，感觉减退，应避免使用热水袋，防止皮肤烫伤，如必须使用时要测量温度，低于 40℃，毛巾包裹热水袋避免直接接触皮肤，每小时观察使用区域皮肤情况，更换部位。

⑦水肿病人肌注时，应先将水肿皮肤推向一侧后进针，拔针后用无菌干棉球按压穿刺部位，以防进针口渗液而发生感染。严重水肿者应避免肌注，可采用静脉途径保证药物准确及时地输入。

（2）饮食护理

①钠盐：限制钠的摄入，予以少盐饮食，每天以 2~3g 为宜。

②液体：液体入量视水肿程度及尿量而定。若每天尿量达 1000ml 以上，一般不需严格限水，但不可过多饮水。若每天尿量小于 500ml 或有严重水肿者需限制水的摄入，重者应量出为入，每天液体入量不应超过前一天 24 小时尿量加上不显性失水量（约 500ml）。液体入量包括饮食、饮水、服药、输液等各种形式或途径进入体内的水分。

③蛋白质：低蛋白血症所致水肿者，在无氮质潴留时，可每天给予 $0.8~1.0g/（kg·d）$ 的优质蛋白质，优质蛋白质指富含必需氨基酸的动物蛋白如牛奶、鸡蛋、鱼肉等，但不宜给予高蛋白饮食，因为高蛋白饮食可致尿蛋白增多而加重病情。对于有氮质血症的水肿病人，则应限制食物中蛋白质的摄入，一般每天给予 $0.6~0.8g/（kg·d）$ 的优质蛋白。对于慢性肾衰竭病人需根据肾小球滤过率（glomerular filtration rate，GFR）来调节蛋白质摄入量。

④热量：低蛋白饮食的病人需补充足够的热量，以免引起负氮平衡，其每天摄入的热量不应低于 $126kJ/（kg·d）$，即 $30kcal/（kg·d）$。

⑤其他：注意同时补充各种维生素。

（3）病情观察

①记录 24 小时出入液量，监测尿量变化，如经治疗尿量没有恢复正常，反而进一步减少，甚至出现无尿，提示严重的肾实质损害。

②定期测量病人体重，观察变化情况。

③观察水肿的消长情况，观察有无胸腔、腹腔和心包积液。

④监测病人的生命体征，尤其是血压。

⑤观察有无急性左心衰竭和剧烈头痛、恶心、呕吐、视物模糊，甚至神志不清、抽搐等高血压脑病的表现。

⑥密切监测实验室检查结果包括尿常规、肾小球滤过率、血尿素氮、血肌酐、血浆蛋白、血清电解质等。

（4）用药护理

①遵医嘱使用利尿剂，观察药物的疗效及可能出现的不良反应。长期使用利尿剂应监测血清电解质和酸碱平衡情况，观察有无低钾血症、低钠血症、低氯性碱中毒。低钾血症表现为肌无力、腹胀、恶心、呕吐以及心律失常。低钠血症可出现无力、恶心、肌痛性痉挛、嗜睡和意识淡漠。低氯性碱中毒表现为呼吸浅慢、手足抽搐、肌痉挛、烦躁和谵妄。利尿过快过猛（如使用大剂量呋塞米）还可导致有效血容量不足，出现恶心、直立性眩晕、口干、心悸等症状。此外，呋塞米等强效利尿剂具有耳毒性，可引起耳鸣、眩晕以及听力丧失，应避免与链霉素等具有相同不良反应的氨基糖苷类抗生素同时使用。

②使用糖皮质激素的病人可出现水钠潴留、血压升高、动脉粥样硬化、血糖升高、精神兴奋性增高、消化道出血、骨质疏松、继发感染、伤口不易愈合，以及类肾上腺皮质功能亢进症的表现，如满月脸、水牛背、多毛、向心性肥胖等，应密切观察病人的情况。

③使用环磷酰胺等免疫抑制剂时，容易引起出血性膀胱炎、骨髓抑制、消化道症状、肝功能损害、脱发等。这类药物对血管和局部组织的刺激性较大。

（5）休息的护理

严重水肿的病人应卧床休息，以增加肾血流量和尿量，缓解水钠潴留。下肢明显水肿者，卧床休息时可抬高下肢，以增加静脉回流，减轻水肿。阴囊水肿者可用吊带托起。水肿减轻后，病人可起床活动，但应避免劳累。

【健康教育】

（1）告知病人及家属出现水肿的原因，水肿与钠、水潴留的关系。

（2）指导病人如何观察水肿的变化，以及如何保护水肿部位的皮肤等。

（3）教会病人通过正确测量每天出入液量、体重等评估水肿的变化。

（4）向病人详细介绍有关药物的名称、用法、剂量、作用和不良反应，并告知病人不可擅自加量、减量和停药，尤其是糖皮质激素和环磷酰胺等免疫抑制剂。

（5）教会病人根据病情合理安排每天食物的含盐量和饮水量。与病人一同讨论制订符合病人治疗要求、而又能为病人所接受的饮食计划。指导病人避免进食腌制食品、罐头食品、啤酒、汽水、味精、面包、豆腐干等含钠丰富的食物，并指导其食用醋和柠檬等增进食欲。

第二节 尿路刺激征

尿路刺激征是指膀胱颈和膀胱三角区受炎症或机械刺激而引起的尿频、尿急、尿痛，可伴有排尿不尽感及下腹坠痛。常见于尿路感染、尿道综合征、输尿管结石、膀胱肿瘤及环磷酰胺引起的出血性膀胱炎等。

【临床表现】

（1）尿频

是指尿意频繁而每次尿量不多。正常成人白天排尿 4~6 次，夜间排尿 0~1 次，每次尿量 200~300ml。尿频者 24 小时排尿多于 8 次，夜尿多于 2 次，每次尿量<200ml，伴有排尿不尽感。

（2）尿急

是指一种突发且迫不及待要排尿的感觉，严重时会引起急迫性尿失禁。常伴有尿频、尿痛。

（3）尿痛

是指排尿时伴有会阴或下腹部疼痛。尿痛多见于尿道炎、前列腺炎、膀胱结石、膀胱结核、异物、晚期膀胱癌等。病变刺激膀胱及尿道黏膜或深层组织，引起膀胱、尿道痉挛及神经性反射。

【辅助检查】

通过尿液检查了解有无白细胞尿（脓尿）、血尿和菌尿。24小时尿量有无异常，有无夜尿增多和尿比重降低。通过影像学检查了解肾大小、外形有无异常，尿路有无畸形或梗阻。

【护理评估】

（1）健康史

①询问病人排尿情况，包括每天排尿的次数、尿量，有无尿急、尿痛及其严重程度。

②询问尿频、尿急、尿痛的起始时间，有无发热、腰痛等伴随症状，有无导尿、尿路器械检查等明显诱因，有无泌尿系统畸形、前列腺增生、妇科炎症等相关疾病病史。

③询问患病以来的治疗经过，药物使用情况，包括曾用药物的名称、剂量、用法、疗程及其疗效，有无不良反应。

④评估病人有无紧张、焦虑等不良心理反应。

（2）身体状况

评估病人的精神、营养状况，体温有无升高。肾区有无压痛、叩击痛，输尿管点有无压痛，尿道口有无红肿等。

（3）心理-社会状况

了解病人的情绪和精神状态，有无紧张、焦虑、抑郁、绝望等负性情绪及其程度。

【护理诊断】

排尿障碍：尿频、尿急、尿痛

与尿路感染所致的膀胱激惹状态有关。

【护理措施】

(1) 休息

①急性发作期嘱病人应注意卧床休息，宜取屈曲位，尽量勿站立或坐直。

②保持心情愉快，因过分紧张可加重尿频。

③指导病人从事一些感兴趣的活动，如听轻音乐、欣赏小说、看电视或聊天等，以分散病人注意力，减轻焦虑，缓解尿路刺激征。

(2) 增加水分的摄入

指导病人在无禁忌证的情况下，应尽量多饮水、勤排尿，以达到不断冲洗尿路，减少细菌在尿路停留的目的。尿路感染者每天摄水量不应低于 2000ml，保证每天尿量在 1500ml 以上，且每 2~3 小时排尿 1 次。

(3) 保持皮肤黏膜的清洁

指导病人注意加强个人卫生，增加会阴清洗次数，减少肠道细菌侵入尿路而引起感染的概率。女性病人月经期间更需注意会阴部的清洁。

(4) 缓解疼痛

指导病人进行膀胱区热敷或按摩，以缓解局部肌肉痉挛，减轻疼痛。

(5) 用药护理

遵医嘱给予抗菌药物和口服碳酸氢钠，注意观察药物的疗效及不良反应。碳酸氢钠可碱化尿液，减轻尿路刺激征。此外，尿路刺激征明显者可遵医嘱予以阿托品、丙胺太林（普鲁苯辛）等抗胆碱能药物。

【健康教育】

向病人解释尿路刺激征多见于尿路感染，其诱因多为过度劳累、会阴部不清洁及性生活等；指导病人平日应每天清洁会阴部，不要过劳，合理安排工作生活，性生活后冲洗会阴部并排尿，多饮水，不憋尿，常可预防尿路感染复发。

第三节　肾性高血压

肾性高血压是指肾病引起的高血压，是由肾实质疾患或肾动脉狭窄引起的疾病。临床表现为继发于肾慢性疾病的高血压，血压常在（160~

220）/（90~160） mmHg。较顽固，不易控制，更是导致肾功能恶化的重要原因之一。

【临床表现】

（1）病因分型

①肾血管性高血压：主要由肾动脉狭窄或堵塞引起，占肾性高血压的 5%~15%，程度较重，易进展为急进性高血压。

②肾实质性高血压：主要由急性或慢性肾小球肾炎、慢性肾盂肾炎、慢性肾衰竭等肾实质性疾病引起，是肾性高血压的常见原因，超过 80% 的终末期肾病伴有高血压。

（2）发生机制分型

①容量依赖型高血压：占肾实质性高血压的 80% 以上。由水、钠潴留引起，多见于急、慢性肾炎及肾功能不全病人。用排钠利尿剂或限制水、钠摄入可使血压明显降低。

②肾素依赖型高血压：在肾实质性高血压中仅占 10% 左右。由肾素-血管紧张素-醛固酮系统兴奋所引起，一般降压药治疗效果较差。有部分病例同时存在两种因素。

【辅助检查】

血常规、尿常规、肾功能、动态血压监测、心电图、超声心动图及眼底检查。Ⅰ级：视网膜动脉痉挛。Ⅱ级：①视网膜动脉轻度硬化；②视网膜动脉显著硬化。Ⅲ级：Ⅱ级加视网膜病变（出血或渗出）。Ⅳ级：Ⅲ级加视盘水肿，其他检查如血脂情况。部分病人血浆肾素活性、血管紧张素Ⅱ水平增高。

【护理评估】

（1）健康史

病人有无慢性肾病史，有无糖尿病、高血脂、冠状动脉粥样硬化性心脏病（冠心病）、脑卒中病史及家族史；详细了解所用降压药物的种类、剂量、用法、疗程、用药后的效果等；评估其是否遵从医嘱用药、治疗效果如何；有无精神紧张、焦虑、抑郁的表现，如有，其程度如何。

（2）身体状况

病人的精神状况、生命体征，主要是血压的改变。全身检查包括眼底动脉、全身水肿表现；有无眩晕、恶心、呕吐以及高血压危象的表现等。

（3）心理-社会状况

注意评估病人是否有焦虑、悲观等不良情绪，评估时应注意了解病人的心理反应和病人的社会支持状况。

【护理诊断】

（1）疼痛：头痛

与肾性高血压有关。

（2）潜在并发症

高血压脑病、脑血管病、心绞痛。

（3）活动无耐力

与慢性肾病及高血压并发症相关。

（4）有受伤的危险

与肾性血压高有关。

【护理措施】

肾性高血压的护理不是高血压病、肾病护理的简单相加，肾性高血压病人的病情往往较为复杂。临床上要综合分析病人的病情，积极引导病人培养健康的生活习惯和生活信念，主动配合治疗。合理膳食、适量运动、戒烟戒酒、保持心理平衡，不仅能够预防高血压的发生发展，而且是治疗肾性高血压的措施。

（1）病情观察

①观察高血压早期表现：头痛、头晕、颈项板紧、疲劳。

②观察意识变化：头痛、烦躁、眩晕、耳鸣、恶心呕吐、心悸、气急及视物模糊等表现，提示高血压危象及高血压脑病的发生，应及时通知医师并及时处理。

③观察并发症：心绞痛、高血压脑病、脑血管病（包括脑出血、脑血栓形成、腔隙性脑梗死、短暂性脑缺血发作）。

④观察降压药的反应，使用降压药物前、后，以及早、中、晚睡前监测血压，对于血压波动较大、调整降压药物以及使用强效降压药物病人应给予持续血压监测，每15~30分钟/次。防止直立性低血压发生。

⑤观察肾功能：定时检测血清肌酐、尿素氮、内生肌酐清除率，了解肾功能情况，防止肾衰竭导致药物蓄积中毒致血压骤降，而危及生命。

⑥严格记录出入量，肾性高血压伴重度水肿病人应每天记录出入量和体重，评估水盐平衡、中心静脉压以及有无肺水肿等容量负荷过重的表现。

（2）一般护理

①根据高血压的程度，限制活动，血压在180/110mmHg以上的肾性高血压病人需绝对卧床休息；血压在（140～160）／（90～100）mmHg可适当活动，以调节自主神经功能紊乱；必要时使用一些镇静药缓解紧张和烦躁，提高睡眠质量，促进血压下降。

②防止发生意外伤害的护理：评估病人有无发生坠床的危险，嘱病人起床或体位变化时避免用力过猛、突然变换体位，床上排尿，协助如厕，加用床档，避免坠床。

（3）用药护理

①采用较小的有效剂量，能够获得疗效且使不良反应最小。

②为有效防止靶器官的损害，24小时血压稳定于目标范围内。按时服用降压药物，不要随意换药和减少药物的用量。

③服用降压药物期间，定时测量血压、脉搏，当血压突然升高或降低时要及时就医。

④口服降压药有血管紧张素转换酶抑制剂（angiotensin converting enzyme inhibitors，ACEI）、血管紧张素受体拮抗药（angiotensin receptor blockers，ARBs）、钙拮抗药（calcium channel blockers，CCBs）、β受体阻滞药、利尿药、α受体阻滞药。每一类药物作用机制各不相同，但同一类药物作用机制基本相似，所以一般不主张同一类药物合用。

⑤服用利尿药的病人要定时复查血钾、血钠、血氯。

⑥警惕急性低血压反应。使用降压药后如有晕厥、恶心、乏力，立即平卧，采取头低脚高位，增加脑部血流量。如有头晕、视物模糊、耳鸣等症状时应卧床休息。

⑦静脉持续输入降压药的病人，静脉给药速度不可过快，避免血压骤降，引起心、脑、肾灌注不足。

⑧在应用降压药物治疗过程中，应嘱其卧床休息，满足生活需要。

在变化体位时动作应尽量缓慢，防止发生直立性低血压。

（4）饮食护理

①少盐饮食：饮食应以清淡为宜，少吃咸食。吃盐过多，会使血管硬化和血压升高。世界卫生组织规定：每人每日摄盐量在 6g 以下。对于高血压病人，单纯限盐即可能使血压恢复正常；对中、重度高血压病人，限盐不仅可提高降压药物的疗效，还可使降压药物的剂量减少，从而大大减少降压药物的不良反应和药品费用。

②少吃甜食：甜食含糖量高，可在体内转化成脂肪，容易促进动脉硬化。

③少吃动物脂肪：动物食品含胆固醇量高，可加速动脉硬化，如肝、肾、脑、心等应少吃。

④肾功能正常者宜多食含钾食物：钾在体内能缓冲钠的作用。含钾丰富的食物有黄豆、小豆、核桃、番茄、西葫芦、芹菜、鲜蘑菇及各种绿叶蔬菜；水果有橘子、苹果、香蕉、梨、猕猴桃、柿子、菠萝、西瓜等。

⑤宜多吃含优质蛋白和维生素的食物：如鱼、牛奶、瘦肉、鸡蛋、豆类及豆制品。

⑥宜多食含钙丰富的食物：高血压病人每天坚持吃高钙食物，其中约 2/3 的病人可收到明显的降压效果。含钙的食物很多，如奶制品、豆制品、芝麻酱、虾皮、海带、骨头汤、黑木耳、核桃、沙丁鱼、鸡蛋等均含钙丰富。

（5）心理护理

肾性高血压病人易出现忧虑消沉等不良情绪，精神负担重，应给予高度同情，安慰并鼓励，要善于观察了解其心理变化，通过向病人讲述疾病常识解除病人顾虑，更好地协助各种检查，配合治疗、护理。引导病人正确面对患病事实，树立长期同疾病做斗争的信心。

【健康教育】

（1）使病人了解相关高血压的知识、危险因素、非药物治疗与长期随访的重要性，坚持终身治疗的必要性，有针对性地纠正不良生活方式，如紧张、吸烟、酗酒，正确认识高血压药物的疗效和不良反应。

（2）向病人说明高血压病需坚持长期规律治疗和保健护理的重要性，将血压控制在"理想"水平的目的是防止靶器官进一步损害，使心、脑、肾得以保护。

（3）养成良好的生活习惯，情绪稳定，劳逸结合，避免熬夜，掌握放松紧张的心理的调控方式。

（4）积极控制心血管病的危险因素，戒烟、戒酒，控制体重、血糖、血脂和血压。

（5）合理饮食，减少食盐、动物脂肪的摄入量，多食水果、蔬菜，减少食物中饱和脂肪酸的含量和脂肪总量，保持排便通畅。必要时服用缓泻药。

（6）适当参加体育锻炼，并注意血压变化，如有不适应及时休息；血压持续升高或出现头晕、头痛、恶心、呕吐等症状时及时就医。

第四节　尿量异常

正常人每天平均尿量约为1500ml，尿量的多少取决于肾小球滤过率和肾小管重吸收量。尿量异常包括少尿、无尿、多尿和夜尿增多。无尿指每天尿量少于100ml；少尿指每天尿量少于400ml；多尿指每天尿量超过2500ml；夜尿增多是指夜间睡眠时尿量>750ml或大于日间尿量（正常日间与夜间的尿量比值为2:1）。

【临床表现】

（1）少尿

①肾前性少尿：病人有引起肾灌注不良的疾病或诱因；尿常规大致正常，尿比重及渗透压升高；表现为体重下降、皮肤干燥、精神萎靡，甚至血压下降。

②肾性少尿：大部分病人具有肾病的病史和体征；尿常规异常：蛋白尿、血尿、管型尿；肾小管功能异常，尿比重、尿渗透压下降；表现为体重增加、水肿。

③肾后性少尿：多表现为突然的少尿或无尿；尿常规大致正常，尿

比重及渗透压无明显改变；有尿路梗阻的形态学改变。

（2）多尿

临床表现为尿量增加，每日＞2500ml，病人可出现尿渗透压下降，以及电解质紊乱的表现。

【辅助检查】

尿常规、血电解质检验。

【护理评估】

（1）评估病人病情、意识、自理能力、合作程度，了解病人治疗及用药情况。

（2）了解病人饮水习惯、饮水量，评估排尿次数、量、伴随症状，观察尿液的性状、颜色、透明度等。

（3）评估膀胱充盈度、有无腹痛、腹胀及会阴部皮肤情况；了解病人有无尿管、尿路造口等。

【护理诊断】

（1）体液过多

与肾小球滤过率下降、尿量减少有关。

（2）有体液不足的危险

与肾衰竭、尿量过多有关。

（3）恐惧

与尿量异常导致电解质及酸碱平衡紊乱、多系统出现严重症状有关。

【护理措施】

（1）少尿的护理

①病情观察：评估病人少尿的程度，严格准确记录尿量。

②存在水肿的病人应严格控制水的摄入，入量＝出量＋500ml；补液

速度宜慢，防止发生脑水肿和肺水肿。

③限制水、钠、钾盐的摄入，注意有无高血钾征象，如烦躁、无力、呼吸困难、心律失常。

④留置尿管的少尿病人，应用 0.9％氯化钠注射液或 1∶5000 呋喃西林进行膀胱冲洗 1 次／日，或隔日 1 次；会阴冲洗，1 次／日，预防尿路感染。

⑤少尿伴皮肤水肿的病人，应按水肿护理常规，进行皮肤护理。

⑥肾前性少尿病人，应及时补充血容量，注意先晶体、后胶体的补液顺序，加快补液速度。

⑦肾后性少尿病人，在及时解除尿路梗阻原因后，应注意观察尿液颜色，出现血尿病人，应按血尿护理常规进行护理。

（2）多尿的护理

①病情观察：评估病人多尿的程度，严格准确记录尿量，测量并记录生命体征，及时判断低血压的发生。

②根据尿量及时补充入量。

③监测电解质的变化，防止发生低血钾等并发症，注意有无低血钾征象，如乏力、心律失常、肠麻痹或肠梗阻等。

④尿路梗阻解除后引起的突然尿量增加，应控制尿液排出的速度，防止大量尿液迅速排出引起的腹腔压力骤减，导致周围灌注不足。

【健康教育】

（1）向病人及家属介绍排尿异常的原因及相关伴随的症状。

（2）指导病人合理休息，严格遵守饮食计划。

（3）教会病人监测病情变化，正确留取尿标本。

（4）指导病人预防感冒及呼吸道感染。

（5）指导病人坚持治疗，定期复查。

第五节　血　尿

血尿是指尿中含有过多的红细胞。正常人尿镜检每高倍视野可见到

0~2 个红细胞，离心后每高倍视野红细胞如超过 2 个即为不正常。血尿程度取决于尿内出血量多少。出血多时，肉眼可见，称为肉眼血尿，其颜色呈浅粉红色至深褐色不等，甚至有血凝块。出血少时肉眼看不出血色，仅在显微镜检查时发现红细胞数超出正常计数，称为镜下血尿。

【临床表现】

尿路刺激症状、腰痛、肾绞痛及排尿困难等。尿液中含有血凝块。

【辅助检查】

10ml 尿液离心，取沉渣，显微镜下观察，如尿中红细胞数>$8.0×10^6/L$，变形红细胞>80%，常提示为肾小球性血尿。如尿中红细胞数>$8.0×10^6/L$，变形红细胞<20%，常提示为非肾小球性血尿。如尿中变形红细胞和正常形态红细胞数目基本相等，常提示肾小球损害的同时合并肾小球部位以下的泌尿系损害。

【护理评估】

评估血尿发生的诱因、尿液留取方法、发生血尿期间的饮食和服药情况以及血尿颜色的变化情况，以排除假性血尿，如月经、痔出血混入尿液，以及药物或食物引起的红色尿液，如食用甜菜根等。

【护理诊断】

（1）排尿异常：血尿	（2）个人应对能力差
与各种因素引起肾小球滤过率增加及泌尿系统损伤出血有关。	与反复发生的血尿及病情恢复较慢有关。

【护理措施】

（1）卧床休息，给予高热量、流质饮食，避免食用或饮用影响尿液颜色的食物及饮料，如甜菜根以及颜色较深的饮料。

（2）一旦发现血尿，在尿量及肾功能正常的情况下，应嘱病人尽量多饮开水，保持泌尿道畅通，以防凝血块填塞尿道，必要时留置三腔止血导尿管行间断或连续膀胱冲洗，防止血凝块堵塞尿路。

（3）停用影响尿液颜色的药物，如利福平、苯妥英钠等，停用或慎用血管活性药物，防止加重出血。

（4）观察血尿变化情况，观察每次尿的量、颜色，有否浑浊及膜状物，遵医嘱留尿标本做常规检查，病情恢复后，每周复查尿常规，连续复测 3 次结果正常为止。

（5）密切观察生命体征变化，以及面色、神志等变化，注意有否发热、皮疹、眩晕、耳鸣、尿少尿闭等并发症状，发现异常及时报告，配合医师做相应处理。

【健康教育】

平时养成多饮水习惯。少吸烟或不吸烟，少吃刺激性食物，少食甜菜根等可能影响尿液颜色的食物。积极治疗泌尿系统的炎症、结石等疾病。做好染料、橡胶、塑料等工具生产中的防护保健工作。在平时生活工作中，养成良好生活习惯，不能经常使膀胱高度充盈，有尿意感即要去排尿，以减少尿液在膀胱存留时间。注意劳逸结合，避免剧烈运动。

第六节　蛋　白　尿

正常人尿液中有少量蛋白质，其含量不大于 150mg/24h，故一般尿蛋白定性方法不能检出。当 24 小时尿蛋白含量持续超过 150mg，蛋白质定性实验阳性反应，称为蛋白尿。若每天持续超过 $3.5g/1.73m^2$（体表面积）或每千克体重 50mg，称大量蛋白尿。

【临床表现】

生理性蛋白尿时由于人体受到某些刺激因素而出现的尿液中白色泡沫增多，因素解除后，可自行消失。病理性蛋白尿则可在数次尿液中反复呈现泡沫，无减少现象。

【辅助检查】

定性检查，最好是晨尿，晨尿最浓，且可排除体位性蛋白尿。定性检查只是筛选检查，不作为准确的尿蛋白含量指标。尿蛋白定量检查，尿蛋白特殊检查（尿蛋白电泳检查，可辨别出选择性蛋白尿和非选择性蛋白尿。多发性骨髓瘤的尿蛋白电泳检查对分型有帮助）。

【护理评估】

评估病人蛋白尿发生的诱因、尿液留取的方法、发生蛋白尿期间的饮食和服药情况以及尿液泡沫持续的时间。

【护理诊断】

(1) 体液过多

与低蛋白血症致血浆胶体渗透压下降有关。

(2) 营养失调：低于机体需要量

与大量蛋白质的丢失、食欲缺乏、胃肠黏膜水肿致蛋白质吸收障碍有关。

(3) 潜在并发症

血栓、栓塞。

【护理措施】

(1) 给予病人心理支持，全面了解病人病情、病人社会支持状况，及时观察病人情绪变化，加强与病人及其家属的有效沟通，消除病人焦虑、悲观等不良情绪，以增加病人的防御能力。

(2) 对于尿蛋白高而引起水肿明显的病人，应注意观察病人水肿部位、程度，有无头晕、头痛等症状。评估病人每日的尿量、性状及能承受的活动量。密切观察血压及体重改变的情况。

(3) 维持营养平衡，盐、蛋白质和水分的供给，应视病人水肿、高血压和肾功能情况而定，给予优质蛋白，即含必需氨基酸多的动物蛋白，如瘦肉、鱼类、鸡蛋、牛奶等，并辅以 α-酮酸治疗，以补充体内必需氨基酸的不足。

(4) 预防血栓、栓塞：对于蛋白尿并伴有水肿的病人，由于某些蛋白质自尿中丢失，引起机体凝血，抗凝系统失衡，加之利尿药的应用进一步加重高凝状态，易发生血栓和栓塞。长期卧床会增加血栓形成的机会，故应保持适度的床上及床旁活动。病情缓解后可逐步增加活动量。当血液出现高凝状态时应给予抗凝药并辅以血小板解聚药物。一旦出现血栓或栓塞时，应及早给予尿激酶溶栓，并配合应用抗凝血药。

（5）预防感染：保持环境清洁，定时开门窗通风换气，定期进行空气消毒，尽量减少病区的探访人数，保持室内温度和湿度合适，注意日常护理。

【健康教育】

指导病人注意避免诱发因素，如感染、劳累、妊娠等。慎用或禁用肾毒性及诱发肾损伤的药物，如氨基糖苷类抗生素、先锋霉素等，以及可引起过敏反应而导致肾损伤的药物，常见的有磺胺药、非甾体抗炎药、抗结核药等。避免重体力劳动。水肿明显者，应限盐、少饮水，以卧床休息为主；水肿不重者可进低盐饮食；无水肿者不限制饮水和蛋白质食物的入量。蛋白尿病人应树立信心坚持治疗，保持心情愉快。定期复查尿蛋白定量，定期随诊。

第三章 肾小球疾病的护理

第一节 急性肾小球肾炎

急性肾小球肾炎（acute glomerulonephritis，AGN）简称急性肾炎，又称急性感染后肾小球肾炎（acute postinfections glomerulorethritis，APS-GN），是以少尿、血尿、蛋白尿、高血压、水肿及氮质血症为常见临床表现的一组临床综合征。本病多由链球菌感染引起，而其他细菌（肺炎球菌、脑膜炎球菌、淋球菌等）、病毒（麻疹病毒、水痘病毒、乙型肝炎病毒等）及寄生虫（旋毛虫、弓形虫）感染亦可引起。

【临床表现】

（1）潜伏期

一般为3~33天，平均7~14天，大部分病人的前驱感染为呼吸道（常为咽炎）或皮肤感染，呼吸道感染者的潜伏期较皮肤感染者短。

（2）急性期

①血尿：几乎所有病人均有肾小球源性血尿，其中25%~60%的病人出现茶色或洗肉水样的肉眼血尿。

②蛋白尿：几乎全部病人均有不同程度的蛋白尿，尿蛋白0.5~3g/d，少数呈肾病综合征范围蛋白尿，部分病人因尿蛋白极少，就诊时已转阴。

③水肿：70%~90%病人发生水肿，常表现为晨起眼睑、颜面部的水肿，呈特殊的肾炎面容，或伴有双下肢水肿，严重者可延及全身。

④高血压：约80%病人出现一过性轻中度高血压，利尿后血压可逐渐恢复正常。少数病人可出现严重高血压，甚至脑病。

⑤肾功能异常：大部分病人起病时尿量少于500ml/d，常有一过性氮质血症，血肌酐及尿素氮轻度升高，多于1~2周后尿量渐增，肾功能逐渐恢复。极少数病人呈现急性肾衰竭，易与急进性肾炎相混淆。

（3）恢复期

常发生在出现利尿反应（不管是自发的利尿或经药物利尿）后，水肿消退、血压正常及蛋白尿和肉眼血尿消失时。

（4）并发症

①心力衰竭：以成年人及老年人多见，有肺淤血、肝淤血等左右心力衰竭的典型表现，可有奔马律。

②高血压脑病：儿童较多见，表现为剧烈头痛、频繁呕吐、视物模糊、嗜睡、神志不清，严重者有阵发性惊厥及昏迷。严重时亦可出现视网膜出血、渗出、视盘水肿。

③急性肾衰竭：病人尿量减少，甚至少尿或无尿，血中肌酐和尿素氮明显增高，并可有高血钾、代谢性酸中毒等急性肾衰竭的表现。

【辅助检查】

（1）尿液检查

常见血尿。尿沉渣中可见红细胞管型、颗粒管型和透明管型，偶见白细胞管型，还可见白细胞和上皮细胞。尿蛋白定性常为+～++，尿蛋白多属非选择性。尿中纤维蛋白原降解产物增多。尿蛋白定量常为轻至中度，少数可达肾病水平。

（2）血常规检查

红细胞计数及血红蛋白可偏低。白细胞计数可正常或增高。血沉增快，一般2～3个月内恢复正常。

（3）血生化检查

急性期肾小球滤过率下降，临床表现有一过性氮质血症。血钾、氯可轻度升高，血钠轻度降低，血浆清蛋白轻度下降。

（4）纤维蛋白降解产物（fibrin degradation product，FDP）测定

血、尿FDP测定可呈阳性。

（5）血补体测定

90%病人病程早期血中总补体CH50及C3、C4显著下降，其后首先C4开始恢复，继之总补体及C3也于4周后上升，6～8周时血清补体水平基本恢复正常。此规律性变化为本病的典型特征性表现。

（6）抗链球菌溶血素"O"抗体测定

在咽部感染的病人中，90%ASO 滴度可高于 200U，且常表现为在链球菌感染后 2~3 周出现，3~5 周滴度达高峰后逐渐下降。ASO 滴度明显升高表明近期有链球菌感染。

（7）肾形态学检查

B 超检查常提示肾正常或者轻度增大。

【治疗原则】

（1）一般治疗

①休息：急性期应卧床休息，直至水肿消退，血压恢复正常，肉眼血尿消失，病人可恢复适当活动。

②饮食：限制水钠摄入，根据病情给予特殊的饮食治疗。

（2）对症治疗

①利尿治疗：经限制水钠摄入后水肿仍明显者，应适当使用利尿治疗。

②降压治疗：经限制水钠和应用利尿剂后血压仍不能控制者，应给予降压药治疗。

③感染灶的治疗：如果病灶细菌培养阳性，应给予青霉素或其他敏感药物治疗7~10 天。

（3）透析治疗

重症病人发生急性肾衰竭、高钾血症时需及时给予短期透析治疗，以度过危险期。本病有自愈倾向，一般无需长期透析。

【护理评估】

（1）健康史

①既往史：了解病人起病前有无呼吸道感染（多为扁桃体炎）、猩红热、皮肤感染或其他系统疾病史，有无长期服用某些药物、接触某些毒物等既往史，有无药物及食物过敏史，有无过度劳累、链球菌感染等诱发因素。

②家族史：家族及近亲中有无类似的疾病及肾病病史。

③生活习惯：了解病人有无烟酒嗜好，平时饮食习惯，如喜欢的食物、进食量和钠盐的摄入量。有无环境易发的生活史。

（2）身体状况

①入院时评估病人是否出现双下肢凹陷性水肿、腹胀、乏力、食欲减退的症状体征，注意加强营养及保持水电解质平衡的护理。

②住院过程中评估病人双下肢凹陷性水肿的程度，根据病情加强病人皮肤的护理。

（3）心理-社会状况

病人多为儿童及青少年，对疾病认识不足，配合困难，家属往往又表现急躁情绪，病人因病休学、不能参加正常活动易导致病人产生不良情绪。根据病人具体情况评估病人及家属的情绪表现类型及原因。

【护理诊断】

（1）体液过多

与肾小球滤过功能降低导致水钠潴留有关。

（2）有皮肤完整性受损的危险

与皮肤水肿、营养不良有关。

（3）活动无耐力

与疾病所致高血压、水肿有关。

（4）潜在并发症

急性左心衰竭、高血压脑病、急性肾衰竭。

（5）知识缺乏

缺乏疾病相关知识。

【护理措施】

（1）一般护理

①休息与活动：急性期病人应绝对卧床休息，症状比较明显者需卧床休息4~6周，至水肿消退、肉眼血尿消失、血压恢复正常后，方可逐步增加活动量；卧床时宜抬高下肢，增加静脉回流，以减轻水肿，增加肾血流量和尿量，改善肾功能。用合适的软垫支撑受压部位，指导病人经常变换体位，并给予适当按摩和被动运动；待病情稳定后可从事一些轻体力活动，但1~2年内应避免重体力活动和劳累。

②饮食护理：急性期应严格限制钠的摄入，以减轻水肿和心脏负担。一般每天盐的摄入量应低于3g。当病情好转、水肿消退、血压下降后、可由低盐饮食逐渐过渡到普通饮食；尿量明显减少者还应注意控制

水和钾的摄入。严格记录24小时的出入量。每天入水量为不显性失水量（约500ml）加上24小时尿量，入水量包括饮食、饮水、服药、输液等所含水的总量，注意见尿补钾；另外，还应根据肾功能调节蛋白质的摄入量，维持1g/（kg·d）；过多的蛋白摄入会加重肾负担，同时注意给予足够的热量和维生素。

（2）皮肤护理

①水肿较重的病人应着柔软、宽松的棉质衣裤、鞋袜。长期卧床者，应嘱其经常变换体位，防止发生压疮；年老体弱者，可协助其翻身或用软垫支撑受压部位。水肿病人皮肤非常薄，易发生破损而感染，故需协助病人做好全身皮肤、黏膜的清洁，指导病人注意保护好水肿的皮肤，如清洗时注意水温适当、勿过分用力。同时，密切观察皮肤有无红肿、破损和化脓等情况发生。阴囊水肿等严重的皮肤水肿部位可用中药芒硝粉袋或硫酸镁溶液敷于局部。水肿部位的皮肤破溃应用无菌敷料覆盖，必要时可使用稀释成1:5的碘伏溶液局部湿敷，以预防或治疗破溃处感染，促进创面的愈合。

②注射时严格无菌操作，采用5~6号针头，保证药物准确及时的输注，注射完拔针后，应延长无菌干棉球按压穿刺部位的时间，减少药液渗出。严重水肿病人应尽量避免肌内和皮下注射，尽量保证病人皮肤的完整性。

（3）药物护理

遵医嘱给予利尿剂，常用噻嗪类利尿剂，必要时可用髓袢利尿剂。应注意观察大剂量呋塞米可能引起听力及肾的严重损害，还要注意血钾的丢失。积极稳步地控制血压对于增加肾血流量，改善肾功能，预防心、脑并发症非常重要。常用噻嗪类利尿剂，必要时可用钙离子通道拮抗剂及其他降压药物联合应用。

（4）病情观察

密切观察病情，出现异常及时报告医生。观察的重点如下。

①定期测量病人体重，观察体重变化和水肿的部位、分布、程度和消长情况，注意有无胸腔、腹腔、心包积液的表现；观察皮肤有无红肿、破损、化脓等情况发生。

②监测生命体征，尤其血压的变化，注意有无剧烈头痛、恶心、呕

吐、视物模糊，甚至神志不清、抽搐等高血压脑病的表现；测量体温，注意有无发热，发现问题及时给予处理。

③监测尿量的变化，如经治疗尿量没有恢复正常，反而进一步减少，提示严重的肾实质损害。同时密切监测、追踪尿常规、GFR、BUN、Scr、血浆蛋白、血清电解质等变化。

（5）心理护理

血尿、血压升高、严重的水肿可让病人出现恐惧、焦虑、烦躁、抑郁等心理变化。护士应充分理解病人的感受和心理压力，通过教育应使其充分理解急性期卧床休息及恢复期限制运动的重要性。在病人卧床休息期间，应尽量多关心、巡视病人，及时询问病人的需要并予以解决。多关心、鼓励病人，消除他们的心理负担，帮助病人树立战胜疾病的信心。

【健康教育】

（1）休息与活动

病人患病急性期应加强休息，限制活动量；痊愈后可适当参加体育活动，以增强体质，但应注意避免劳累。

（2）预防感染

介绍本病的发生常与呼吸道感染或皮肤感染有关，且感染还可增加疾病慢性化的发生率。注意休息和保暖，加强个人卫生，预防上呼吸道和皮肤感染。若患感冒、咽炎、扁桃体炎和皮肤感染等，应及时就医。注意居住环境的通风，少去或不去人群拥挤的公共场所。

（3）饮食指导

使病人了解合理饮食对疾病康复的意义，指导病人及家属制定正确的饮食计划并认真实施。建议病人戒除烟酒。

（4）定期随访

急性肾炎临床症状消失后，蛋白尿、血尿等仍可能存在1~2年，故告知病人应定期随访直至完全康复。

第二节　急进性肾小球肾炎

急进性肾小球肾炎（rapidly progressive glomerulonephritis，RPGN），

简称急进性肾炎，是指在肾炎综合征（血尿、蛋白尿、水肿和高血压）基础上短期内出现少尿、无尿，肾功能急剧下降的一组临床综合征。病理改变特点为肾小球囊腔内广泛新月体形成，又名新月体肾小球肾炎。急进性肾小球肾炎的基本发病机制为免疫反应，根据免疫病理表现不同可分为三型：Ⅰ型为抗肾小球基底膜（glomerular basement membrane，GBM）型肾小球肾炎；Ⅱ型为免疫复合物型肾小球肾炎；Ⅲ型为非免疫复合物型肾小球肾炎。

【临床表现】

（1）尿改变

病人尿量显著减少，出现少尿或无尿，部分病人可出现肉眼血尿，常见红细胞管型及少量或中等量蛋白，尿中白细胞也常增多。

（2）贫血

一般有不同程度的贫血，甚至严重贫血。

（3）水肿

约半数以上病例有水肿，以颜面和双下肢为主，肾病综合征病人可出现重度水肿。

（4）高血压

部分病人可出现高血压，短期内可出现心、脑并发症。

（5）肾功能损害

以持续性、进行性肾功能损害为特点，血肌酐、尿素氮进行性增高，内生肌酐清除率显著下降，肾小管功能也出现障碍，最终发展为尿毒症。

（6）全身症状

可有疲乏、无力、精神萎靡、体重下降、发热等表现，随着肾功能的恶化，病人可出现恶心、呕吐，甚至上消化道出血、心力衰竭、肺水肿和严重的酸碱失衡及电解质紊乱，感染也是常见的并发症。

【辅助检查】

（1）尿液检查

几乎都有血尿和蛋白尿。尿沉渣镜检可见大量畸形红细胞和红细胞管型、上皮细胞管型和颗粒管型等；尿蛋白呈轻至中度；尿比重一般不降低。

（2）血常规检查

伴有贫血者可有红细胞计数下降、血红蛋白下降，呈正细胞正色素性贫血。继发于血管炎的病人常伴有白细胞数增多和中性粒细胞比例增加，血小板可有增多。

（3）血生化检查

血尿素氮及血肌酐进行性升高。有时血清钾亦升高，可能伴有酸中毒，可以表现为阴离子间隙（anion gap，AG）增大，血 HCO_3^- 浓度下降，CO_2 结合力下降，肾衰竭者常有低钙血症和高磷血症。

（4）免疫学检查

①Ⅰ型 RPGN 血清中抗 GBM 抗体阳性。

②Ⅱ型 RPGN 可有血清循环免疫复合物阳性、血清补体水平下降和血清冷球蛋白阳性。

③Ⅲ型 50%~80%RPGN 病人 ANCA 检测阳性，血清补体 C3 多为正常。

（5）肾 B 超

急性期 B 超显示双肾增大或大小正常，但皮质与髓质交界不清。晚期双肾体积缩小，肾实质纤维化。

（6）肾穿活检

凡怀疑本病者应尽早行肾活检，可估计病变程度、病程阶段、治疗有效的可能性。

【治疗原则】

（1）强化治疗

①强化血浆置换治疗：用离心或膜分离技术分离并弃去病人血浆，用正常人血浆或血浆制品（如清蛋白）置换病人血浆，每次 2~4L，每日或隔日 1 次，直至病人血清致病抗体（抗 GBM 抗体及 ANCA）消失，病人病情好转，一般需置换 10 次以上。适用于各型急进性肾炎，但是主要用于Ⅰ型以及Ⅲ型伴有咯血的病人。

②免疫吸附治疗：分离出的病人血浆不弃去，而用免疫层析吸附柱（如蛋白 A 吸附柱）将其中致病抗体及免疫复合物清除，再将血浆与自体血细胞混合回输。

③细胞置换治疗：包括白细胞置换及粒细胞置换。

④甲基泼尼松龙冲击治疗：甲基泼尼松龙每次 0.5~1.0g 或每次 7~15mg/kg 静脉注射，每日或隔日 1 次，3 次为 1 疗程。根据病情可用 1~3

个疗程，两疗程应间隔 3~7 天。

⑤环磷酰胺冲击治疗：每次 1g 或 0.5~1.0g/次静脉注射，每个月 1
次，共进行 6 次，然后改每 3 个月 1 次，再进行 6 次。

（2）基础治疗

临床上一般用肾上腺皮质激素配合细胞毒药物作为基础治疗，常用药物为泼尼松及环磷酰胺。

（3）替代治疗

急性肾衰竭符合透析指征的病人应及时行透析治疗。强化治疗无效而进入终末期肾衰竭的病人，应给予长期维持性透析治疗或在病情稳定 1 年后做肾移植。

（4）对症治疗

包括利尿、降血压、抗感染和纠正水、电解质、酸碱平衡紊乱等。

【护理评估】

（1）健康史

①既往史：了解病人起病前有无上呼吸道感染、关节痛、肌痛或其他系统疾病史，有无长期服用某些药物、接触某些毒物等既往史，有无药物及食物过敏史，有无过度劳累、链球菌感染等诱发因素，有无肾外表现或明确原发病者为继发性急进性肾炎史。

②家族史：家族及近亲中有无类似的疾病及其他肾病病史。

③生活习惯：了解病人有无烟酒嗜好，平时的饮食习惯，如喜欢的食物，进食量和钠盐的摄入量。有无环境易发的生活史。

（2）身体评估

①入院时病人肾功能进行性下降应注意观察有无急性肾衰竭的发生。

②住院时病人出现急性左心心力衰竭应注意病人气体交换情况。

（3）心理-社会评估

当病人出现寡言少语、哭泣、预感性悲哀时，应注意心理护理。病人及其家属缺乏疾病知识，对疾病不了解并且担心激素不良反应，应做好病人心理、药物的知识水平评估。

【护理诊断】

（1）潜在并发症

急性衰竭。

（2）体液过多

与肾小球滤过率下降、大剂量激素治疗导致水钠潴留有关。

（3）有感染的危险

与激素、细胞毒药物的应用和血浆置换、大量蛋白尿致机体抵抗力下降有关。

（4）恐惧

与本病进展快、预后差有关。

（5）知识缺乏

缺乏疾病相关知识。

【护理措施】

（1）一般护理

①急性期绝对卧床休息，积极配合，以尽快诊断。

②积极用药治疗和护理。

③提供安静舒适的睡眠环境，有助于入睡。

（2）心理护理

由于病情重，疾病进展快，病人出现恐惧、焦虑、烦躁、抑郁等心理。护士应充分理解病人的感受和心理压力，通过教育使病人及家属配合治疗。护士尽量多关心、巡视，及时解决病人的合理需要。护士应鼓励病人说出对患病的担忧，给其讲解疾病过程、合理饮食和治疗方案，以消除疑虑，提高治疗信心。及早预防和发现问题并给予心理疏导。

（3）治疗配合

①水肿较严重的病人应着宽松、柔软的棉质衣裤、鞋袜。协助病人做好全身皮肤、黏膜的清洁，指导病人注意保护好水肿的皮肤，如清洗时注意水温适当、勿过分用力。平时避免擦伤、撞伤、跌伤、烫伤。阴囊水肿等严重的皮肤水肿部位可用中药芒硝粉袋或硫酸镁溶液敷于局部。水肿部位皮肤破溃应用无菌敷料覆盖，必要时可使用稀释成1:5的碘伏溶液局部湿敷，以预防或治疗破溃处感染，促进创面愈合。

②注射时严格无菌操作，采用5~6号针头，保证药物准确及时的输注，注射完拔针后，应延长用无菌干棉球按压穿刺部位的时间，减少药液渗出。

③指导病人注意保暖，不要着凉，尽量少去人多的地方，避免上呼吸道感染。

④保持病房环境清洁，定时开门窗通风换气，定期进行空气、地面消毒，尽量减少病区的探访人次。

（4）用药护理

①指导病人按医嘱严格用药，动态观察药物使用过程中疗效与不良反应。

②治疗后都需认真评估有无甲泼尼龙冲击治疗常见的不良反应发生，如继发感染和水、钠潴留，精神异常以及可逆性记忆障碍、面红、高血糖、消化道出血或穿孔，严重高血压，充血性心力衰竭等。

③实施保护性隔离，预防继发感染。

④观察利尿剂、环磷酰胺冲击治疗的相关不良反应，如血清电解质变化情况及相应的临床症状。

（5）病情观察

①监测肾小球滤过率（Ccr）、血尿素氮（BUN）、血肌酐（Scr）水平。若Ccr快速下降，BUN、Scr进行性升高，提示有急性肾衰竭发生，应协助医生及时处理。

②监测尿量的变化，若尿量迅速减少或无尿，往往提示发生了急性肾衰竭。

③监测血电解质及pH的变化，特别是血钾情况，避免高血钾可能导致的心律失常，甚至心脏骤停。

④观察有无食欲明显减退、恶心、呕吐等消化道症状；有无呼吸困难以及端坐呼吸等症状的发生；有无意识模糊、定向障碍甚至昏迷等神经系统症状。及时进行护理干预。

【健康教育】

（1）疾病知识指导

向病人和家属介绍本病的特点，告知病人及家属保护残存肾功能的重要性，并讲解避免肾损害、保护肾功能的措施，如避免感染、避免摄入大量蛋白质以及避免使用肾毒性药物。嘱咐病人急性期须绝对卧床休息，避免劳累，且时间应较急性肾小球肾炎更长。

（2）积极预防和控制感染

从病因与治疗方法上对病人进行健康教育，提高病人预防感染的意识。

（3）用药指导

告诉病人与家属严格依从治疗的意义，病人不可擅自停药或改变剂量；告知激素及细胞毒药物的作用、可能出现的不良反应和服药的注意事项，鼓励病人配合治疗。

（4）病情监测指导

告知病人如何进行自我病情监测，避免加重肾损害的因素，告知病人病情好转后需长时间随访。

（5）疾病预防指导

指导病人应注意保暖，避免受凉、感冒，戒烟，减少接触有机化学溶剂和碳氢化合物的机会。

第三节　慢性肾小球肾炎

慢性肾小球肾炎（chronic glomerulonephritis，CGN），简称慢性肾炎，是指各种病因引起的不同病理类型的双侧肾小球弥漫性或局灶性炎症性或非炎症性改变，临床起病隐匿，病程长，起病初期常无明显症状，以后缓慢持续进行性发展，最终可至慢性肾衰竭。

【临床表现】

（1）基本临床表现

①蛋白尿：尿蛋白量常在 1～3g/24h，大多数病人有持续性蛋白尿。有的也可表现为大量蛋白尿，出现肾病综合征的表现。

②血尿：尿沉渣可见不同程度的肾小球源性血尿，常伴有管型。

③高血压：多表现为中度以上的血压增高，呈持续性。

④水肿：多发生在眼睑、面部或下肢踝部。

（2）慢性肾衰竭临床表现

①早期表现：本病早期常表现为无症状性蛋白尿和（或）血尿，有时伴管型，也可伴乏力、腰酸、食欲差和间断轻微水肿等。肾小球和（或）肾小管功能正常或轻度受损。

②急性发作表现：慢性肾炎病程中可因呼吸道感染等原因诱发急性发作，表现为感染后 2～5 天内病情急剧恶化，出现大量蛋白尿和血尿，甚至肉眼血尿，管型增多，水肿、高血压和肾功能损害均加重。适当处理可使病情恢复至原有水平，但部分病人由此进入尿毒症阶段。

【辅助检查】

（1）尿液检查

多数尿蛋白+～+++，尿蛋白定量为 1～3g/24h。镜下可见多形红细胞，可有红细胞管型。

（2）血常规检查

血常规早期变化不明显，肾功能不全者可见正色素、正细胞性贫血，血沉明显加快。

（3）血液生化检查

可见血浆清蛋白降低，血胆固醇轻度增高，血清尿素氮和肌酐早期基本正常，随病情加重尿素氮、血肌酐逐步增高，血清补体 C3 正常。

（4）B 超检查

早期双肾大小形态正常，晚期双肾缩小，肾回声增强，肾皮质变薄或肾内结构紊乱。

（5）肾功能检查

部分病人可有肾小球滤过率、内生肌酐清除率降低，酚红排泄试验、尿浓缩稀释功能及酸化功能均减退。

【治疗原则】

（1）休息

肾功能正常的轻症病人可适当参加轻度工作，重症及肾功能不全病人应休息。

（2）饮食

低盐优质蛋白饮食（食盐摄入量 2～3g/d），有肾功能损害时优质低蛋白饮食 [0.6～0.8g/（kg·d）]。

（3）控制高血压

应将血压控制在理想水平：蛋白尿 ≥1g/d 者，血压应控制在 125/75mmHg 以下；尿蛋白 <1g/d 者，血压控制在 130/80mmHg 以下。应选择能延缓肾功能恶化、具有肾保护作用的降压药，如血管紧张素转换酶抑制剂（angiotensin converting enzyme inhibitors，ACEI）、血管紧张素 Ⅱ 受体拮抗剂（angiotensin receptor blockers，ARB）、长效钙离子通道拮抗剂（calcium channel blockers，CCB）、利尿药、β 受体阻滞药等。

（4）抗凝和抗血小板药物

抗凝药和抗血小板药有一定的稳定肾功能和减轻肾病理损伤的作用，但目前尚无对这类药物使用的统一方案。对有明确高凝状态和容易发生高凝状态的病理类型（系膜毛细血管性肾小球肾炎）使用该类药物有一定的降低尿蛋白的作用，常用的药物有双嘧达莫和阿司匹林。

（5）降血脂

合并高脂血症的病人应积极控制血脂，可选用普伐他汀、辛伐他丁等。调脂药物使用过程中，应注意横纹肌溶解及肝功能损害等不良反应。

（6）致肾损害加重因素的防治

感染、低血容量、脱水、劳累、水电解质和酸碱平衡紊乱、妊娠及应用肾毒性药物（如氨基糖苷类抗生素、含有马兜铃酸中药、非甾体类抗炎药、造影剂等），均可能损伤肾，应避免使用或者慎用。

【护理评估】

（1）健康史

①既往史：了解病人起病前有无上呼吸道感染，如急性链球菌感染后肾炎迁延不愈病史、其他细菌及病毒感染，如乙肝病毒感染或其他系统疾病史；有无长期服用某些药物、接触某些毒物等既往史，有无药物及食物过敏史，有无过度劳累、链球菌感染等诱发因素，有无肾外表现或明确原发病而为继发性肾炎者。

②家族史：家族及近亲中有无类似的疾病及其他肾病病史。

③生活习惯：了解病人有无烟酒嗜好，平时的饮食习惯，如喜欢的食物，进食量和钠盐的摄入量。有无因环境易发的生活史。

（2）身体评估

①评估病人下肢凹陷性水肿的程度。

②评估病人是否有头晕、乏力、食欲减退症状。

③评估病人的皮肤、眼睑有无苍白。

④评估病人有无高血压及程度。

⑤评估病人有无心肌损害体征。

（3）心理-社会评估

由于慢性肾小球肾炎病程较长，长期服药治疗效果不理想，容易使病人及家属感到焦虑不安，后期并发症多，病情呈恶化趋势，肾功能逐渐走向衰竭，病人情绪容易受到影响，产生悲观情绪。

【护理诊断】

（1）体液过多

与肾小球滤过功能下降致水、钠潴留有关。

（2）焦虑

与疾病反复发作、预后不良有关。

（3）营养失调，低于机体需要量

与限制蛋白饮食、病人纳差、低蛋白血症有关。

（4）潜在并发症

慢性肾衰竭。

（5）知识缺乏

缺乏慢性肾小球肾炎相关知识。

【护理措施】

（1）一般护理

①休息与睡眠方面：嘱咐病人增加卧床休息时间，以增加肾血流量和尿量，减轻水肿，延缓肾功能减退，利于肾功能改善。重视调节生活状态，保证身心休息。

②皮肤的护理：水肿较重的病人要注意衣着柔软、宽松。长期卧床者，应嘱其经常变换体位，防止发生压疮。年老体弱者，可协助其翻身或用软垫支撑受压部位。水肿病人皮肤非常薄，易发生破损而感染，故需协助病人做好全身皮肤的清洁，清洗时避免过分用力而损伤皮肤。同时，密切观察皮肤有无红肿、破损和化脓等情况发生。

③预防感染：注意保暖，不要着凉，尽量少去人多的地方，避免上呼吸道感染。注意个人卫生，做好会阴部护理，保持清洁，防止泌尿系和皮肤感染。保持病房环境清洁，定时开门窗通风换气，定期进行空气、地面消毒，尽量减少病区的探访人次。

④病情观察：监测病人营养状况，包括观察并记录进食情况，如每天摄取的食物总量、品种，评估膳食中营养成分结构是否合适，总热量是否足够；观察口唇、指甲和皮肤色泽有无苍白；定期监测体重和上臂环围，有无体重减轻、上臂环围缩小；检测血红蛋白浓度和血清白蛋白浓度是否降低。应注意，体重指标不适合水肿病人的营养评估。

慢性病人的水肿一般不重，但少数病人可出现肾病综合征的表现，注意观察病人的尿量，水肿程度有无加重，或有无胸膜腔、腹腔积液。密切观察血压的变化，维持血压的相对稳定，避免血压突然升高或持续高血压可加重肾功能的恶化。监测体温的动态变化，注意感染的防治。定期监测肾功能，如 Ccr、血肌酐。监测血尿素氮，定期检查尿常规，监测水、电解质、酸碱平衡有无异常。

病人有心率增快、心律失常、视物模糊、头昏、头痛、烦躁不安等现象应立即监测血压并与医生联系。

（2）心理护理

由于多数病人病程较长，肾功能逐渐恶化，预后差，心理护理就显得尤为重要，特别是对于那些由于疾病而影响了正常工作、学习和生活的病人。

①一般性的心理支持：主要通过支持、解释、疏导、鼓励等方法建立良好的社会支持体系，护士应鼓励病人说出对患病的担忧，给其讲解疾病过程、合理饮食及治疗方案，以消除疑虑，帮助病人树立生活和治疗的信心，保持乐观的心态，积极配合治疗。

②放松疗法：可结合音乐疗法放松精神、稳定情绪，还可辅助性地起到降血压、增加外周血流量、改善微循环的作用。

③集体心理治疗：可将病人集中到一起进行疾病的讲解，鼓励病人之间的探讨，自我病情的介绍和分析，通过交流达到互相鼓励、宣泄不良情绪的作用。

（3）治疗配合

①饮食治疗：慢性肾炎病人肾功能减退时应予以优质蛋白应占50%以上，0.6~0.8g/（kg·d），每天限制在30~40g，以减轻肾小球毛细血管高灌注、高压力和高滤过状态。低蛋白饮食时，应适当增加糖类的摄入，以满足机体生理代谢所需要的热量，避免因热量供给不足加重负氮平衡。控制磷的摄入，同时注意补充多种维生素及锌元素，因为锌有刺激食欲的作用。有明显水肿和高血压时需限制钠盐摄入。

②积极控制高血压：近来通过研究结果证实，ACEI作为一线降压药物与钙离子通道拮抗剂等药物联合应用治疗高血压，对延缓肾功能恶化也有肯定的疗效。ACEI和ARB两类降压药物可以降低尿蛋白，β受体阻滞剂对肾素依赖性高血压有较好疗效，对防治心血管并发症也有较好疗效。

（4）用药护理

①利尿药：观察利尿效果，防止低钠、低钾血症及血容量减少等不良反应的发生。

②降压药：使长期服用降压药者充分认识降压治疗对保护肾功能的作用，嘱其勿擅自改变药物剂量或停药，以确保满意的疗效。卡托普利对肾功能不全者易引起高钾血症。应定时观察血压，降压不宜过快或过低，以免影响肾灌注。

③激素或免疫抑制剂：观察药物可能出现的不良反应。

④抗血小板聚集药：观察有无出血倾向，监测出血、凝血时间等。

【健康教育】

(1) 预防感染

保持环境清洁、空气流通；注意休息，避免剧烈运动和过重的体力劳动；减少前往封闭公共场所的机会，预防呼吸道感染，注意个人卫生习惯，预防尿路感染；出现感染症状，应立即就医。

(2) 生活指导

严格按照饮食计划进餐；劳逸结合，从事力所能及的工作和家务；掌握与疾病相关的家庭护理常识，如控制饮水量、限盐饮食等。

(3) 妊娠指导

在血压和肾功能正常情况下，在医师指导用药下，可妊娠。服用免疫抑制剂以及细胞毒性药物，或肾功能异常情况下应严格避孕，必要时行人工流产。

(4) 用药指导

掌握利尿药、降压药等各种药物的使用方法、用药过程中的注意事项；在医师指导下用药，不随意使用不明配方的中药，不轻信偏方。

(5) 心理指导

明确不良心理对疾病危害和对治疗效果的影响，学会有效地调适心态的方法，主动配合治疗，建立积极的生活心态。

(6) 休息与饮食

嘱病人加强休息，避免剧烈运动和过重的体力劳动，以延缓肾功能减退。饮食上应注意摄取低盐、优质蛋白、低磷、高热量饮食，指导病人选择适合自己病情的食物和量。

(7) 避免加重肾损害的因素

注意休息和保暖，加强个人卫生，预防各种感染。若患感冒、咽炎、扁桃体炎和皮肤感染等，应及时就医。避免使用对肾功能有害的药物，如氨基糖苷类抗生素、抗真菌药等。

（8）定期门诊随访

慢性肾炎病程长，需定期随访疾病的进展。若病情出现变化，如出现水肿或水肿加重、血压增高、血尿等，应及时就医。

第四节　隐匿性肾小球肾炎

隐匿性肾小球肾炎（latent glomerulonephritis，LGN）又称无症状性血尿和（或）蛋白尿，一般指在体检或偶然情况下尿常规检查发现异常，病人无水肿、高血压及肾功能损害的一组肾小球疾病。临床表现为无症状性血尿或无症状性蛋白尿，或二者均有，但以其中一种表现更为突出。它是一组病因、发病机制及病理类型不尽相同、临床表现类似、预后各异的原发性肾小球疾病。

【临床表现】

（1）无症状性血尿

大部分病人为青年人，无临床症状和体征，多于体检时发现肾小球源性血尿，呈持续性或反复发作性，部分病人于剧烈运动、感染、发热等情况时出现一过性肉眼血尿。此型以持续性镜下血尿和（或）反复发作性肉眼血尿为共同临床表现，此型病人无水肿、高血压、蛋白尿及肾功能损害。

（2）无症状性蛋白尿

多发生于青年人，蛋白尿呈持续性，偶有波动。尿蛋白定量通常在 1.0g/24h 以下，以清蛋白为主。尿沉渣检查正常，无水肿、高血压及肾功能损害。无症状性蛋白尿病人预后不一，部分预后良好。

（3）无症状性血尿和蛋白尿

多见于青年男性。临床上同时存在血尿和蛋白尿，尿蛋白定量通常在 1.0～2.0g/24h，无高血压、水肿和肾功能损害表现。由于无明显临床症状及体征，容易被病人和医生忽略致漏诊。

【辅助检查】

（1）尿液检查

尿常规化验或存在轻度蛋白尿，或镜下血尿，或二者兼有。相差显微镜尿红细胞形态学检查及尿红细胞容积分布曲线检查提示为肾小球源性血尿。

（2）血常规检查

一般无异常发现。

（3）血生化检查

肝功能、肾功能检查正常；血抗链"O"、类风湿因子、抗核抗体、冷球蛋白阴性、补体正常。

（4）肾功能检查

包括肾小球滤过功能和肾小管功能评估在正常范围。肾小球滤过率、内生肌酐清除率正常，酚红排泄试验、尿浓缩稀释功能及酸化功能均在正常范围。

（5）影像学检查

超声影像学检查早期可见双肾正常，肾皮质或肾内结构正常。核素显像、膀胱镜检查及静脉肾盂造影均可无异常发现。

（6）肾活检病理

对于隐匿性肾小球肾炎病人，肾活检可帮助进一步明确诊断。对于肾穿刺活检的指征，目前意见不一致。部分学者认为蛋白尿明显，特别是尿蛋白定量>1.0g/24h应考虑进行肾穿刺活检，明确病理类型；随访过程中如发现尿蛋白增加，和（或）出现血尿、蛋白尿，和（或）出现水肿、高血压、肾功能损害等肾病表现，也应及时行肾活检以帮助明确病理类型及病变程度，并制定相应治疗措施。

【治疗原则】

（1）定期（至少每3~6个月1次）门诊密切随访，监测血压、尿常规、尿蛋白定量及肾功能变化；女性病人在妊娠及分娩过程中需加强监测及进行产后随访。

（2）保护肾功能，避免各种肾损伤的因素，特别避免使用肾毒性药物。

（3）注意保养，防止感冒和过度劳累，如有反复发作的慢性扁桃体炎，待急性期过后可行扁桃体摘除术。

（4）尿蛋白阳性者可尝试使用 ACEI 和（或）ARB治疗。

【护理评估】

(1) 健康史

①既往史：了解病人起病前有无上呼吸道感染史，或其他系统疾病病史，有无长期服用某些药物、接触某些毒物等既往史，有无药物及食物过敏史，有无过度劳累、链球菌感染等诱发因素，有无肾外表现或明确原发病而为继发性肾炎者。

②家族史：家族及近亲中有无类似的疾病及其他肾病病史。

③生活习惯：了解病人有无烟酒嗜好，平时的饮食习惯：如喜欢的食物，进食量和钠盐的摄入量。有无因环境易发的生活史。

(2) 身体状况

评估病人无症状性血尿和蛋白尿情况。

(3) 心理-社会状况

该病病程较长，给病人带来了一定的痛苦、焦虑、恐惧及家庭经济生活困难，对治疗失去了信心，应注意评估病人的心理状态，以便及时予以干预。

【护理诊断】

(1) 有感染的危险

与疾病所致机体免疫力下降有关。

(2) 知识缺乏

缺乏疾病保健的相关知识。

(3) 潜在并发症

肾功能不全。

【护理措施】

(1) 一般护理

①轻度病人可适当参加体育锻炼；对水肿明显，血压较高病人或肾功能不全的病人，强调应卧床休息，按病情给予相应的护理级别。

②注意观察尿量、颜色、性状变化：有明显异常及时报告医师，每周至少化验尿常规和比重1次。

③注意观察病人的血压、水肿、尿量、尿检结果及肾功能变化：如

有少尿、水肿、高血压、应及时报告主管医师给予相应的处理。

④预防感染：慢性肾炎容易发生各种感染，尤其发生在用糖皮质激素或细胞毒性药物治疗期间，注意病室内空气新鲜，定期消毒，预防呼吸道感染，发现病人发热、腰痛的病人及时报告主管医师，及时预防肾功能恶化。

⑤按不同时间送检尿液标本：采用不同的方式留取尿标本，如晨尿、清洁中段尿、1小时尿、3小时尿、12小时尿或24小时尿等，并应按送检要求进行相应的处理。应将留尿方法和注意事项告知病人，及时送检。

（2）饮食护理

①提供优质高蛋白饮食，如牛奶、鸡蛋、鱼类，肾功能不全时要控制植物蛋白的摄入。在平时膳食时要保证膳食中碳水化合物的摄入，提供足够的热量以减少自体蛋白质的分解。

②限制钠的摄入，每日膳食中钠应低于3g，少尿时应控制钾的摄入，保证全面营养。

（3）心理护理

①护士应该向病人讲述疾病知识，组织病友交流养病体会，对顾虑较大的病人，多安慰鼓励，给予心理上的支持，增强病人战胜疾病的信心。

②对不太重视疾病的病人，应该耐心说明本病的危害，使之主动配合治疗疾病，做好自我护理，并做好病人家属的思想工作。

③经常巡视病房，了解病人的需要，及时帮助病人解决实际问题，建立良好的医患关系，使病人有焦虑情绪时，愿意向护士倾诉。

④指导病人掌握放松技巧，如听轻音乐、练气功，缓慢深呼吸，以转移注意力，减轻焦虑。

⑤指导病人有规律的生活，保证睡眠质量，勿劳累；向病人提供有关肾病的保健书籍，让病人了解疾病治疗过程及转归。

⑥避免使用对肾有损害的药物，告诉病人不要随意服用偏方、秘方，因近几年发现有很多中成药和中草药对肾有一定的毒性，如服用中药务必到正规的肾病专科去治疗，以防止损害肾功能。

【健康教育】

（1）告知病人应注意保持乐观心态，减轻思想压力。

（2）嘱病人注意保护肾功能，避免肾损害因素：如感染、劳累、肾毒性药物等。对反复发作的慢性扁桃体炎，急性期过后及时摘除。

（3）嘱病人定期检测尿常规，至少 3~6 个月检测 1 次。

第五节　IgA　肾　病

IgA 肾病（IgA nephropathy，IgAN）是指肾小球系膜区以 IgA 为主的免疫复合物沉积，以肾小球系膜增生为基本组织学改变，因此也称为 Berger 病。IgA 肾病也是我国最常见的原发性肾小球疾病，占我国终末期肾病病因的第一位。其临床表现多种多样，主要表现为血尿，可伴有不同程度的蛋白尿、高血压和肾功能受损，是导致终末期肾病的常见的原发性肾小球疾病之一。

【临床表现】

（1）发作性肉眼血尿

常发生在上呼吸道感染（少数伴有肠道或泌尿道感染等）后几小时或 1~2 天后出现，表现为一过性或反复发作性，又称为"感染同步性血尿"。

（2）无症状镜下血尿伴或不伴蛋白尿

30%~40% 的病人表现为无症状性尿检异常，多为体检时发现。由于疾病呈隐匿过程，多数病人的发病时间难以确定。该部分病人其临床预后并非一定良性过程，有条件的地区应当及早肾活检，早期诊断。

（3）蛋白尿

IgA 肾病病人不伴血尿的单纯蛋白尿者非常少见。多数病人表现为轻度蛋白尿，10%~24% 的病人出现大量蛋白尿，甚至肾病综合征，尤其在东方人中多见。

（4）高血压

成年 IgA 肾病病人中高血压的发生率为 20%，起病时即有高血压者不常见，随着病程的进展高血压的发生率增高。IgA 肾病病人可发生恶性高血压，多见于青壮年男性，表现为头晕、头痛、视物模糊、恶心呕吐，舒张压≥130mmHg，眼底血管病变在Ⅲ级以上，可伴有急性肾衰竭和（或）心力衰竭，急性肺水肿，若不及时处理可危及生命。

（5）急性肾衰竭

IgA肾病病人发生急性肾衰竭常见于以下三种情况：①急进性肾炎综合征；②急性肾炎综合征；③大量肉眼血尿。

（6）慢性肾衰竭

大多数IgA肾病病人在确诊10~20年后逐渐进入慢性肾衰竭期。部分病人第一次就诊即表现为肾衰竭，同时伴有高血压，既往病史不详或从未进行过尿常规检查，有些病人因双肾缩小而无法进行肾活检确诊。

（7）家族性IgA肾病

一般认为家族史调查三代以上，经尿液和肾功能检查阳性的家庭成员行肾活检，同一家系中至少两名证实为IgA肾病。家族性IgA肾病病人的临床和肾病理表现无特殊性，但肾功能受损和终末期肾病的发生率较高。

【辅助检查】

（1）尿液检查

尿沉渣检查常显示尿红细胞增多，相差显微镜显示变形红细胞为主，提示肾小球源性血尿，但有时可见到混合性血尿。

（2）肾功能检查

血清肌酐测定、血清胱蛋白酶抑制剂C测定、血清尿素氮（BUN）测定、血尿酸测定。

（3）B超检查

急性肾衰竭时超声显示肾大小可正常或增大，皮质回声通常正常，但也可因水肿或出血而呈低回声；在间质性肾炎时有时因间质细胞浸润而回声增强，肾皮质与髓质分界明显；慢性肾衰竭病人随着病程的延长，皮质回声逐渐增强，直至终末期肾衰竭。双肾缩小，皮髓质分界不清，且与肾窦回声差异逐渐消失。彩色多普勒显示肾血流减少，功能代偿期为高速低阻血流，肾衰竭时为低速高阻血流。

【治疗原则】

对于 IgA 肾病目前仍然缺乏特异性治疗，在决定治疗方案前应首先评估此病的危险因素，包括高血压、蛋白尿、肾功能下降以及病理损害程度等。如下方案可供临床参考。

（1）呈现无症状性血尿及蛋白尿者

尿蛋白量<0.5g/d，病理检查为局灶增生性肾炎或轻度系膜增生性肾炎的病人，一般不需要特殊治疗，病人应避免感冒、劳累及使用肾毒性药物（包括西药及中药），并定期到门诊复查（化验尿常规及肾功能等）。

病人若有反复发作的慢性扁桃体炎，可考虑行扁桃体摘除术。若尿蛋白量>0.5g/d，可以选用血管紧张素转换酶抑制剂（ACEI）或血管紧张素 AT1 受体阻滞剂（ARB）长期治疗。

（2）呈现急进性肾炎综合征者

在常规量糖皮质激素及环磷酰胺联合治疗的基础上，应尽早给予甲泼尼龙冲击治疗。

（3）呈现慢性肾炎综合征者

①控制高血压：应将血压严格控制至 130/80mmHg，能耐受者还能更低，但是对于老年病人或合并慢性脑卒中的病人，应个体化地制定降压目标，常只宜降至 140/90mmHg。从治疗之初就应采用 ACEI 或 ARB 配合双氢吡啶钙离子通道拮抗剂或（和）利尿药进行联合治疗。

②降低尿蛋白：应选用 ACEI 或 ARB 进行治疗，在病人能够耐受的情况下可逐渐增加剂量，尽量将尿蛋白降低至 0.5g/d 以下。

经上述规范治疗 6 个月病情无明显好转，尿蛋白量仍持续>1.0g/d，而肾功能相对良好（肾小球滤过率>50ml/min）的病人，可以考虑给予糖皮质激素治疗（始量泼尼松或泼尼松龙每日 0.8~1.0mg/kg 口服，2 个月后逐渐减量，共服用 6 个月）或糖皮质激素（始量泼尼松或泼尼松龙每日 0.5mg/kg 口服）及环磷酰胺联合治疗。

已发生明显慢性肾功能不全时，应按慢性肾功能不全的非透析疗法进行处理；如已进入终末期肾衰竭，则应进行肾替代治疗（透析或肾移植）。

（4）呈现肾病综合征者

初始治疗可单用糖皮质激素，病情多次复发或激素依赖时，可用糖皮质激素联合环磷酰胺治疗，或用较小剂量激素（如泼尼松或泼尼松龙每日 0.5mg/kg）与环孢素 A 或他克莫司联合治疗。

【护理评估】

(1) 健康史

①询问病人是否有上呼吸道感染诱因。

②询问病人是否患有乳糜泻疾病。

③询问病人是否有家族遗传病史。

(2) 身体状况

评估病人身体状况，如咽痛，食欲、睡眠欠佳，发热，血压高，贫血，双下肢水肿等。根据病人病情，应注意抗感染护理、心理护理及做好病人安全的护理措施。

(3) 心理-社会状况

治疗 IgA 肾病是一个漫长的过程，当病人出现焦虑、忧郁精神症状时，及时提供心理护理及安防措施，避免意外事件发生。

【护理诊断】

(1) 体液过多

与肾小球滤过功能下降致水钠潴留，大量蛋白尿致血浆清蛋白浓度下降有关。

(2) 疼痛：头痛

与肾性高血压有关。

(3) 营养失调，低于机体需要量

与血尿、大量蛋白尿、食欲减退等因素有关。

(4) 潜在并发症

急、慢性肾衰竭，肾病综合征等。

(5) 恐惧

与肾功能急骤恶化、病情重等因素有关。

【护理措施】

(1) 心理护理

病程长，病人心理负担重，可影响到疾病的转归和生存质量，应根

据不同的心理表现进行个体化心理疏导，树立病人战胜疾病的信心，对于疾病的恢复和延缓进展起着重要作用。

（2）高血压的护理

伴有高血压者，注意戒烟戒酒，少盐饮食，养成良好的生活习惯。按医嘱服用降压药物，并监测血压变化，把血压尽量控制在目标值130/80mmHg 以下，以延缓肾功能受损。

（3）水肿的护理

部分病人有不同程度的水肿，应注意观察水肿的部位、分布特点等，给予相应的护理，特别应控制水和盐的摄入，多卧床休息。准确记录 24 小时尿量。如有胸腹腔积液时，应抬高床头，以免加重呼吸困难。水肿不明显，无明显高血压及肾功能损害时，尿蛋白<1g/24h 可适当运动，以增强体质。

（4）并发症观察及护理

①急性肾衰竭：由于肉眼血尿期间大量红细胞管型阻塞肾小管，致肾功能急剧下降，并发急性肾衰竭。表现为血压升高，少尿或无尿，应密切观察血压及尿量变化，准确记录出入水量，做到早发现、早处置。

②血栓及栓塞：部分病人呈肾病综合征表现，表现为低蛋白血症、高脂血症，血液浓缩呈高凝状态，易发生血栓及栓塞。注意观察有无腰痛、肢体肿胀、疼痛、皮温高、咯血、呼吸困难等栓塞表现，及早报告医生处置。水肿卧床时，应轻按双下肢或床上肢体运动，以促进血液循环，待水肿减退，应尽早下床活动，如散步、打太极拳等，并循序渐进，防止血栓形成。

【健康教育】

（1）告知病人避免情绪波动，保持乐观心态，提高生活质量，有助于病情的改善。

（2）本病为进展性疾病，受凉、感冒、劳累、剧烈运动、肾毒性药物、不良饮食习惯、吸烟饮酒和血压不稳定都有可能诱发和加重疾病，应养成良好的生活习惯，避免诱发因素。

（3）遵医嘱服药，做好血压的自我监测，定期复查血尿常规，肝肾功能等。

（4）告知病人出院后就诊指标：水肿或水肿加重、发热、血压持续不降、尿量减少，应及时就诊。

第六节　肾病综合征

肾病综合征（nephrotic syndrome，NS）是指各种肾病主要是肾小球疾病所致的临床综合征，基本特征包括：①大量蛋白尿，即成年人≥3.5g/d，儿童≥50mg/（kg·d）；②低蛋白血症（血浆清蛋白<30g/L）；③程度不等的水肿；④常伴高脂血症。其中前两者为诊断的必备条件。

【临床表现】

（1）大量蛋白尿和低蛋白血症

当肾小球滤过膜的屏障作用，尤其是电荷屏障受损时，滤过膜对血浆蛋白（以清蛋白为主）的通透性增高。当原尿中的蛋白含量超过肾小管的重吸收能力时，导致大量蛋白尿，这是低蛋白血症的主要原因。

（2）水肿

水肿往往是肾病综合征病人最明显的体征。低蛋白血症造成血浆胶体渗透压下降是病人出现水肿的主要原因。严重水肿的病人还可出现胸膜腔、腹腔、心包腔积液。

（3）高脂血症

低白蛋白血症刺激肝合成脂蛋白代偿性增加，加之脂蛋白分解减少，使得血中胆固醇、三酰甘油含量升高，低密度及极低密度脂蛋白的浓度也增高。

（4）并发症

①感染：为最常见的并发症，是肾病综合征复发和疗效不佳的主要原因之一。与大量蛋白尿和低蛋白血症、免疫功能紊乱及激素治疗有关。感染部位以呼吸道、泌尿道、皮肤最多见。

②血栓、栓塞：由于有效血容量减少，血液浓缩及高脂血症使血液黏稠度增加；某些蛋白质自尿中丢失，以及肝代偿性合成蛋白质增加，引起机体凝血、抗凝和纤溶系统失衡，加之强效利尿剂的应用，进一步加重高凝状态，易发生血管内血栓形成和栓塞，以肾静脉血栓最为多见。血栓和栓塞是直接影响肾病综合征治疗效果和预后的重要因素。

③急性肾衰竭：低蛋白血症使血浆胶体渗透压下降，水分从血管内进入组织间隙，引起有效循环血容量的减少、肾血流量下降，可诱发肾前性氮质血症，经扩容、利尿治疗后多可恢复。少数病人可发展为肾实质性急性肾衰竭，表现为无明显诱因出现少尿、无尿，经扩容、利尿无效，其机制可能是肾间质高度水肿压迫肾小管及大量蛋白管型阻塞肾小管，导致肾小管高压，肾小球滤过率骤减所致。

④其他：长期高脂血症易引起动脉硬化、冠心病等心血管并发症；长期大量蛋白尿可导致严重的蛋白质营养不良，儿童生长发育迟缓；免疫球蛋白减少致机体抵抗力下降，易发生感染；金属结合蛋白及维生素 D 结合蛋白丢失可致体内铁、锌、铜缺乏，以及钙、磷代谢障碍。

【辅助检查】

（1）尿液检查

24 小时尿蛋白定量>3.5g，尿沉渣可见各种管型，也可见血尿（镜下血尿或肉眼血尿），部分病例可见脂尿。

（2）血生化检查

①血脂：总胆固醇、三酰甘油及磷脂均可升高。

②血清清蛋白：常小于或等于 30g/L。

③血清蛋白电泳：可见 α_2 和 β 球蛋白升高。

④血沉：显著加速，一般为 40~80mm/h（魏氏法）。

⑤其他：纤维蛋白原、FDP、V、Ⅶ、Ⅷ、X因子均可升高。

（3）肾功能检查

内生肌酐清除率正常或降低，血肌酐、尿素氮可正常或升高。

（4）血管造影（digital subtraction argiography，DSA）

对怀疑有血栓栓塞并发症的病例，应做选择性血管造影。

（5）经皮肾穿刺活检术

可明确肾小球病变的病理类型，指导临床用药及判断预后。

【治疗原则】

（1）一般治疗

①休息：重症肾病综合征病人应卧床休息，但应注意床上活动肢体，以防血栓形成。

②饮食：给予高热量、低脂、高纤维素、低盐及富含可溶性纤维的饮食。肾功能良好者给予正常量的优质蛋白，肾功能减退者则给予优质蛋白质。

（2）对症治疗

①利尿消肿：轻症肾病综合征病人经免疫抑制药物使用后，尿量常迅速增多，不必积极利尿消肿。在重症病人或激素等药物效果不明显时可酌情应用利尿药治疗。在给予利尿药之前应判断病人的血容量状态。血容量正常或增高的病人可使用利尿药来改善水肿症状，而表现为血容量减少的病人必须在有效扩容的前提下使用利尿药，包括噻嗪类利尿药、保钾利尿药、袢利尿药、渗透性利尿药。

注意不应滥输血浆或清蛋白制剂利尿，因为人血制剂来之不易，不应轻易使用，另外，滥用还可能加重肾负担，损伤肾功能。

对于严重水肿（甚至皮肤渗液）或（和）大量胸、腹水利尿无效的病人，可以考虑用血液净化技术超滤脱水。

②减少尿蛋白排泄：可服用血管紧张素转换酶抑制剂或血管紧张素 AT1 受体阻滞剂。服药期间应密切监测血清肌酐变化，如果血清肌酐上升超过基线的 30%，则提示肾缺血（肾病综合征所致有效血容量不足，或过度利尿脱水），应暂时停药。为此，在肾病综合征的利尿期最好不服用这类药物，以免上述情况发生。

③降脂治疗：对具有明显高脂血症的难治性肾病综合征病例应服用调脂药治疗，常用有羟甲戊二酰辅酶 A 还原酶抑制剂（他汀类）、氯贝丁酯类。

（3）糖皮质激素及免疫抑制剂治疗

①糖皮质激素：是治疗肾病综合征的主要药物。治疗原则如下。a. "足量"：起始量要足，常用泼尼松或泼尼松龙每日 1mg/kg 口服，但是最大量一般不超过每日 60mg，服用 1~2 个月（完全缓解病例）至 3~4 个月（未缓解病例）后减量；b. "慢减"：减撤激素要慢，一般每 2~3 周左右减去前用量的 1/10；c. "长期维持"：以隔日服 20mg 作维持量，服半年或更长时间。

②细胞毒药物：常与激素合用。常用环磷酰胺，每日0.1g口服，或隔日0.2g静脉注射，累积量达6~12g停药。

③环孢素A：用于激素抵抗和细胞毒药物无效的难治性肾病综合征。常与糖皮质激素（泼尼松或泼尼松龙起始剂量可减为每日0.5mg/kg）配伍应用。每日3~4mg/kg，最多不超过每日5mg/kg，分早晚2次空腹口服，服用3~6个月后逐渐减量，共服药6~12个月。

④吗替麦考酚酯：用于难治性肾病综合征治疗。也常与激素配伍应用，用量1.5~2g/d，分2次空腹服用，半年后渐减量至0.5~0.75g/d，然后维持服药0.5~1年。

⑤雷公藤多苷：与激素配合应用。用法：每次10~20mg，每日3次口服。

（4）并发症防治

①感染：一般不主张常规使用抗生素预防感染，但一旦发生感染，即应选用敏感、强效、无肾毒性的抗病原微生物药物及时治疗。反复感染者可试用免疫增强剂（如胸腺肽、丙种球蛋白等）预防感染。

②血栓：当血液出现高凝状态时应给予抗凝剂如肝素，并辅以抗血小板药如双嘧达莫。一旦出现血栓或栓塞时，应及早予尿激酶或链激酶溶栓，并配合应用抗凝剂。

③特发性急性肾衰竭：利尿无效且达到透析指征时应进行透析治疗。

【护理评估】

（1）健康史

①起病与症状特点：询问疾病的起始时间、急缓和主要症状。肾病综合征病人最常见和突出的症状是水肿，应详细询问病人水肿的发生时间、部位、程度、特点、消长情况，以及有无胸闷、气促、腹胀等胸腔、腹腔、心包积液的表现。询问有无肉眼血尿、血压异常和尿量减少。有无发热、咳嗽、咳痰、皮肤感染和尿路刺激征等感染征象。

②检查与治疗经过：了解是否曾做过尿常规、肾功能、肾超声等检查，其结果如何；是否已治疗过，并详细询问以往的用药情况，尤其是

利尿剂、激素、细胞毒药物等药物的类型、剂量、用法、疗程、疗效及不良反应等。

（2）身体状况

①一般状态：病人的精神状态、营养状况、生命体征和体重有无异常。

②水肿：水肿的范围、特点以及有无胸腔、腹腔、心包积液和阴囊水肿。

（3）心理-社会状况

本病病程长，易复发，部分病人可出现焦虑、悲观等不良情绪，评估时应注意了解病人的心理反应和病人的社会支持状况，如家庭成员的关心程度、医疗费用来源是否充足等。

【护理诊断】

（1）体液过多

与低蛋白血症致血浆胶体渗透压下降有关。

（2）营养失调，低于机体需要量

与大量蛋白质丢失、胃肠黏膜水肿致蛋白吸收障碍等因素有关。

（3）有感染的危险

与皮肤水肿，大量蛋白质尿致机体营养不良，激素、细胞毒药物的应用致机体免疫功能低下有关。

（4）有皮肤完整性受损的危险

与水肿、营养不良有关。

【护理措施】

（1）心理护理

肾病综合征病程长，易复发，特别是长期应用糖皮质激素治疗，不良反应较多，病人易产生焦虑、悲观的心理。应倾听他们的心声，及时给予心理疏导，告知病人坚持长期正规治疗可有效地缓解疾病，帮助他们树立战胜疾病的信心，以取得病人的配合治疗。

（2）饮食护理

①蛋白质：提倡正常量的优质蛋白（富含必需氨基酸的动物蛋白）每天每千克体重1.0g；有氮质血症的水肿病人，应同时限制蛋白质的摄入。

②足够热量：低蛋白饮食者需注意提供不少于每天每千克体重126～147kJ（30～50kcal）的热量，以免导致负氮平衡。

③水、钠限制：有明显水肿、高血压或少尿者，严格限制水、钠摄入，勿食腌制品等含钠高的食物。

④脂肪限制：脂肪占总供能的30%～40%，饱和脂肪酸和不饱和脂肪酸比例1:1，为减轻高脂血症，少进富含饱和脂肪酸的食物如动物油脂，而多食富含不饱和脂肪酸的食物如植物油及鱼油等。

⑤注意补充各种维生素及微量元素（如铁、钙）。

（3）休息与活动

全身严重水肿应绝对卧床休息。合并胸腔积液、腹水，有严重呼吸困难者应取半坐卧位，必要时给予吸氧。病情缓解后逐渐增加活动量，减少血栓等并发症的发生。轻度水肿及高血压病人限制活动量，老年病人改变体位时不可过快以防直立性低血压。卧床期间注意肢体适度活动与被动运动，防止血栓形成。

（4）皮肤的护理

体位性水肿为本病显著特点，若水肿严重、长期卧床者，应经常变换体位，以免局部长期受压，衣着应宽松、柔软，床单位整洁干燥，每2小时为病人翻身、按摩受压皮肤，动作要轻柔；老年体弱者用软垫支撑受压部位，防止发生压疮；水肿严重者皮肤变薄，清洁皮肤时避免过分用力而损伤皮肤；男性病人伴有阴囊高度水肿时，应限制下床活动，减少局部磨损，大小便后用温水及时清洗擦净，阴囊用软布垫起，下床活动用三角巾托起，防止下垂加重水肿，如有破溃可用碘伏局部消毒或涂抗生素软膏；女性病人每日用温水清洗外阴。

（5）营养检测与病情观察

①记录进食情况，评估饮食结构是否合理，热量是否充足。定期测量血浆清蛋白、血红蛋白等指标，评估机体的营养状态。

②注意观察病人的尿量，水肿程度有无加重，或有无胸腔、腹腔积液。密切观察血压的变化，血压突然升高或持续高血压可加重肾功能的恶化。监测肾功能如Ccr、血肌酐和血尿素氮，定期检查尿常规，监测水、电解质、酸碱平衡有无异常。注意观察出现血栓栓塞及心、脑血管等并发症的征象。

（6）用药护理

病人遵医嘱用利尿剂时，应观察利尿剂的效果及不良反应，防止水、电解质的紊乱。激素或免疫抑制剂常用于肾病综合征的病人，应注意观察药物可能的不良反应。使用血小板解聚药时应注意观察有无出血倾向，监测出血和凝血时间等。

【健康教育】

（1）让病人了解疾病相关知识及药物治疗的必要性，以提高治疗依从性。遵医嘱服药，特别是激素类药物，不可骤然停药，以免病情加重或复发。

（2）告知病人导致复发或加重的诱因：感染、受凉、劳累、妊娠、使用肾毒性药物及过度的性生活等，使其能自觉配合。

（3）疾病的缓解期，可参加体育锻炼，增强体质，提高抗病能力。下列情形不宜进行体育活动，需卧床休息：水肿明显，有胸腔积液、腹水；心肺功能受损，咳嗽、气急，甚至咯血者；严重高血压、头晕明显者。

（4）教会病人和家属留取 24 小时尿量及尿蛋白测定的方法，以了解疾病的进展程度。

（5）告知病人出院后就诊指标：水肿或水肿加重、发热、血压持续不降或低血压、四肢湿冷、尿中泡沫增多等，应及时就诊。

（6）告知病人若肾功能正常，无高血压，尿蛋白在+以下（或尿蛋白<1g/d），尿中少量红细胞，可以上学或工作。

第四章 肾小管-间质疾病的护理

第一节 急性肾小管间质性肾炎

急性肾小管间质性肾炎（acute infections tubirlo-interstitial nephritis，ATIN）简称急性间质性肾炎（acute interstitial nephritis，AIN），是由多种病因引起、临床表现为急性肾衰竭、病理以肾间质炎性水肿、炎性细胞浸润，肾小管呈不同程度变性为基本特征的一组临床病理综合征。而肾小球和肾血管大多数正常，或轻度病变。根据病因可分为药物相关性AIN、感染相关性AIN及自身免疫性AIN。

一、药物过敏所致的急性间质性肾炎

药物是导致急性间质性肾炎的主要原因之一。在所有药物导致的急性间质性肾炎中，约1/3是由抗生素引起的。其余药物如非甾体抗炎药、利尿剂、制酸剂等，与用药的剂量无明显关系，在用药后出现肾功能的急剧下降以及肾小管功能的损害。

【临床表现】

（1）主要表现为突发的肾小球滤过率下降，血清尿素氮、肌酐进行性增高，可伴有恶心、呕吐、消瘦、疲乏无力、发热、皮疹、关节痛等症状。

（2）伴或不伴有少尿，血压多正常。

（3）发热、皮疹、嗜酸性粒细胞增多称为三联征。

【辅助检查】

（1）尿液检查

蛋白尿，一般为少量蛋白尿，无菌性白细胞尿，嗜酸性粒细胞尿（>5%），肾性糖尿，低渗尿。

（2）血液检查

肌酐和尿素氮增高，高钾、高氯等电解质紊乱，代谢性酸中毒，嗜酸性粒细胞增高，IgE升高，转氨酶增高，贫血，血小板减少，溶血等。

（3）B超检查

肾呈正常大小或体积增大，皮质回声增强，同于或高于肝回声。

（4）病理学检查

肾间质水肿伴灶性或弥漫性炎细胞浸润，以淋巴细胞和浆细胞为主，可见较多嗜酸性粒细胞；肾小管可有不同程度的退行性变，肾小球和肾血管正常或病变较轻。

【治疗原则】

（1）一般治疗

应力争去除病因，首先停用相关药物或可疑药物，避免再次使用同类药物。支持治疗主要在于对急性肾衰竭及其并发症的非透析治疗措施或透析治疗，主要目标是改善症状并减少并发症。

（2）特殊治疗

如果停用致病药物1周后肾功能仍不能恢复、肾功能减退严重且病理提示肾间质弥散性炎细胞浸润，或肾病理显示肉芽肿性肾间质肾炎者，有必要早期给予糖皮质激素治疗，常可获得利尿、加速肾功能恢复的疗效。

【护理评估】

（1）健康史

①询问病人既往有无肾病史及应用药物史。

②询问病人家族及近亲中有无类似的肾病病史；询问病人居住地环境卫生、个人卫生习惯等。有无烟酒嗜好，平时的饮食习惯，如喜欢的食物、进食量和钠盐的摄入量；询问病人起病前有药物、毒物接触史，或者感染病史。

（2）身体状况

评估病人有无尿量减少或无尿；是否有食欲下降、恶心呕吐症状；

评估病人颜面、双下肢水肿状况；询问病人是否有肉眼血尿；评估病人腰部疼痛症状。

（3）心理-社会状况

由于本病会突然出现肾功能下降，使病人产生紧张、焦虑、抑郁、绝望等负性情绪，应注意评估病人的心理状态，以便及时予以干预。

【护理诊断】

（1）体液过多

与肾小球滤过率下降、水钠潴留有关。

（2）有电解质和酸碱失衡的危险

与肾小管功能异常有关。

（3）有感染的危险

与贫血、抵抗力下降有关。

（4）有皮肤完整受损的危险

与高度水肿有关。

（5）知识缺乏

缺乏疾病预防及用药相关知识。

【护理措施】

（1）一般护理

卧床休息，水肿明显者给予无盐饮食，水肿减轻后给予低盐饮食，饮食应易消化、富含维生素。出现急性肾功能不全者，限制蛋白入量，给予优质蛋白，维持营养状态。

（2）心理护理

鼓励病人表达自己的想法，适时给予心理支持，对焦虑紧张的病人给予心理疏导。

（3）治疗配合

针对病因治疗，如药物过敏所致的急性间质性肾炎应该找到致敏药物，并立即停用，可以应用糖皮质激素，同时加强支持治疗，必要时给予透析支持治疗。尽量减轻肾功能受损，加速肾功能的恢复。

（4）用药护理

停用致敏药物，慎用对肾功能有影响的药物，纠正酸碱和电解质平衡紊乱，治疗并发症。

【健康教育】

（1）去除致病诱因

应尽快明确病因，找出致敏药物。

（2）防治肾小管功能及肾小球滤过功能障碍

避免应用损害肾功能的药物。

（3）维持稳定水、电解质及酸碱平衡

（4）透析支持治疗

对于出现严重内环境紊乱者尽早透析治疗，以挽救病人生命，加速肾功能的恢复。

（5）指导病人了解本病的发病因素及防治工作

帮助病人掌握本病知识，对健康人群宣教用药常识，与社区医护人员相互支持、通力协作。

（6）指导健康行为

指导病人避免滥用药物。

二、感染引起的急性间质性肾炎

从广义上来讲，感染相关的急性间质性肾炎包括肾实质感染和全身感染所致的急性间质性肾炎两种。前者是由微生物直接侵犯肾盂及肾实质引起化脓性炎症，如急性细菌性肾盂肾炎、肾结核、真菌性肾炎等。后者是狭义的感染相关性急性间质性肾炎，此类病人肾组织中很少能检出病原微生物，提示感染可能通过免疫反应介导急性间质性肾炎。

【临床表现】

（1）有原发病的临床表现，如发热、寒战、血白细胞增多等感染中毒症状或午后低热、盗汗、食欲差等结核中毒症状，以及感染部位的症状。

（2）如果是肾局部感染，则有腰背痛和肾区叩痛。

（3）多有白细胞尿、脓尿和少量蛋白尿，可合并镜下或肉眼血尿，部分病人可见到嗜酸性粒细胞尿，常伴有轻度肾小管浓缩及酸化功能障碍，多为可逆性，感染控制后可恢复。

（4）其他症状同药物过敏所致的急性间质性肾炎。

【辅助检查】

（1）尿液检查

尿白细胞增多或白细胞管型，甚至出现脓尿，培养可以有病原菌，有蛋白尿、血尿、肾性糖尿、低渗尿等。

（2）血液检查

肌酐和尿素氮升高，高钾、高氯、代谢性酸中毒，白细胞增高、血沉增快等，菌血症时血培养阳性。

（3）B超

肾正常大小或体积增大，如果是肾局部感染，则有相应的表现。

（4）病理学检查

间质水肿伴有灶性或弥漫性炎细胞浸润，以中性粒细胞为主，严重者有微脓肿形成。如果是反应性的急性间质性肾炎，则以淋巴细胞和浆细胞为主，有肾小管退行性变，肾小球及肾血管正常或病变较轻。

【治疗原则】

（1）针对可疑病原体给予积极抗感染及支持治疗最重要。一般无须使用糖皮质激素等特殊药物治疗，多数病人在抗感染治疗后，肾间质炎性病变可消散。

（2）对重症呈少尿或无尿型急性肾衰竭表现或伴有多器官衰竭，应按急性肾衰竭治疗原则给予替代治疗。

【护理评估】

（1）健康史

①既往史：既往有无病原菌的直接侵袭或感染后的反应引起的间质改变或出现感染中毒症状的病史，有无用药史。

②家族史：家族及近亲中有无类似的肾病病史。

③生活习惯：居住地环境卫生、个人卫生习惯等。有无烟酒嗜好，平时的饮食习惯，如喜欢的食物，进食量和钠盐的摄入量。

（2）身体状况

评估病人感染中毒症状；评估病人结核中毒症状；评估病人感染部位的症状。

（3）心理-社会状况

由于本病会突然出现肾功能下降，使病人产生紧张、焦虑、抑郁、绝望等负性情绪，应注意评估病人的心理状态，以便及时予以干预。

【护理诊断】

(1) 体液过多
与肾小球滤过率降低、水钠潴留有关。

(2) 潜在并发症
急性肾衰竭。

(3) 体温过高
与局部及全身感染有关。

(4) 舒适改变
与感染所致的疼痛有关。

【护理措施】

(1) 一般护理
卧床休息，进食低盐或无盐饮食，保证病人的营养供给，控制水肿，对体温过高者进行物理降温。

(2) 心理护理
与病人沟通，给予正确的指导，配合医生尽快诊断，消除病人的恐惧心理，以达到最好的医患配合。

(3) 治疗配合
控制感染，预防出现医院内感染，提供安静、舒适的环境。

(4) 用药护理
严格遵医嘱用药，选用敏感的抗生素，加强支持及对症治疗。

【健康教育】

(1) 告知病人急性期绝对卧床休息，避免劳累。

(2) 告知病人预防和控制局部和全身感染的重要性，一旦感染，及时就医。

(3) 教育病人家属积极配合治疗。

三、系统性疾病引起的急性间质性肾炎

系统性疾病中伴有急性间质性肾炎常见于自身免疫性疾病，如系统性红斑狼疮、干燥综合征（舍格伦综合征）、结节病、Wegener 肉芽肿等。

【临床表现】

主要是原发病的表现，原发病的表现随着病种的不同而迥异，肾病变也不同，因此临床表现差异大，但是多有间质性肾炎的临床表现。

【辅助检查】

原发病的检查差异较大，但是均有不同程度的肾小管功能的损害。

【治疗原则】

大剂量糖皮质激素治疗可以迅速改善肾功能，但多需长期维持以避免复发。此外，为了控制自身免疫性疾病的全身活动，往往还要合并使用多种免疫抑制剂治疗。

【护理评估】

（1）健康史

①既往史：询问病人既往有无自身免疫性疾病，如结节病、干燥综合征、系统性红斑狼疮、Wegener 肉芽肿等病史。

②家族史：询问病人家族及近亲中有无类似的肾病病史。

③生活习惯：询问病人居住地环境卫生、个人卫生习惯等。有无烟酒嗜好，平时的饮食习惯，如喜欢的食物，进食量和钠盐的摄入量。

（2）身体状况

评估病人原发病的症状表现。

（3）心理-社会状况

由于本病会突然出现肾功能下降，使病人产生紧张、焦虑、抑郁、绝望等负性情绪，应注意评估病人的心理状态，以便及时予以干预。

【护理诊断】

（1）焦虑

与疾病反复发作预后不良有关。

（2）营养失调：低于机体需要量

与系统性疾病的长期消耗有关。

（3）潜在并发症

急性肾衰竭。

（4）知识缺乏

与病人缺乏对系统性疾病的认识有关。

【护理措施】

（1）一般护理

卧床休息，保证睡眠质量，水肿较重的病人应穿着柔软宽松的衣服，并保持全身皮肤清洁，观察皮肤有无红肿破损及化脓等情况发生。

（2）心理护理

通过支持、解释、疏导等方法帮助病人树立对生活和治疗的信心，保持开朗和乐观情绪；鼓励病人之间的探讨、自我病情的介绍和分析，通过交流达到互相鼓励、宣泄不良情绪的作用。

（3）治疗配合

给予优质蛋白，牛奶和蛋类含有各种必需氨基酸，应作为首选饮食。当病人缺乏食欲时，可提供少量多餐的饮食，也可以给予病人硬的糖果或口香糖来刺激食欲，减轻恶心、呕吐；随时注意病人体重变化及尿素氮、肌酐、清蛋白和血清电解质，以了解其饮食摄入是否正确；密切观察病人病情变化，以了解治疗效果。

（4）用药护理

严格遵医嘱用药，由于病种的不同，所用药物差别较大，避免应用损害肾功能的药物。

【健康教育】

（1）嘱病人定期检查尿常规及血液生化等各项指标，了解疾病的进展情况。

（2）嘱病人坚持对原发病的治疗，定期监测原发病的活动情况。

（3）指导病人加强营养、注意休息，促进机体早日恢复健康。

四、特发性急性间质性肾炎

特发性急性间质性肾炎是一种原因不明的急性间质性肾炎，临床以非少尿性急性肾衰竭为主要特征，多见于女性、中青年病人，部分病例伴有单侧或双侧的眼葡萄膜炎史，称为肾小管间质性肾炎-葡萄膜炎综合征。

【临床表现】

（1）主要表现

突然出现的肾小管功能损害和急性肾衰竭，多无少尿和高血压，常有尿钠排泄增加和代谢性酸中毒，其中1/3有眼葡萄膜炎，多为双侧眼球发病，在肾受累发病后数周至4个月发生。

（2）其他表现

有疲劳、不适、食欲减退、腹痛、发热、贫血等。

【辅助检查】

（1）尿液检查

蛋白尿、白细胞尿或白细胞管型、血尿，糖尿、尿电解质排泄增加、低渗透压尿。

（2）血液检查

肌酐和尿素氮增高、补体C4降低、γ球蛋白增高，可有免疫复合物、抗肾小管基膜抗体、白细胞增高、贫血、血沉增快等。

【治疗原则】

（1）特发性急性间质性肾炎的肾功能损伤，可自然恢复，该病发病系免疫机制，故糖皮质激素治疗有效。一般治疗后的肾功能可在1~2个月内完全恢复正常。

（2）本病经糖皮质激素治疗后不仅可改善肾功能，而且能预防或减少间质纤维化，特别于严重肾衰竭时应及时用药。

（3）发生急性肾衰竭者可做透析治疗。

【护理评估】

（1）健康史

①既往史：询问病人既往有无单侧或双侧的眼葡萄膜炎史，其他肾病等病史。

②家族史：询问病人家族及近亲中有无类似的肾病病史。

③生活习惯：询问病人居住地环境卫生、个人卫生习惯等。有无烟酒嗜好，平时的饮食习惯，如喜欢的食物，进食量和钠盐的摄入量。

(2) 身体状况

评估病人肾衰竭程度；评估病人眼葡萄膜炎症状；评估病人是否有腹痛、发热、贫血症状。

(3) 心理-社会状况

由于本病会突然出现肾功能下降，使病人产生紧张、焦虑、抑郁、绝望等负性情绪，应注意评估病人的心理状态，以便及时予以干预。

【护理诊断】

(1) 体液过多

与肾功能受损有关。

(2) 焦虑

与病因不明有关。

(3) 活动无耐力

与肾功能受损、严重全身水肿有关。

(4) 知识缺乏

缺乏本病防治知识。

【护理措施】

(1) 一般护理

①保证病人摄入足够的热量，以不少于 126kJ/（kg·d）为宜，注意维生素及微量元素的补充，对水肿病人应控制食盐的摄入。

②指导病人注意避免加重肾损害的因素，如慎用有肾损害的药物，避免感染等。

③嘱病人定时监测肾功能的变化，检查尿常规、尿素氮、肌酐等，及时就诊。

(2) 心理护理

以诚恳温和的态度及耐心细致的护理表现出对病人的理解和同情，鼓励病人说出自己的想法和要求，尊重病人。

(3) 治疗配合

与病人有良好的沟通，使病人在病情变化多、疗程长的情况下，以稳定的情绪较好地配合医护人员的治疗。

(4) 用药配合

应该给予病人糖皮质激素治疗，治疗 1~2 个月后肾功能多能恢复正常。激素的用量较大，如泼尼松 40~80mg/d，甚至可以应用甲泼尼龙

500mg/d 冲击治疗，连续 3 天，以后改为泼尼松口服维持。另外，保持水、电解质平衡，纠正代谢性酸中毒，防止发生其他并发症。

【健康教育】

（1）指导病人注意劳逸结合，避免感染。

（2）嘱病人定期检查，遵医嘱用药，门诊随访。

第二节 慢性肾小管间质性肾炎

慢性肾小管间质性肾炎（chronic tubulointerstitial nephritis，CTIN）又称为慢性肾小管间质性肾病（CTIN），简称为慢性间质性肾炎（chronic interstitial nephritis，CIN），是一组由不同病因引起的慢性肾小管间质性疾病，临床表现以肾小管功能异常和进展性慢性肾衰竭为特点，病理表现以不同程度的肾小管萎缩、肾间质纤维化、单个核细胞浸润为特征的一组临床病理综合征。引起该病的原因较多，常见因素有药物、重金属、放射线、血管疾病、尿路梗阻、代谢疾病、免疫疾病、肉芽肿病、感染、血液病、遗传病等。

【临床表现】

（1）微生物感染引起的慢性间质性肾炎

慢性非梗阻反流性肾盂肾炎多见于儿童，排尿或膀胱充盈时有腰痛，排尿间歇短而尿量多，合并感染时有肾盂肾炎发作。另外，还有肾小管功能障碍的临床表现，如尿液酸化功能、浓缩功能障碍，早期一般无水肿。

（2）中毒所致的慢性间质性肾炎

镇痛剂中毒者以年轻女性多见，长期服用镇痛剂后出现肾小管功能受损；化疗药物中毒者表现为化疗后出现蛋白尿和肾功能改变；重金属中毒后出现肾小管功能损害，锂中毒可以出现肾性尿崩症，铅中毒除了全身表现外，在肾表现为肾小管功能失常、肾性糖尿、氨基酸尿、蛋白尿、管型尿及尿铅排量增加等。

【辅助检查】

（1）尿常规

慢性间质性肾炎表现为血尿、蛋白尿、白细胞尿、管型尿，尿比重低、尿渗透压低。

（2）血尿素氮、血肌酐

早期肾小球滤过功能正常；晚期血尿素、血肌酐升高，提示肾衰竭。

（3）外周血象

伴慢性肾衰竭者血红蛋白下降，外周血红细胞计数下降。

（4）24小时尿蛋白定量和尿蛋白电泳

多数病人为轻度至中度蛋白尿，24小时尿蛋白定量不超过15g，蛋白电泳提示呈小分子蛋白尿。

（5）肾小管功能的检查

可有肾小管功能障碍，表现为氨基酸尿、肾性糖尿、尿钠、尿钾排出增多，机体酸中毒，尿液呈碱性尿；尿钠尿钾增多、尿溶菌酶、β_2-微球蛋白、NAG酶排泄增加。

（6）电解质、酸碱平衡失调

慢性间质性肾炎病人常常有代谢性酸中毒，根据病变累及小管部位，可表现为近端肾小管性酸中毒、远端肾小管性酸中毒、全肾小管性酸中毒。

（7）B超检查

双肾缩小、肾实质变薄。尿路梗阻者可见肾盂积液、肾盏扩张变钝，双肾大小不等，肾外形不规则，表面高低不平，可见瘢痕。

（8）肾穿刺活检

小管萎缩、间质纤维化，伴轻度的单核细胞浸润，不同程度的肾小管变形、退变及萎缩，相应的肾小球及血管病变较轻微，晚期可有肾小球硬化。

【治疗原则】

（1）尿路感染

对于细菌感染引起的慢性间质性肾炎应用抗生素，抗感染用药时注意细菌敏感性的变化、用量和疗程，并根据肾功能状态调整药物用量，尽量选择对肾毒性小的药物。

（2）镇痛剂性肾病

早期诊断至关重要，做出诊断后即应停止服用有关药物，减少非那西汀用量，有助于预防本病的发生。

（3）中毒性肾病

药物引起的中毒性肾病应及时停用该药，重金属引起的中毒性肾病应减少接触并用解毒药。

（4）梗阻性肾病

根据梗阻的病因解除梗阻，同时控制感染保护肾功能。

【护理评估】

（1）健康史

①既往史：微生物感染引起的慢性间质性肾炎应评估病人既往有无尿路感染史，如慢性非梗阻反流性肾盂肾炎、慢性尿路梗阻性肾盂肾炎的病史，以及其他肾病等病史；中毒所致的慢性间质性肾炎应评估病人有无使用镇痛剂及应用一些化疗药物和重金属及放射线等理化因素接触史，其他肾病等病史。

②家族史：家族及近亲中有无类似的肾病病史。

③生活习惯：居住地环境卫生、个人卫生习惯等。有无烟酒嗜好，平时的饮食习惯，如喜欢的食物，进食量和钠盐的摄入量。

（2）身体状况

①一般情况：精神萎靡、乏力，早期血压多正常，晚期常有高血压，如伴有尿路感染可有不同程度的发热。

②皮肤黏膜：肾衰竭病人可有不同程度的面色、口唇、睑结膜、甲床等苍白，眼睑、双下肢水肿。

③肺和心脏：肺和心脏检查多未见异常；严重酸中毒者可有深大呼吸。

④腹部：一般未扪及肝脾；肾结石者肾区可有叩痛，伴有尿路感染可有输尿管压痛。

⑤肌肉神经系统：低血钾者肌力下降、肌张力下降、腱反射减弱或消失。瞳孔等圆等大，对光反射存在，未引出病理神经反射，没有偏瘫、偏身感觉缺失、失语等神经系统损害的定位体征，脑膜刺激征阴性。

⑥骨骼系统：伴肾小管性酸中毒病人可有肾性骨病，出现软骨病或维生素 D 缺乏症，骨骼畸形、侏儒、病理性骨折、牙齿松动等。

（3）心理-社会状况

了解病人的情绪和精神状态，有无紧张、焦虑、抑郁、绝望等负性情绪及其程度。

【护理诊断】

（1）有生命体征改变的可能

与疾病严重程度有关。

（2）有病情变化的可能

与长期用药或其他环境因素有关。

（3）饮食习惯与摄入量改变

与肌酐升高引起的消化功能紊乱有关。

（4）恐惧

与慢性疾病引起的全身不适有关。

（5）健康维护能力降低

与滥用药物或重金属慢性中毒引起的机体功能改变有关。

（6）知识缺乏

与缺乏疾病治疗和护理知识有关。

【护理措施】

（1）一般护理

卧床休息，提供安静舒适环境，给予优质蛋白、高营养、低盐饮食。

（2）心理护理

护士应了解病人及家属对该病的认知程度，及时提供各种治疗信息，帮助病人树立对治疗的信心，积极参与检查与治疗，保证治疗和护理的连续性，做好心理关怀，创造舒适的休息环境，减轻和控制症状，增加病人的生活乐趣。

（3）治疗与用药配合

①对有尿路感染的病人选用敏感的抗生素。

②对有尿路梗阻的病人，在控制感染后应手术解除尿路梗阻。

③寻找引起肾功能恶化的原因，通过治疗减缓肾功能的下降。对于出现肾衰竭者，应立即进行血液透析或腹膜透析治疗。

【健康教育】

（1）指导病人应用正确的饮食方法，改进一些不良的生活习惯，避免肾损害因素。

（2）告知病人避免长期应用镇痛药。

（3）对进行化疗的病人，在化疗期间密切观察肾功能改变。

（4）对于接触重金属者，应定期检查肾功能，以了解是否存在重金属引起的肾病变。如果出现肾病变，应该立即停用镇痛药或化疗药，脱离重金属环境。

第三节　肾小管性酸中毒

肾小管性酸中毒（renal tubular acidosis，RTA）是由于肾小管功能不全引起的机体代谢性酸中毒的一种临床综合征，其病理生理学基础为近端肾小管对 HCO_3^- 的再吸收障碍或（和）远端肾小管排泌 H^+ 障碍。根据发病部位和肾小管功能障碍特点，肾小管性酸中毒可分为：①远端肾小管酸中毒（Ⅰ型）；②近端肾小管酸中毒（Ⅱ型）；③混合型肾小管酸中毒（Ⅲ型）；④高钾型肾小管酸中毒（Ⅳ型）。

【临床表现】

（1）Ⅰ型 RTA（远端型）

①慢性高氯性代谢性酸中毒：临床上通常在晚期才有典型的酸中毒表现，如厌食、恶心、呕吐、深大呼吸及神志改变等。

②电解质紊乱：主要为高氯血症和低钾血症，病人出现全身肌无力和周期性麻痹。

③肾性骨病：肾小管酸中毒可抑制对钙的再吸收与抑制维生素 D 的活化而引起高尿钙和低血钙，后者又可继发甲状旁腺功能亢进。因此，病人又可有低血磷及肾性骨病，病人常有骨痛、肾性骨折，小儿则可有骨畸形、侏儒、牙齿易松动、脱落。

④高钙尿、肾石与肾钙化：由于大量排 Ca^{2+}，极易发生钙沉着而形成肾石和肾钙化、继发感染与梗阻性肾病。

⑤肾功能：早期即有尿浓缩功能障碍，再加上溶质利尿，因此，有的病人可以多尿、烦渴和多饮为最早症状，晚期肾小球功能亦受损而导致尿毒症。

（2）Ⅱ型肾小管酸中毒（近端型）

①骨病：生长发育落后，其骨病的发生较Ⅰ型 RTA 病人多见。在儿童中，维生素 D 缺乏症、骨质疏松、维生素 D 代谢异常等较常见，成年人为骨软化症。

②继发性甲状旁腺功能亢进症：部分病人尿磷排泄增多，出现血磷下降和继发性甲状旁腺功能亢进症。

③继发性醛固酮增多症：促进 K$^+$ 的排泄，可出现低钾血症，但程度较轻。

④肾结石及肾钙沉着症：较少发生。

（3）混合型 RTA（Ⅲ型 RTA）

指Ⅰ型和Ⅱ型混合存在，该型 RTA 在临床并无特殊重要性。

（4）Ⅳ型肾小管酸中毒（Ⅳ型 RTA）

①肾小管浓缩功能障碍：病程迁延的病人常有肾小管浓缩功能障碍，表现为多尿、烦渴、多饮。

②肾小球滤过功能障碍引起的症状：水肿、乏力、食欲下降、腹胀、面色苍白等。

③严重酸中毒症状：可出现食欲下降、恶心呕吐、深大呼吸、神经精神异常等。

④泌尿系统结石或者肾钙化：血尿、肾绞痛。

⑤肾性骨病：骨质疏松、骨软化、病理性骨折等。

【辅助检查】

（1）血液检查

查看电解质及血气分析的变化，如Ⅰ型 RTA 常引起低钾血症和高氯血症，Ⅱ型 RTA 可引起低磷血症，而Ⅳ型 RTA 常伴有高钾血症。

（2）尿液检查

观察尿量及尿的酸碱度的变化。

（3）肾 B 超

肾呈弥漫性损害。

【治疗原则】

(1) 纠正代谢性酸中毒

Ⅰ～Ⅲ型肾小管性酸中毒均可用枸橼酸及枸橼酸钾合剂治疗，但是Ⅱ型还常需并用大剂量碳酸氢钠（$6 \sim 12g/d$）才能有效控制酸中毒。Ⅳ型肾小管性酸中毒用上述枸橼酸合剂有可能加重高钾血症，故可改用枸橼酸及枸橼酸钠合剂，也常并用碳酸氢钠，纠正酸中毒及补充钠盐均有利于降低高血钾。用上述药物治疗后，应力争将血清 HCO_3^- 矫正至 $22 \sim 24mmol/L$ 水平。

(2) 纠正电解质紊乱

Ⅰ～Ⅲ型肾小管性酸中毒病人的低钾血症，可服用 10% 枸橼酸钾溶液或含枸橼酸钾的枸橼酸合剂治疗，但不要应用氯化钾，以免加重高氯性酸中毒。Ⅳ型肾小管性酸中毒病人的高钾血症，应避免应用潴钾药物及进食含钾高的食物、饮料和药物（包括中药汤剂），可口服离子交换树脂如聚丙乙烯磺酸钠及服用利尿剂如呋塞米来促进钾排泄。出现严重高血钾（$\geqslant 6.5mmol/L$）时应及时进行透析治疗。

(3) 防治肾结石和肾钙化

Ⅰ型肾小管性酸中毒需特别注意肾结石和肾钙化的预防，服用枸橼酸及枸橼酸钾合剂是有效防治措施之一。此合剂除能纠正代谢性酸中毒及补钾外，还能使尿钙以枸橼酸钙形式排出，枸橼酸钙溶解度高，不易形成肾结石及肾钙化。

(4) 骨病治疗

对已发生严重骨病而无肾结石及钙化的病人，可小心应用骨化三醇及钙剂治疗。

(5) 其他治疗

重症Ⅱ型肾小管性酸中毒病人在服用枸橼酸及枸橼酸钾合剂和碳酸氢钠的同时，还可配合服用小剂量氢氯噻嗪，以增强近端肾小管 HCO_3^- 重吸收，纠正酸中毒。

对存在低醛固酮血症或肾小管醛固酮抵抗的Ⅳ型肾小管性酸中毒病人，可考虑给予口服氟氢可的松治疗，但是此药能导致明显的水钠潴留，常需配合袢利尿剂应用。

此外，如果导致肾小管性酸中毒的基础疾病能够治疗，此基础病也应积极治疗。

【护理评估】

（1）健康史

①既往史：重点询问药物使用史（如非甾体抗炎药、庆大霉素、四环素等），接触重金属、苯、砷等化工材料工作环境，自身免疫性疾病如干燥综合征等。

②家族史：儿童病例尤其要注意询问家族史。

③生活习惯：居住地环境卫生、个人卫生习惯等。有无烟酒嗜好，平时的饮食习惯，如喜欢的食物，进食量和钠盐的摄入量。

（2）身体状况

①一般状况：精神萎靡、乏力，如伴有尿路感染可有不同程度的发热；生长发育迟缓。

②皮肤黏膜：可有不同程度的面色、口唇、睑结膜、甲床等苍白；伴肾小球滤过功能障碍者可有眼睑、双下肢水肿。

③肺和心脏：无异常；严重酸中毒者可有深大呼吸。

④腹部：一般未扪及肝脾；肾区可有叩击痛，伴有尿路感染可有输尿管行程压痛。

⑤肌肉神经系统：肌力下降、肌张力下降、腱反射减弱或消失，但缺乏神经系统损害的定位体征，病理反射未引出。

⑥骨骼系统：近端肾小管酸中毒病人骨病较轻，部分病人可出现软骨病或维生素 D 缺乏症。

（3）心理-社会状况

了解病人的情绪和精神状态，有无紧张、焦虑、抑郁、绝望等负性情绪及其程度。

【护理诊断】

（1）体液不足

与疾病所致多尿有关。

（2）活动无耐力

与本病造成的肾性骨病、骨折或手足抽搐有关。

（3）潜在并发症

严重电解质紊乱造成的急性或慢性肾功能不全、骨病、肾结石等。

(4) 知识缺乏

缺乏与疾病相关的知识。

【护理措施】

(1) 一般护理

①肾小管酸中毒严重者需卧床休息，必要时予以吸氧、镇静等护理。如发生低血钙引起手足抽搐，在遵医嘱用药的同时应严格卧床以免摔伤。

②对于尿量改变的病人，要准确记录出入量，保证液体的平衡。

(2) 饮食护理

保持电解质、酸碱度的平衡，维持营养物质的摄入，对于恶心、呕吐的病人要及时服用止吐药物，同时可给予清淡易消化饮食。

(3) 病情观察

①观察低血钾表现，如有无恶心、呕吐、肌无力和软瘫、腹胀等表现，应给予相应的护理。

②观察低钙的表现，如骨痛、抽搐、骨发育不良等表现。

③观察尿量及尿酸碱度的变化。

④观察病人神志、体温、脉搏、呼吸、血压、大小便及用药后的反应，这些情况既可提示疾病进展，又利于发现病情异常变化。

(4) 用药护理

①由于 RTA 病人需要用碱剂治疗且必须坚持长期治疗数年，甚至终身治疗，故在服用碱剂的过程中，要密切注意临床表现和血气分析、24 小时尿钙的检测结果，及时调整药物的剂量。

②枸橼酸钾剂量大 [4mmol/ (kg·d)]时会出现尿的异常，应预防肾结石的形成，应嘱病人多饮水，2000～3000ml/d，以达到冲洗尿路、防止尿路结石的目的。

③在遵医嘱给予利尿剂（如呋塞米、氢氯噻嗪，以增加钾排出、纠正高钾血症）的同时，要及时检查血电解质，以了解血钾情况，避免出现低钾血症的发生。在服用激素类药物时，应遵医嘱按剂量服用。

(5) 心理护理

由于本病的并发症较多，应主动与病人进行沟通，详细讲解疾病的发病机制及预后情况，消除病人恐惧等不良情绪，以便能积极配合诊断、治疗和护理。还要及时与病人家属沟通，有利于病人得到更多关心和支持。

【健康教育】

（1）肾小管酸中毒病人的酸碱失衡，尿素可从唾液腺、汗腺排出，在皮肤上沉着，引起口臭、口腔溃疡，所以在加强口腔及皮肤护理的同时，应做好卫生宣教，注意个人卫生。

（2）肾小管酸中毒易反复发作，要做好卫生宣教及出院指导。让病人合理安排饮食起居，避免上呼吸道感染及其他部位的感染，并加强锻炼，增强机体抵抗力。

（3）向病人讲解遵医嘱服药的目的、作用及不良反应，如为遗传性疾病，则必须坚持终身服药，并要定期复查。如为激素类药物，则不得自行停药、减药，以免病情反复、恶化。

第四节　肾性尿崩症

肾性尿崩症是指肾对抗利尿激素不敏感导致肾小管吸收水的功能障碍，从而引起烦渴、多饮、多尿、低密度尿和低渗尿为特征的一组临床综合征。

【临床表现】

（1）原发性

主要表现为烦渴、多饮、多尿，严重者可达 $16 \sim 24L/d$。昼夜尿量相当。由于夜尿次数增多，出现睡眠不足的表现。尿渗透压下降、尿比重下降。在新生儿发病者，由于未能充分供水，常无烦渴、多饮症状，可因脱水严重，出现高热、恶心、头痛，甚而抽搐等。由于脱水高热可发生脑损害，儿童出现智力差、生长发育不良、尿量多，并发巨大膀胱与输尿管积水等。

(2) 继发性

可出现慢性肾衰竭的表现，如恶心、呕吐、少尿、水肿、代谢性酸中毒，最终致尿毒症。

【辅助检查】

(1) 血液检查

①血电解质：由于出现多尿，血钾、血钠都会因体液排出增多而有不同程度的下降。

②血清蛋白电泳：清蛋白和 β_2 微球蛋白下降。

③血气分析：提示酸中毒。

(2) 尿液检查

由于尿量增多，致使尿比重减低，尿渗透压下降，尿钾和尿钠都会偏高，尿中 β_2 微球蛋白升高。

(3) 双肾 B 超

均提示肾慢性弥漫性改变。

【治疗原则】

(1) 病因治疗

获得性肾性尿崩症如能及时纠正低钾血症、高钙血症、间质性肾炎及自身免疫性疾病等因素，可有效缓解症状。目前针对先天性遗传性原因者在临床上尚无可行的办法。

(2) 氢氯噻嗪

抑制远端肾小管重吸收钠和水，引起中度低血容量症，刺激近端小管重吸收水。可给予氢氯噻嗪 25～50mg，每日 3 次，可减少尿量约 50%。可配合低钠饮食、阿米洛利或前列腺素阻断药。治疗期间应注意电解质平衡。

(3) 吲哚美辛

减少肾血流量及对抗前列腺素抑制 cAMP 的作用，与氢氯噻嗪并用效果更好，常用 25mg，每日三次。

(4) 加压素类药物

主要应用于中枢性尿崩症，对肾性尿崩症疗效有限，可短期试用，常用去氨加压素。

(5) 对症治疗

主要是对症治疗补足水分，维持水平衡，减少糖、盐等溶质的摄入。

【护理评估】

（1）健康史

①既往史：询问病人既往有无先天性肾性尿崩症及后天性肾性尿崩症等病史，有无生长发育迟缓、智力低下及肾盂扩张的病史。

②家族史：询问家族及近亲中有无类似的肾病病史。

③生活习惯：询问居住地环境卫生、个人卫生习惯等。有无烟酒嗜好，平时的饮食习惯，如喜欢的食物，进食量和钠盐的摄入量。

（2）身体状况

①病人多尿多饮。

②低渗尿。

③高渗性脱水与血容量不足。

④生长发育迟缓。

⑤尿路积水。

⑥脑组织钙化。

（3）心理-社会状况

尿崩症病人一般会由于疾病导致经常口渴、多尿，频繁饮水而产生恐惧、焦虑和无助，护士在对病人进行评估的同时，向病人进行解释说明，缓解病人的不良心理状况。

【护理诊断】

（1）体液不足

与疾病造成 ADH 合成和释放受损，尿浓缩受到影响导致尿量增多有关。

（2）营养失调：低于机体需要量

与恶心、食欲差有关。

（3）潜在并发症

感染、慢性肾衰竭。

（4）知识缺乏

缺乏有关疾病与自我照顾方面的知识。

【护理措施】

（1）一般护理

①口腔和皮肤的护理：由于多尿造成机体失水过多，可引起口腔及皮肤干燥、抵抗力降低。保持口腔、皮肤清洁尤为重要。必要时每日做口腔护理，保持床单的平整，被褥和衣服的清洁。

②泌尿系统的护理：每日给病人做会阴冲洗，保持内裤的清洁干燥，嘱病人勤换内裤，防止泌尿系统的感染。

③饮食护理：加强营养，给予病人高热量、高维生素、易消化的饮食，必要时可少量多餐。若病人食欲差，可适时调节饮食口味，及时补充电解质，可摄入富含钾的水果等。

（2）心理护理

因先天性肾性尿崩症多见于儿童，故要给予病人及时、到位的心理安抚，与家属进行沟通，使其了解疾病知识，取得家属的合作。与家属配合尽量使病人保持情绪平稳，避免刺激。

因精神刺激可使抗利尿激素增多，尿量增多可使病情加重，应积极鼓励病人能够以正确的心态面对疾病，增加对疾病治疗的信心，积极配合诊治与护理。

（3）治疗配合

由于疾病特点要求补充大量液体，因此要鼓励病人配合多饮水，以防止脱水导致电解质紊乱；要限制溶质入量，以进一步减少渗透负荷和强制性水排泄，故要遵医嘱给予限钠、低蛋白饮食。

（4）用药护理

排钾利钠利尿剂如氢氯噻嗪，可使尿钠减少，其机制可能是通过影响远端肾小管产生负钠平衡来刺激近端小管对钠的再吸收，使流经髓祥与远端肾小管的液体是低渗性的，故用此药时应限制钠的摄入，要告知病人低钠饮食的必要性，减少高盐食品的摄入，如咸菜等腌制食品。

【健康教育】

（1）正确讲解疾病知识，取得病人配合。

（2）使病人掌握正确留取标本的方法和严格记录出入量，了解准确观察尿量变化对疾病诊治的重要性。

（3）告知病人预防感染发生，积极协助治疗，防止疾病进一步恶化。

第五节 范科尼综合征

范科尼综合征是由 Fanconi 于 1931 年首先报道的一组以近端肾小管

多种转运功能缺陷导致的疾病，病人可有氨基酸尿、磷酸盐尿、葡萄糖尿、低分子蛋白尿，合并肾小管性酸中毒和肾性尿崩症等多种近端肾小管损害，严重时还能继发骨病（儿童维生素 D 缺乏症及成人骨软化症），并导致儿童生长发育延迟。本病为先天遗传性疾病，也可为后天获得性疾病，成人病人多为后者。

【临床表现】

（1）主要表现

①肾性尿糖：肾糖阈降低造成，尿糖排出量一般不超过 10g/d，并不引起低血糖。

②肾性氨基酸尿：为全氨基酸尿，一般也不会引起机体氨基酸缺乏。

③磷酸盐尿：常引起低磷血症，严重时可引起儿童维生素 D 缺乏症及成人骨软化症。

（2）其他表现

①尿酸盐尿：常引起低尿酸血症。

②碳酸氢盐尿：可因此引起近端肾小管酸中毒，呈现高氯血症、低钾血症及阴离子间隙正常的代谢性酸中毒。

③轻度蛋白尿：部分病人可出现，以低分子蛋白为主，提示为肾小管性蛋白尿。

【辅助检查】

（1）针对胱氨酸沉积症

儿童范科尼综合征应检查外周血白细胞中胱氨酸含量并进行裂隙灯检查，发现半胱氨酸水平升高和角膜结晶有助于诊断胱氨酸沉积症。

（2）针对半乳糖血症

尿葡萄糖氧化实验中，半乳糖不发生反应。细胞内半乳糖-1-磷酸尿苷酰转移酶检查有诊断意义。在某些国家，如美国，新生儿筛查半乳糖血症是常规项目。

（3）Wilson 病

病人应行裂隙灯检查角膜色素沉着。检测尿、肝、血浆铜含量及血清游离铜。

【治疗原则】

（1）对因治疗

继发性者应着重去除病因，如重金属中毒和药物损害等，应防止继续接触毒物并促进毒物排泄，遗传代谢病可通过饮食限制以减少代谢性毒物沉积等。

（2）对症治疗

①酸中毒：根据 HCO_3^- 丢失情况给予补充碱剂，以血中 HCO_3^- 水平恢复正常为标准。补钠和纠正酸中毒可加重低血钾，故当低血钾时应同时注意补钾 $2\sim4mmol/(kg \cdot d)$。

②多尿：去除病因如低血钾等，酌情补足含盐液体（钾、钠和钙等），防止脱水发生。

③血磷：中性磷酸盐 $1\sim3g/d$，分 5 次口服，如有腹泻或腹部不适可减量。补磷加重低血钙及骨病，应并用维生素 D 以防治骨病。维生素 D 应从小剂量开始逐渐加至足量。为防止肾钙化，应监测尿钙排量，以不超过正常排量为宜。

④低尿酸血症、氨基酸尿和蛋白尿一般无需治疗。

⑤肾衰竭需透析或肾移植治疗。

【护理评估】

（1）健康史

①询问病人是否有家族病史。

②询问病人是否患有副蛋白血症（多发性骨髓瘤）、肾病综合征、慢性肾小管间质肾炎、恶性肿瘤等疾病。

③询问病人是否有接触重金属（如钙、铅、汞、铀、铂），药物（如顺铂、氨基糖苷类抗生素、硫唑嘌呤、丙戊酸盐、过期四环素、异环磷酰胺、替诺福韦），化学物质（如甲苯、马来酸盐、百草枯、甲酚溶液）。

（2）身体状况

有肾性糖尿、多种氨基酸尿、高钙尿症、肾丢失钠、低磷血症、近端肾小管性酸中毒、低尿酸血症、肾小管性蛋白尿，低钾血症（肌无力、软瘫、周期性瘫痪等），低钙血症（手足搐搦症）等。

（3）心理–社会状况

了解病人的情绪和精神状态，有无紧张、焦虑、抑郁、绝望等负性情绪及其程度。

【护理诊断】

（1）知识缺乏

与缺乏疾病相关知识、患儿年龄小、认知能力有限等有关。

（2）营养失调，低于机体需要量

与脱水、呕吐、发热、水电解质和矿物质的丢失有关。

（3）躯体移动障碍

与低钾所致肌无力、软瘫、周期性瘫痪、骨质疏松、软骨病等有关。

（4）有感染的危险

与营养不良导致机体免疫功能降低、使用呼吸机、透析等有关。

（5）潜在并发症

与水、电解质和酸碱平衡失调，矿物质丢失与近端肾小管功能异常有关。

【护理措施】

（1）饮食护理

①急性期应禁食，病情稳定后可由流质逐渐过渡到普食。

②嘱病人避免进食大量糖类，避免大量饮清水，忌酗酒及暴饮暴食、进食不洁食物。

③多食含微量元素如钾、磷、钙丰富的食物，如瘦肉、鳝鱼、花生、马铃薯、海带、橙、牛奶等。

（2）呼吸道管理

①保持气道通畅，使用呼吸机病人定期监测血气，并根据血气结果调整呼吸机各项参数，常规抬高床头 15°～30°，加强翻身、拍背，吸痰时注意无菌操作。

②当病人病情允许，尽早脱机、拔管，避免呼吸机相关性肺炎的发生。

（3）基础护理

①加强巡视，观察肌力恢复情况，监测心电图及电解质、肾功能、血气分析的变化，发现异常，及时报告医生进行处理。

②急性期嘱病人卧床休息，加强生活护理，协助病人翻身、洗漱、进食和大小便，做好安全管理，避免跌倒、烫伤。

（4）治疗配合	（5）心理护理
①嘱病人口服葡萄糖酸钙、维生素 D 以补钙，剂量为每日约 1000mg 元素钙，低磷血症病人口服磷酸盐合剂，每日补充元素磷 1000～2000mg。 ②低钾血症病人应用枸橼酸钾而不用氯化钾，因氯化钾可加重高氯性酸中毒。补钾时要边补充、边观察，记录每小时尿量，遵医嘱查血电解质。	病人病情重，低钾常使病人出现四肢对称性迟缓性瘫痪，故而容易产生焦虑、恐惧，甚至悲观、失望，担心影响到以后的生活。因此，护士应向病人宣教本病的病因、治疗及效果，以消除其思想顾虑，指导病人放松技巧，使病人能积极配合治疗，争取早日康复。

【健康教育】

（1）正确讲解疾病相关知识，做好心理护理，使病人积极配合治疗。

（2）饮食指导：指导病人避免进食大量糖类，避免大量饮清水，忌酗酒及暴饮暴食。多食含微量元素如钾、磷、钙丰富的食物。

（3）指导病人做好安全管理，避免跌倒、烫伤。

（4）指导病人按时、按剂量服药，勿私自停药、减药。

（5）按时复诊，定时监测相关化验检查。

第六节　马兜铃酸肾病

慢性马兜铃酸肾病（chronic aristolochic acid nephropathy，CAAN）是较长时期小量服用含马兜铃酸成分中草药导致的慢性肾小管间质肾炎。近年已发现原被认为是地方性肾病的"巴尔干肾病"实质上就是 CAAN，它是当地麦田中生长的一种植物铁线莲马兜铃的种子，在收割小麦时混入了麦粒中，被一同加工成面粉，居民长期食用此面粉后患病。

2003 年及 2004 年我国已禁用了 3 种最常见的含马兜铃酸成分的致病中药——关木通、广防己及青木香，国内 CAAN 的新发病例已显著减少，但是现在尚有朱砂莲、马兜铃、天仙藤、寻骨风等含马兜铃酸成分的中草药仍被允许临床应用，故对此疾病仍应警惕。

另外，本病还常易伴发尿路（肾盂、输尿管或膀胱）上皮细胞癌。

【临床表现】

（1）急性马兜铃酸肾病

急性马兜铃酸肾病为在短期（甚至 1 天）内大量服含有马兜铃酸成分的中药后发生。临床常呈非少尿性或少尿性急性肾衰竭，可伴近端及远端肾小管功能障碍，而且常有肾外表现，如消化道症状恶心、呕吐，血液系统表现贫血、血小板减少，肝功能损害及神经系统异常（视听力障碍、震颤）等。

（2）肾小管功能障碍型马兜铃酸肾病

常发生在小量间断服用含马兜铃酸药物后数月，出现乏力、口渴、多饮、多尿、夜尿增多等症状，而血清肌酐及尿素氮基本正常。

（3）慢性马兜铃酸肾病

病人出现肾损害后，典型表现有轻度蛋白尿、肾性糖尿、低比重尿，常有夜尿增多，而后进行性肾功能衰退，对称或不对称性肾缩小，出现各种肾衰竭症状。常伴贫血（贫血出现较早）及轻、中度高血压（国外报道发生率 2/3）。

【辅助检查】

（1）实验室检查

血肌酐升高、血红蛋白下降、尿比重低及低渗透压、尿蛋白阳性。

（2）B 超检查

B 超检查常为肾体积缩小，且大约 1/5 病人双肾大小不对称，肾穿刺病理检查均提示肾小管及肾间质的病理改变，可明确诊断。

（3）肾穿刺病理检查

呈现多灶状或片状寡细胞性肾间质纤维化，伴肾小管萎缩。肾小球形态正常或呈现缺血性皱缩及硬化。

【治疗原则】

此病无良好治疗方法，仅能对症治疗。

（1）及时停服含马兜铃酸成分的中草药。

（2）肾小管酸中毒病人应予纠正酸中毒及补钾治疗（Ⅰ型肾小管酸中毒予含枸橼酸钾的枸橼酸合剂服用，Ⅱ型肾小管酸中毒还常需同时服用碳酸氢钠）；已经发生骨病时还可小心地应用骨化三醇及钙剂。

（3）范科尼综合征的病人出现严重低磷血症时，可予中性磷酸盐及骨化三醇治疗。

（4）慢性肾功能不全病人应予以非透析保守治疗，包括纠正贫血及高血压。

（5）进入终末期肾衰竭后，应及时实施肾替代治疗，包括血液透析、腹膜透析及肾移植。

由于本病无良好治疗方法，故应以预防为主。目前尚允许继续临床应用的含马兜铃酸中草药必须加强管理及规范应用。

另外，CAAN病人伴发尿路（肾盂、输尿管或膀胱）上皮细胞癌的概率高，为此CAAN病人（包括已做透析治疗或肾移植的病人）均应定期进行尿化验，一旦出现明显的镜下血尿或肉眼血尿，且红细胞形态检查为均一红细胞血尿时，就应该及时到泌尿外科就诊，做有关肿瘤的各种检查。

【护理评估】

（1）健康史

①既往史：询问病人近期或既往有无间断或持续小剂量服用含马兜铃酸成分的中药，以及其他肾病等病史。

②家族史：询问病人家族及近亲中有无类似的肾病病史。

③生活习惯：询问病人居住地环境卫生、个人卫生习惯等。有无烟酒嗜好，平时的饮食习惯，如喜欢的食物，进食量和钠盐的摄入量。

（2）身体状况

①急性马兜铃酸肾病临床呈少尿或非少尿性急性肾衰竭。

②慢性马兜铃酸肾病临床呈慢性肾小管-间质肾病表现，病人出现轻度蛋白尿、肾性糖尿、低比重尿，肾进行性坏死伴双肾缩小，最终进

入尿毒症。

③肾小管功能障碍性马兜铃酸肾病主要表现为肾小管酸中毒和（或）范科尼综合征，同时伴肾小管浓缩功能障碍。

（3）心理-社会状况

了解病人的情绪和精神状态，有无紧张、焦虑、抑郁、绝望等负性情绪及其程度。

【护理诊断】

（1）营养失调，低于机体需要量

与恶心、呕吐、食欲差有关。

（2）有体液不足的危险

与疾病造成多尿有关。

（3）活动无耐力

与贫血、乏力、高血压有关。

（4）排尿异常

与多尿、夜尿增多有关。

（5）有感染的危险

与贫血、营养摄入减少有关。

（6）知识缺乏

缺乏相关疾病知识。

【护理措施】

（1）一般护理

1）饮食护理：维持营养平衡，保证足够热量的摄入。

①每日监测体重变化。

②对于恶心、呕吐的病人，应遵医嘱给予止吐药物，并及时给予补充电解质。

③饮食可给予清淡、易消化食物，可少量多餐。

④对有蛋白尿的病人，应限制蛋白摄入，给予优质蛋白饮食；对有水肿的病人，要限制盐的摄入，给予低盐饮食。

2）病情观察：要做到及时观察、及时汇报医生，给予及时治疗与护理。

①每日测体重。

②检测化验指标，对于病人尿量增多要遵医嘱给予药物治疗。

③对于恶心、呕吐的病人，应及时通知医生，并遵医嘱给予止吐药物、补充电解质，以防出现低钾血症，出现手足抽搐。

④严格记录出入量。

3）休息与活动方面

①症状严重时要绝对卧床休息。

②对于夜尿增多影响睡眠的病人，在积极治疗原发病的同时要保证睡眠质量，白天不能睡得太多，晚饭后要控制饮水量，以免增加夜尿量。

③适当活动，如有手足抽搐症状时不能活动行走，防止摔伤。

④对于高血压的病人，遵医嘱服用降压药物，合理控制血压，适当活动。

（2）心理护理

病人常有恐惧、烦躁、忧愁、焦虑等心理失调表现，这不利于疾病的治疗和康复。提高护理者的责任心。热情亲切的服务态度首先会给病人安全感和信赖感，进而帮助他们克服不良的心理因素，消除思想顾虑；避免精神刺激，培养病人的乐观情绪。主动与病人进行沟通，讲解疾病知识，安慰病人，要保持积极、良好的心态。

（3）治疗配合

密切观察病人病情，对于呕吐严重者要及时遵医嘱补充电解质，以防发生低钾血症。严密观察血压变化，以防发生低血压情况。对症治疗，纠正贫血和蛋白尿。需要时指导病人掌握做肾穿刺时的相应配合，了解其注意事项。

（4）用药护理

用利尿剂后，应观察用药后的反应；如病人的尿量、体重、皮肤的弹性。用强效利尿剂时，要观察病人的循环情况及酸碱平衡情况；在用降压药物时，应定时监测病人血压情况；在用激素时，告知药物不良反应，告知病人撤药或改变用药方式不能操之过急，不可突然停药。

【健康教育】

（1）按医嘱服药，治疗原发病，避免诱因。

（2）要低盐低钠饮食，必要时要限水。

（3）保护水肿皮肤，预防外伤和感染。

（4）定时测体重，记出入量。

（5）调整生活方式，适当休息，避免劳累。

（6）注意药物的不良反应，避免自行增、减或停药。

第七节 肾 结 核

肾结核是指结核杆菌自肺部或其他器官结核灶，经血行播散到肾，引起的继发性感染。肾结核多在肺结核发生或恢复多年后才出现症状，由于耐药结核菌的产生与扩展，而部分病人又不能坚持长期治疗，所以肾结核目前仍较为常见。本病发病缓慢，早期无明显症状，严重者以顽固性尿路刺激征为主要临床表现，多见于 20~40 岁的中青年，男性发病多于女性。

【临床表现】

(1) 非典型临床肾结核病人的表现

未进入临床肾结核阶段的病人，临床上无显著症状，但尿液结核菌可阳性。轻度临床肾结核病人，也可只有尿沉渣的异常，在结核菌尿的基础上，伴脓尿、血尿及轻度蛋白尿。

(2) 典型临床肾结核病人的表现

①尿路刺激症状：尿频、尿急、尿痛是肾结核典型而突出的临床症状，尿频常最早出现，早期因结核杆菌和脓尿刺激所致，晚期则是膀胱挛缩引起，发病时尿频可不伴尿痛，应用一般抗生素治疗无效，严重的病人可发生尿失禁。

②血尿：占 50%~85%，68% 病人有肉眼血尿，多在膀胱刺激征发生后出现。肾、输尿管或膀胱结核病变都可导致血尿。由膀胱三角区结核性溃疡所致者，多为终末血尿。全程血尿多数由于膀胱以上尿路血管损伤所致。

③脓尿：镜下有大量脓细胞，有时可发现坏死组织。严重的病人尿液可呈"米汤样"，可混有血丝或呈脓血尿。

④肾区疼痛及肿物：肾结核局部症状不明显，压痛及肾肿块（积水）较少见。结核性脓肾继发感染（多数为大肠埃希菌）时，或肾周围寒性脓肿时可有局部叩压痛，甚至出现腰部窦道。

⑤全身症状：严重病人或有其他器官结核时，可出现消瘦、乏力、潮热、盗汗、食欲减退。双肾功能严重障碍者可出现尿毒症。

【辅助检查】

（1）尿液检查

可连续数次做 24 小时浓缩尿直接涂片找抗酸杆菌，检查规范的实验室阳性率达 70%。

（2）X 线平片

主要表现为肾钙化与肾体积的变化。

（3）静脉肾盂造影

只有在肾实质发生显著破坏时才出现改变，早期可表现为肾小盏杯口模糊、虫蚀样边缘不整齐，以后肾盏呈不规则扩大变形。

（4）CT

能清楚显示肾的横断面，可提供病肾的结构和功能资料，对钙化、肾盂扩张及肾内空洞检出率高，能显示实质瘢痕及干酪样坏死灶，能较准确反映双肾功能，周围受累情况，尤适用于一侧肾不显影或肾盏不显影，并有助于肾结核和肾肿瘤的鉴别。其诊断中晚期肾结核符合率达 100%。对肾结核的诊断有重要意义，对诊断肾内播散和肾周围脓肿亦有帮助。囊状改变是肾结核 CT 图像上最早的特征性征像。主要表现为大小不等的单发或多发性低密度区，边缘模糊，CT 值为 0～15Hu，多发者围绕肾盂排列呈"花瓣状"；可有肾盂肾盏扩大、变形、钙化灶，输尿管粗细不一，呈条状、索状等。

（5）磁共振检查

对肾不显影的疑难病例可行磁共振检查，该检查无创伤，无辐射，不需注射造影剂，无肾功能依赖性，能较好显示上尿路解剖结构等优点，为泌尿系梗阻的定位诊断提供了一条新的途径。肾结核的病理特点是尿路不同部位破坏、溃疡形成空洞与纤维化修复，造成尿路狭窄、瘢痕纠集并存。磁共振检查显示的影像特点可反映出这种病理特征。缺点是不能表现肾结核的钙化灶，不能明确显示肾功能状况，检查费用高。

（6）B 超

①可表现为肾囊肿、肾积水、肾积脓、肾钙化和上述混合性病变。

②在超声引导下细针穿刺脓腔和抽吸坏死组织，进行细胞学、细菌学检查对诊断有帮助。由于积水肾内缺乏有效的尿液冲洗，具有较高的结核菌浓度，穿刺尿液行病原体检查其阳性率也较高。

③在 B 超引导下作经皮肾穿刺造影。其适应证为对静脉或逆行肾盂

造影不能进行，难以明确的病变，又不能肯定病变性质的病例。肾穿刺造影对不明原因的一侧肾不显影或上尿路严重梗阻而无其他明确依据支持结核者，是一项重要的诊断措施，其成功率及阳性率高于逆行造影，尤其运用于逆行造影失败者。可在 B 超引导下进行直接肾盂穿刺后注入造影剂，同样可显示肾结核或其他病变的典型 X 线表现，起到决定诊断的作用。与 IVP 及逆行肾盂造影比较，经皮肾穿刺造影对结核诊断效果最佳，在 B 超引导下，其成功率 100%；而且，随着超声检查技术的提高，现暂无因穿刺致结核感染扩散或形成脓瘘的报告，因此其是一安全准确的检查方法。

（7）膀胱镜的检查

早期可见到膀胱黏膜水肿、充血、溃疡，晚期可见到肉芽肿及瘢痕形成等病变，以病侧输尿管开口附近和膀胱三角区的病变明显，输尿管开口狭窄，呈洞穴状。

【治疗原则】

（1）肾结核是进行性结核病变，不经治疗不能自愈。应尽早明确诊断，及时治疗。

（2）根据病情和全身情况制定合理的治疗方案，彻底治疗。

（3）在治疗观察中应密切随访，观察疗效，及时改进治疗方案。

（4）注意防治药物不良反应，使用的药物和剂量应尽量个体化。

（5）治疗中应避免使用有肾毒性的药物。

（6）积极预防和控制所合并的感染，及时发现和治疗可能出现的尿路梗阻。

（7）合理的休息、支持和营养治疗。

（8）肾结核的治疗需要一段时间才能显效，且疗程较长，最常见的治疗失败的原因是治疗不充分，因此注意提高病人的信心，坚持治疗。

【护理评估】

（1）健康史

约半数病人有陈旧性肺结核病灶，部分可有淋巴结核或骨关节结核，并发附睾结核也较常见。有结核病史对提示本病有重要意义。由于病人容易合并尿路普通细菌感染和肾结石，故需注意病人有无反复尿路感染或肾结石的病史。

（2）身体评估

①一般情况：肾结核病人全身情况多不受影响，少数病人可有不同程度的发热、消瘦和贫血貌。晚期可出现贫血、水肿。

②血压：晚期可有继发性高血压。

③双肾：部分病人可有肾区压痛和（或）叩击痛。

④附睾：部分病人并发附睾结核时可在附睾扪及硬结，少数病人可见陈旧窦道。

（3）心理-社会评估

结核病是一种慢性病，治疗时间较长，应了解病人的情绪和精神状态，有无紧张、焦虑、抑郁、绝望等负性情绪及其程度。

【护理诊断】

（1）排尿异常：尿频、尿急、尿痛、血尿、脓尿

与膀胱炎性反应刺激有关。

（2）疼痛：肾区疼痛

与肾区脓肿、肾肿块积水压迫有关。

（3）营养失调：低于机体需要量

与肾结核病程长，是慢性消耗性疾病有关。

（4）焦虑

与疾病反复发作，治疗时间长有关。

【护理措施】

（1）急性期病人应卧床休息，给予清淡易消化饮食，足够的营养、热量及维生素，无肾功能异常者给予优质蛋白。碳酸氢钠碱化尿液以减轻尿路刺激症状。

（2）鼓励多饮水，保持每天液体摄入量在 2500ml 以上，并督促病人每 2 小时排尿 1 次，以加速细菌、毒素及炎性分泌物的排出。

（3）遵照医嘱给予抗结核药物，注意给药次数及剂量，利福平要求空腹服用，异烟肼最好下午服用，以减轻胃肠道反应和肝损害；了解药

物的不良反应，熟悉药物的疗程。

（4）准确记录 24 小时尿量，注意尿路炎性坏死物梗阻。

（5）交代病人复诊时间及复诊内容。

【健康教育】

（1）向病人介绍疾病知识，指导病人加强体质锻炼，提高机体抵抗力。

（2）嘱病人按医嘱服药，定期检查尿液、肝功能、肾功能、血尿酸、肾 B 超，出现症状立即就医。

（3）告知病人平时多饮水，勤排尿。

（4）如果行手术治疗，女性病人在手术后 2 年内应避免妊娠。

第五章 泌尿系统感染的护理

泌尿系统感染又称尿路感染（urinary tract infection，UTI），是指病原体在尿液中生长繁殖并侵犯尿路黏膜或组织引起的尿路炎性反应。最多见的致病微生物是细菌，其次是真菌，其他如病毒、支原体、衣原体，寄生虫等也可以引起泌尿系统感染。泌尿系统感染一般是指尿路的细菌感染。多见于育龄女性、老年人、免疫力低下及尿路畸形者。

根据泌尿系统感染发生的部位不同可分为上泌尿系统感染和下泌尿系统感染，前者主要为肾盂肾炎，后者包括膀胱炎和尿道炎。它们又可分为急性和慢性。

临床根据有无尿路功能或结构异常，又分为复杂性尿路感染和非复杂性尿路感染。复杂性尿路感染是指伴有尿路梗阻、尿流不畅、结石、尿路先天畸形及膀胱输尿管反流等解剖和功能上的异常，或在慢性肾病基础上发生的尿感。非复杂性尿路感染则无上述情况。

根据尿路感染是初发还是再发，可分为初发（首次发作的）尿路感染和再发性尿路感染（6个月内尿路感染发作≥2次或1年内≥3次）。后者又可分为复发和重新感染。

【临床表现】

（1）膀胱炎

①排尿时有烧灼感、疼痛、尿频、尿急和会阴部及耻骨上疼痛感。

②尿浑浊、尿液中有脓细胞，有1/3病人出现血尿，常在排尿终末明显。

③耻骨上膀胱区有轻度压痛。

（2）急性肾盂肾炎

①肾和尿路局部表现：常有尿频、尿急、尿痛等尿路刺激症状。大多伴腰痛或肾区不适，肾区有压痛或叩击痛，腹部上输尿管点、中输尿管点和耻骨上膀胱区有压痛。

②尿液变化：尿液外观浑浊，可见脓尿或血尿。

④少数病人可有腰痛、发热（通常不超过38℃）、恶心、呕吐等现象。

③全身感染症状：多为急骤起病，常伴有寒战、高热，体温可达 39~40℃，全身不适、疲乏无力、食欲减退、恶心、呕吐，甚至腹胀、腹痛或腹泻。

（3）慢性肾盂肾炎

①尿路刺激症状及非特异表现：仅少数病人可间歇性出现尿急、尿频、尿痛；多数病人尿路感染症状并不太明显，表现为间歇性无症状细菌尿，和（或）轻度尿频、排尿不适、腰痛，腹痛、伴乏力、间歇性低热、恶心、厌食等。

②慢性肾小管间质浓缩稀释功能受损表现：多尿、夜尿增多、低渗和低比重尿、肾小管性酸中毒、高血压等。

（4）无症状性菌尿

又称隐匿型尿路感染，即有真性菌尿但无尿路感染的症状。多见于老年人和妊娠妇女。

【辅助检查】

（1）尿液分析

是最简便而可靠的检测泌尿道感染的方法。宜留清晨第一次尿液送检，凡每个高倍视野下超过 5 个（>5 个/HP）白细胞称为脓尿。急性泌尿道感染时除有脓尿外，常可发现白细胞管型和菌尿，如有较多蛋白尿，则提示肾小球受累及。

（2）尿液培养

新鲜清洁中段尿细菌定量培养菌落计数 $\geq 10^5$/ml，如能排除假阳性，则为真性菌尿。如临床上无尿感症状，则要求 2 次清洁中段尿定量培养均 $\geq 10^5$/ml，且为同一菌种。此外，膀胱穿刺尿定性培养有细菌生长也提示真性菌尿。

（3）血液检查

急性白细胞计数和中性粒细胞数升高；慢性期红细胞、血红蛋白降低。

（4）肾功能检查

急性期无改变，慢性期可出现氮质血症。

（5）影像学检查

对于慢性、反复发作或经久不愈的肾盂肾炎，可行腹部平片、静脉尿路造影检查，以确定有无结石、梗阻、泌尿系统先天性畸形和膀胱-输尿管反流等。但尿路感染急性期不宜做静脉尿路造影检查。

【治疗原则】

（1）急性膀胱炎

一般采用单剂量或短程疗法的抗菌药物治疗。

1）单剂量疗法：可选用磺胺甲噁唑 2.0g、甲氧苄啶 0.4g、碳酸氢钠 1.0g，1 次顿服（简称 STS 单剂），或喹诺酮类（如氧氟沙星 0.4g，顿服），但单剂量疗法易复发。

2）短程疗法：可选择以下抗菌药物：磺胺类、喹诺酮类、半合成青霉素或头孢类等，连用 3 天。与单剂疗法相比，更加有效，耐药性并无增高，可减少复发，增加治愈率。

3）7 天疗法：对于妊娠妇女、老年病人、糖尿病病人、机体免疫力低下及男性病人不宜使用单剂量和短程疗法，应持续抗菌药物治疗 7 天。

无论是何种疗程，在停服抗菌药物 7 天后，需进行尿细菌培养。若细菌培养结果阴性表示急性细菌性膀胱炎已治愈；若仍为真性细菌尿，应继续治疗 2 周。

（2）急性肾盂肾炎

1）经单剂或 3 天疗法治疗失败的泌尿系统感染，或轻度发热和（或）肋脊角叩击痛的肾盂肾炎，应口服有效抗菌药物 14 天，一般用药 72 小时显效，如无效，则应根据药物敏感试验来更改药物。严重的肾盂肾炎需肌内注射或静脉滴注，或联合应用抗菌药物。另外，严重肾盂肾炎多为复杂性泌尿系统感染，应在病情允许时，尽快做影像学检查，以确定有无尿路梗阻（尤其是结石），如尿液引流不畅未能纠正，复杂性肾盂肾炎则很难彻底治疗好。

2）常用的抗菌药物如下：

①磺胺类，如复方磺胺甲噁唑（SMZ）2 片，每日 2 次口服。

②氟喹酮类，如氧氟沙星 0.2g，每日 2 次口服；环丙沙星 0.25g，每日 2 次口服。

③氨基糖苷类，如庆大霉素，每日 0.08~0.12g，每日 2 次，肌内注

射或静脉滴注。

④青霉素类，如氨苄西林，每日 4~6g，肌内注射；羧苄西林 1~2g，每日 4 次，肌内注射。

⑤头孢类，如头孢唑林 0.5g，每 8 小时肌内注射 1 次。

3）碱化尿液，如口服碳酸氢钠片，每次 1.0g，每次 3 次，可增强上述抗生素的疗效，减轻尿路刺激症状。

（3）慢性肾盂肾炎

1）病因治疗：应尽量去除导致复杂尿路感染的因素，如去除尿路解剖及功能异常、控制糖尿病、纠正免疫功能低下等。

2）抗感染治疗：有再发性尿路感染发生时，应及时进行抗感染治疗。

3）针对慢性间质性肾炎治疗：出现慢性肾功能不全时应给予非透析保守治疗，包括纠正贫血及高血压。进入终末期肾病时，应及时进行肾替代治疗，包括血液透析、腹膜透析及肾移植。

（4）妊娠期尿路感染

1）妊娠期急性膀胱炎的治疗：头孢拉啶或阿莫西林或头孢唑林或复方磺胺甲噁唑，共服 7 天。治疗后要复查以确证治愈。以后要每个月定期作尿细菌定量培养，直至分娩。注意复方磺胺甲噁唑在产前 3 天不要服用，否则可能引起胎儿发生胆红素脑病（核黄疸）。

2）妊娠期急性肾盂肾炎的治疗：最好选用血药浓度与肾实质内浓度均较高的抗生素，以氨苄西林纳/氯唑西林钠和头孢菌素类抗生素为宜。发热时应静脉给药，退热 48 小时后可改口服治疗，疗程至少 3 周。在妊娠期反复发生尿路感染者，可给予抗生素 6 周疗程。

（5）再发性尿路感染

再发性尿路感染指尿路感染经治疗，细菌尿转阴后，再次发生真性细菌尿。再发可分为复发和重新感染，其中重新感染约占 80%。复发指原致病菌再次引起感染，通常在停药 6 周内发生；而重新感染指因另一种新致病菌侵入而引起感染，一般多在停药 6 周后发生。对于复发性尿路感染，应积极寻找并去除易感因素如尿路梗阻等，并选用有效的强力杀菌性抗生素，在允许的范围内用最大剂量，治疗 6 周，如不成功，可再延长疗程或改为注射用药。再发性尿路感染为重新感染引起者，提示病人的尿路防御功能低下，可采用长程低剂量抑菌疗法作预防性治疗，如每晚临睡前排尿后口服复方磺胺甲噁唑半片，疗程半年，如停药后再发，则再给予此疗法 1~2 年或更长。

【护理评估】

（1）健康史

①既往史：询问病人既往有无泌尿道感染、结核、结石、肿瘤及前列腺增生等病史；有无留置导尿、尿路器械检查史；女性病人有无妇科炎性反应史，是否处于妊娠期、月经期；老年妇女是否有外阴瘙痒；有无饮水少、憋尿等不良习惯。

②家族史：询问病人家族及近亲中有无类似的肾病病史。

③生活习惯：询问病人居住地环境卫生、个人卫生习惯等。有无烟酒嗜好，平时的饮食习惯，如喜欢的食物，进食量和钠盐的摄入量。

（2）身体状况

①全身性感染表现：发热，多为轻至中度发热，感染严重者可有高热，有些甚至出现稽留热。还有急性面容、心率快等表现。

②泌尿系体征：可出现双侧或单侧肋脊角及输尿管点压痛，肾区压痛和叩痛。

（3）心理-社会状况

①急性期：因症状明显、身体不适，常引起病人烦躁不安，涉及外阴部诊询，使病人有害羞感和精神负担。

②慢性期病情迁延不愈，需长期服药和反复检查，同时体质逐渐下降，病人易产生焦虑和消极等不良情绪。

【护理诊断】

（1）排尿异常

与膀胱壁出现炎性反应后，尿道及膀胱三角受到刺激而发生尿频、尿急、尿痛有关。

（2）体温过高

与急性肾盂肾炎发作有关。

（3）焦虑

与此病易复发、病人常需接受长期药物治疗、同时病人因害怕慢性炎性反应导致肾出问题有关。

（4）潜在并发症

与肾乳头坏死，肾周脓肿等有关。

（5）知识缺乏

与缺乏对疾病发生发展过程中相关知识的认识有关。

【护理措施】

（1）一般护理

1）环境、休息与睡眠：保持环境清洁、安静、光线柔和，维持病室适合的温度和湿度，使病人能充分休息与睡眠，加强生活护理。嘱病人急性期应卧床休息，症状减轻后再下床活动。在腹部膀胱部位给予适当的保暖或局部热敷，可减轻疼痛和痉挛现象。慢性病人可以听音乐，分散注意力，减轻焦虑症状。

2）饮食护理：在无禁忌证的情况下，鼓励病人多喝水及经常排尿，每天至少 2000～3000ml。同时摄入清淡、易消化、营养丰富的食物。高热者注意补充水分，同时做好口腔护理。鼓励病人经常排空膀胱，可除去感染的尿液。白天要至少 2～3 小时排尿一次，夜晚 1～2 次，以避免尿液淤积和膀胱过度膨胀。

3）病情观察：监测体温、尿液性状的变化，有无腰痛加剧。如高热持续不退或体温升高，且出现腰痛加剧等，应考虑可能出现肾周脓肿、肾乳头坏死等并发症，需及时通知医生。

4）物理降温：高热病人可采用冰敷、酒精擦浴等措施进行物理降温。

5）皮肤护理：发热和疼痛可使病人出汗量增多，出汗后要及时更换衣物和床单。内衣裤应为吸汗且透气性好的棉质材料，应宽松、干净。做好会阴部的护理。

6）留置导尿病人的护理：导尿和做泌尿道器械检查，会损伤尿道黏膜，还可将尿道口的细菌直接带入膀胱。据统计，即使在严格消毒下，一次导尿引起尿路感染的概率为 2%左右，留置导尿管 4 天以上者，可高达 90%；连续留置导尿管 10 天后，尿路必然受感染。因此，留置尿管后加强护理尤为重要。

7）增强体质，提高机体防御能力加强体育锻炼，增强体质，是预防发生泌尿系感染的重要方面。在发热、尿化验异常的急性期，应卧床休息。恢复期要参加适度的体力活动，避免体质虚弱，迁延不愈。活动的方式可因人而异，但不能过度疲劳，如散步、慢跑等运动，以增强体质。

8）养成良好的生活习惯

①养成良好卫生习惯，清洗外阴，外阴清洗仅用温开水即可，尽量不要长期用高锰酸钾或其他消毒剂冲洗外阴。

②排便后最好冲洗外阴，应从前向后冲洗或擦拭。

③已婚女性注意房事清洁，事后排尿以冲洗尿道。反复尿路感染者可口服呋喃妥因，以防发作。

④妇女月经期和妊娠期更应注意多饮水、勤排尿，一定不要憋尿。

9）积极治疗和消除各种诱因：男性尿路感染往往是尿路梗阻所致，最常见的原因是前列腺炎、前列腺增生。一些男性病人对此常不重视或不愿提及而造成病情发展累及肾。

（2）心理护理

1）护理人员在与病人接触和进行语言与非语言的情感交流中，取得病人的信任，鼓励病人表达内心感受。向病人解释病因及预后，减轻病人的紧张、焦虑等不良心理反应。

2）告知病人情绪与症状之间的关系，教会病人自我放松的方法，以减轻焦虑对生理的影响。

3）对于慢性病人焦虑严重者，可适当应用抗焦虑药物或进行心理咨询，采取倾诉或暗示疗法减轻病人的焦虑。鼓励病人家属和朋友给予病人关心和支持。还可听音乐、看小说、看电视、聊天等减轻焦虑症状。

（3）治疗配合

1）积极查找易患因素，解除尿路梗阻，矫正尿路畸形。

2）医嘱给予抗生素治疗，根据药敏试验结果使用有效的抗生素。在无尿细菌培养结果和药敏结果之前，应选用对革兰阴性杆菌有效的药物。

3）选择尿和肾内浓度高的抗菌药膀胱炎为膀胱的浅层黏膜感染，仅要求抗菌药在尿中有高浓度，而肾盂肾炎是肾实质深部的感染，因此，要求抗菌药在尿中和血中均有较高的浓度，只有这样，才能使肾内达到有效的浓度。氨苄西林、头孢菌素类以及氨基糖苷类在血中浓度较高，对常见的尿路感染的细菌有效。

4）选用对肾损害小、不良反应小的抗菌药物应尽可能避免使用肾毒性的药物，特别是肾功能不全者，尤应注意。

（4）用药护理

使用抗菌药物前，正确留取尿培养并及时送检，进行药敏实验。遵医嘱使用抗生素，口服服药病人应按时、按量、按疗程服药，勿随意停药，否则难以达到彻底治疗目的。向病人解释用药目的以及药物的作用、用法、疗程和注意事项，注意观察药物疗效和可能出现的不良反应。

1）磺胺类药物：口服期间要注意多饮水，同时服用碳酸氢钠等药物，可增强疗效、减少磺胺结晶的形成。	2）呋喃妥因：可引起恶心、呕吐、食欲不振等症状，宜饭后服用，长期服用可并发末梢神经炎，出现肢端麻木，反射减退等，同服维生素 C 酸化尿液可增强其疗效。
3）诺氟沙星、环丙沙星：可引起皮肤瘙痒，轻度恶心、呕吐等消化道反应。	4）氨基糖苷类抗生素：对肾和听神经有一定毒性作用，可引起耳鸣、听力下降，甚至耳聋及过敏反应等。

【健康教育】

（1）知识宣教

为病人讲解，使其能了解泌尿系统感染疾病的病因、发病机制、病症特点、主要表现及治疗方法，使其理解多饮水、勤排尿以及注意会阴部、肛周皮肤清洁的重要性，确保其出院后仍能严格遵从。教会病人识别泌尿系统感染的临床表现，一旦发生尽快诊治。寻找慢性复发的病因，去除发病因素。

（2）生活指导

①保持良好的个人卫生习惯，学会正确清洁外阴部的方法，避免擦

便纸污染尿道口。

②经常清洗外阴，女性病人月经期、妊娠期、产褥期间增加外阴清洗的次数，以减少尿道口的细菌群。

③男性如包皮过长，应注意清洁，包茎应矫治。

④日常多饮水，勤排尿（2~3 小时一次）；每天应摄入足够水分，以保证足够的尿量和排尿次数；排尿彻底，不留残尿。

⑤保持规律生活，平时劳逸结合，注意饮食营养均衡，坚持体育锻炼，增强机体的抵抗力。

（3）预防指导

①尽量避免使用尿路器械，必要时应严格无菌操作。

②与性生活有关的反复发作者，应于性交后立即排尿，并按常用量服用一次抗生素作为预防。

③有膀胱-输尿管反流者，需养成"二次排尿"的习惯，即每次排尿后数分钟再排尿一次。

④对于有感染而无症状者，指导病人做尿液追踪检查 1~2 年或更久。

⑤妊娠 5 个月以上的孕妇睡眠时以侧卧位为宜，避免子宫压迫输尿管，引起尿流不畅。

（4）用药指导

嘱病人按时、按量、按疗程服药，勿随意停药，并按医嘱定期随访。

第六章　自身免疫性疾病的护理

第一节　系统性红斑狼疮性肾炎

系统性红斑狼疮（systemic lupus erythematosus，SLE）是一种累及多系统器官的具有多种自身抗体的自身免疫性疾病，其肾受累即称狼疮性肾炎（lupus nephritis，LN）。临床上可表现为血尿和（或）蛋白尿、肾病综合征、急性或慢性肾衰竭等，多数病人用糖皮质激素联合免疫抑制剂治疗效果较好，但是部分病人长期预后不良。严重的 LN 是影响 SLE 病人预后的主要原因之一。

【临床表现】

(1) 肾表现

①轻型：较常见，病人常无症状，尿蛋白阴性或少量蛋白尿，常有镜下血尿及红细胞管型，无水肿和高血压，肾功能正常。

②急性肾炎综合征型：较少见，临床上酷似链球菌感染后急性肾炎，急性起病，有血尿、蛋白尿、管型尿，可伴水肿、高血压，偶可发生急性肾衰竭。

③急进性肾炎综合征型：较少见，临床上酷似急进性肾小球肾炎，起病急骤，发展迅速，出现少尿甚至无尿，有血尿、蛋白尿、管型尿，可有水肿，常无高血压或有轻度高血压，迅速发生和发展的贫血和低蛋白血症，肾功能迅速恶化，在几周和几个月内发生尿毒症。

④肾病综合征型：本型常见，病人有大量蛋白尿、低蛋白血症和水肿，为狼疮性肾炎肾病综合征。占狼疮性肾炎的 40%~60%。一般有单纯性肾病综合征型和肾炎性肾病综合征型。

⑤慢性肾炎型：病人多有高血压。尿常规检查可见不同程度蛋白尿，尿沉渣可有大量红细胞和管型。肾小球滤过率明显下降，严重者可

出现肾衰竭。

⑥急性肾衰竭型：病人短时间内出现少尿性进行性急性肾衰竭。少数病人可出现精神神志障碍。可并发充血性心力衰竭。

⑦肾小管损害型：60%～80%病人有肾小管功能受损的表现，部分病人可以此为首要表现。

⑧临床"寂静"型：临床症状及体征均无肾受累表现，尿常规化验阴性，但病理检查阳性。

（2）全身表现

间断发热，颧部蝶形红斑，无痛性口腔溃疡，多个关节肿痛，发生癫痫或精神异常。手足遇冷变得苍白，温暖后转为紫红，继之恢复正常颜色，称雷诺现象。

【辅助检查】

（1）尿常规检查

可有不同程度的蛋白尿、镜下血尿、白细胞、红细胞及管型尿。

（2）血常规检查

多数有中度贫血，偶尔呈溶血性贫血、血白细胞下降，血小板多数少于 $100 \times 10^9/L$，血沉较快。

（3）免疫学检查

血清多种自身抗体阳性，γ-球蛋白显著增高，血循环免疫复合物阳性，低补体血症，尤其在活动期。血红斑狼疮细胞阳性，皮肤狼疮带试验阳性。

（4）重型活动性狼疮性肾炎

伴有可逆性的 Ccr 不同程度下降、血尿素氮和肌酐升高、血白蛋白降低或肝功转氨酶增高；终末期狼疮性肾炎 Ccr 明显下降和血肌酐、尿素氮显著升高。

（5）影像学检查

B 超示双肾增大提示急性病变；部分病人合并肝、脾肿大或心包炎。

（6）肾活检

可了解病理类型、病变活动性和决定治疗方案。以肾损害为首发表现的系统性红斑狼疮，肾活检有助于确诊。

【治疗原则】

（1）轻型系统性红斑狼疮（如仅有皮疹、低热或关节症状等）和免疫血清学检查异常，若尿检正常、肾活检显示肾小球正常或轻微病变者，酌情用非甾体类抗感染药改善症状，密切追踪病情变化；若尿检异常、肾活检显示肾小球局灶节段性系膜增生伴有节段性坏死、新月体形成及局灶性肾小球硬化者，用中、小剂量糖皮质激素（如泼尼松 20~40mg/d），酌情加用细胞毒药物。

（2）重型系统性红斑狼疮，如高热、关节痛、无力和（或）病变迅速累及浆膜、心、肺、肝、造血器官和其他脏器组织，伴急性或急进性肾炎综合征，肾活检显示弥散增生性肾小球肾炎或新月体性肾炎，肾功能进行性减退时，应给予标准激素治疗加 CTX 冲击治疗，或甲泼尼龙冲击治疗，每日 1.0g，静滴 3~5 天为一疗程，继以中等剂量的泼尼松维持，必要时 7~10 天后可重复一次，一般不超过三个疗程。当上述方法效果欠佳或病情较重时，可考虑血浆置换疗法。不能用 CTX 者可试用环孢素、霉酚酸酯等。伴有急性严重肾功能不全、严重高血容量心力衰竭时应紧急透析，使其度过危险期，为药物治疗创造条件和争取时间。

（3）表现为无症状蛋白尿（尿蛋白>2g/24h）者可用糖皮质激素，酌情加用细胞毒药物，与泼尼松合用亦有一定疗效。表现为无症状血尿者，可用雷公藤制剂（常规剂量或双倍剂量）或 CTX 治疗。有条件者最好根据肾病理类型选择用药。

（4）呈肾病综合征者，但尿中红细胞不多，肾功能稳定，或肾活检显示膜型狼疮性肾炎，应首选泼尼松 0.8~1.0mg/（kg·d），若 2~4 周后效果不佳，加用 CTX，若伴有肾功能减退、严重高血压、肾活检显示肾小球增生明显或发生病理类型转变时，则应给予标准激素治疗加 CTX 冲击治疗。

【护理评估】

（1）健康史

①既往史：了解病人起病前感染、日光、药物等诱发因素，有无长期服用某些药物、接触某些毒物等既往史，有无药物及食物过敏史，有无过度劳累、感染等诱发因素，有无手术、外伤等病史。

②家族史：家族及近亲中有无类似的疾病及其他肾病病史。

③生活习惯：了解病人有无烟酒嗜好、平时的饮食习惯，如喜欢的食物，进食量和钠盐的摄入量。有无因环境易发的生活史。

（2）身体状况

①评估皮损的类型、部位、面积，病人对皮损的反应及皮损对病人生活方式的影响。

②评估关节炎性反应的体征（红、肿、热、痛），关节痛对生活方式的影响等。

③评估体温的变化，有无大汗及脱水体征。

④评估水肿程度、体重变化、出入量及监测血钠、血钾变化。

⑤评估病人肾损害的表现，水肿、蛋白尿、高血压等。

（3）心理－社会状况

了解病人的情绪和精神状态，有无紧张、焦虑、抑郁、绝望等负性情绪及其程度。

【护理诊断】

（1）皮肤完整性受损

与自身免疫性疾病、血管痉挛、药物（激素、免疫抑制剂）的不良反应有关。

（2）疼痛

与关节的免疫性炎性反应、内脏损害有关。

（3）体温过高

与免疫性炎性反应有关。

（4）体液过多

与低蛋白血症致血浆胶体渗透压下降等有关。

（5）营养失调：低于机体需要量

与大量蛋白尿、摄入减少及吸收障碍有关。

（6）有感染的危险

与自身免疫反应、长期使用激素等因素有关。

（7）焦虑

与病情反复发作、迁延不愈有关。

（8）潜在并发症

高血压、高血脂等。

（9）知识缺乏

与病人不了解疾病的过程、治疗及自我保健知识有关。

【护理措施】

(1) 皮肤护理

①保持皮肤清洁干燥，忌用碱性肥皂。

②紫外线照射可加重面部红斑，安排病人的病室尽量避开窗户以免阳光照射。嘱病人外出时采取遮阳措施，如穿长袖衣裤、用伞遮阳，忌日光浴。

③避免接触刺激性物品，如染发烫发剂、定型发胶、农药等。

(2) 口腔护理

本病易合并口腔溃疡和黏膜糜烂，应用抗生素时，真菌感染也容易发生口腔糜烂，应注意观察。平时注意口腔卫生，早晚刷牙，饭后漱口。

(3) 发热的护理

发热常提示疾病的活动期，需卧床休息，多饮水（水肿酌情），出汗后及时更换衣服，注意保暖，防止受凉。抽血做细菌学检查时应严格无菌操作。

(4) 休息

严重水肿的病人卧床休息，以增加肾血流量和尿量。下肢水肿明显者，卧床休息时可抬高下肢，以增加静脉回流。水肿减轻后，病人可起床活动，但应避免劳累。

(5) 饮食护理与营养监测

①饮食护理：给予低盐、正常量的优质蛋白的食物，但当肾功能不全时，适当调整蛋白质的摄入量。少食富含饱和脂肪酸的动物脂肪，增加可溶性纤维的食物。注意维生素及钙元素等的补充。

②营养的监测：评估饮食结构是否合理、热量是否充足。定期测量血清白蛋白、血红蛋白等指标，评估机体的营养状况。

(6) 预防感染

①保持环境清洁：室内定时开窗通风，保持空气新鲜，降低病菌密度，紫外线消毒病室每日1次，减少探访人员。

②预防感染指导：冬春季节是流感的好发期，应避免交叉感染，嘱病人少去公共场所，出门戴口罩；特别是激素冲击治疗期间严格控制外出；协助病人加强皮肤护理；加强其营养和休息；注意防寒保暖。

③病情观察：监测生命体征，尤其体温变化；观察有无咳嗽，肺部干、湿啰音等感染征象。

(7) 心理护理

①鼓励病人说出自身感受，劝导其家属给予关心、理解及心理支持。

鼓励病人树立战胜疾病的信心。

②教会病人自我放松的方法。

③观察病人精神状态，做好安全防范。

【健康教育】

（1）向病人介绍疾病的临床表现、治疗及自我保健知识，以取得配合，做好自我防护。

（2）避免一切诱发或加重病情的因素，如日晒、感染、药物（青霉素类、避孕药、磺胺类药物）等。

（3）坚持治疗，遵医嘱用药，不可随意减药或停药，特别是糖皮质激素。定期复查血、尿常规及肝肾功能、24小时尿蛋白定量、狼疮三项、免疫全套检查。

（4）已婚女性在治疗期间应注意避孕（工具），当病情稳定、肾功能正常时在医生指导下再考虑妊娠。

（5）疾病恢复期可适当参加工作，注意劳逸结合。

（6）告知病人出院后就诊指标：发热、感染、水肿等。

第二节　原发性血管炎肾损害

原发性血管炎是一组病因不清，以血管壁的炎性反应和纤维素样坏死为共同病理变化，以多器官系统受累为主要临床表现的一组疾病。按受累血管大小，原发性血管炎分为大血管炎、中血管炎和小血管炎。大血管炎主要包括 Takayasu 动脉炎和巨细胞动脉炎；中血管炎主要包括结节性多动脉炎；小血管炎主要包括肉芽肿性多血管炎（granulomatosis with polyangiitis，GPA，原韦格纳肉芽肿）、显微镜下多血管炎（microscopic polyangiitis，MPA）和嗜酸性肉芽肿性多血管炎（eosinophilic granulomatosis with polyangiitis，EGPA，原 Churg-strauss 综合征）。

三种小血管炎均与抗中性粒细胞胞质抗体（antineutrophil cytoplasmic antibodies，ANCA）紧密相关，因此又称 ANCA 相关性血管炎（ANCA-associated vascutitis，AAV）。

【临床表现】

（1）全身非特异性表现

常有发热（低热或高热）、皮肤紫癜、肌肉痛、关节痛、周围神经病变（麻木或疼痛敏感）及体重减轻等。

（2）肾受累表现

出现血尿（变形红细胞血尿）、蛋白尿（可轻可重，重者出现肾病综合征）及管型尿，并常出现水肿及高血压。重症病人肾功能进行性坏转，临床呈现急进性肾炎综合征。

（3）其他器官受累表现

体内各器官系统均可能受累，其中最常见肺病变，表现为咳嗽、咯血痰及咯血，乃至致命性大咯血。而 GPA 还常累及上呼吸道，导致鼻窦炎，鼻中隔穿孔和"鞍鼻"。

【辅助检查】

（1）实验室检查

血清 ANCA 阳性，包括胞质型 ANCA（cANCA）合并抗蛋白酶 3 抗体阳性，或环核型 ANCA（pANCA）合并抗髓过氧化物酶抗体阳性等，对诊断本病意义极大。除此而外，还常见贫血、白细胞增多（有时嗜酸性粒细胞也增多）、血沉增快、血清 γ 球蛋白增高、C 反应蛋白阳性及类风湿因子阳性等非特异表现。

（2）X 线检查

肺出血的病人，胸部 X 线平片或 CT 检查可见广泛肺泡出血影像（从肺门向两侧中肺野分布的阴影，形似蝶翼）。GPA 病人还能见到肺空洞（1 个或数个）。

（3）病理检查

①免疫荧光检查：检测结果阴性或仅有微量非特异性免疫沉积物，因此，本病又被称为"微量免疫性肾炎"。

②光镜检查：本病主要呈新月体肾炎，但还是常伴随肾小球纤维素样坏死，韦格纳肉芽肿病人有时还可于肾间质发现肉芽肿。肾小动脉可呈血管炎表现，但亦可正常，所以不能因肾小动脉正常而否认本病。

③电镜检查：无电子致密物存在。

④GPA 还能在受累组织中见到特征性肉芽肿。

⑤EGPA 在肾间质中常可见大量嗜酸性粒细胞浸润。

【治疗原则】

（1）糖皮质激素及免疫抑制剂治疗

1）诱导缓解治疗：常用糖皮质激素联合环磷酰胺治疗。

①糖皮质激素：可口服泼尼松或泼尼松龙，剂量 1mg/（kg·d），共服用 4~6 周，病情控制后逐步减量，6 个月后可减至 10mg/d，再维持 6 个月，也可维持整个疗程，时间达 1.5~2.0 年。

②环磷酰胺：可以口服，剂量 1~3mg/（kg·d），分两次服用，持续 3~6 个月；或者静脉点滴，剂量 0.75g/m²，每月 1 次，连续应用 6 个月，其后维持治疗为每 2~3 个月一次，整个疗程约为 1.5~2 年。

③甲泼尼龙冲击治疗：对肾功能急剧坏转或（和）肺出血的重症病人，在应用激素及环磷酰胺治疗的基础上，还应予甲泼尼龙冲击治疗。每次 0.5~1.0g，每日或隔日 1 次，3 次为一个疗程，继以口服泼尼松治疗，方法同前。

2）维持缓解治疗：治疗目的是维持疾病缓解及减少疾病复发。可采用如下药物：硫唑嘌呤 [1~2mg/（kg·d）]，或吗替麦考酚酯 1g/d，或甲氨蝶呤（从每周 0.3mg/kg 开始治疗，最大剂量为每周 20~25mg。肾小球滤过率<60ml/min 时禁用）。维持治疗至少需持续进行 12~18 个月。

（2）大剂量免疫球蛋白治疗

上述糖皮质激素联合免疫抑制剂治疗无效时，或存在感染不宜使用糖皮质激素及免疫抑制剂时，可考虑应用大剂量免疫球蛋白进行诱导缓解治疗，剂量 400mg/（kg·d）静脉点滴，每日 1 次，5 次为一疗程，必要时可重复治疗。

（3）血浆置换或免疫吸附治疗

对严重肺出血、急性肾衰竭或合并抗肾小球基底膜抗体的病人，在应用上述激素及免疫抑制剂治疗的基础上，于诱导缓解初期还应给予强化血浆置换治疗或双重血浆置换治疗，有条件时也可应用免疫吸附治疗。

（4）透析治疗

在病人出现急性肾衰竭并达到透析指征时，应及时进行透析，以维持生命，赢得诱导缓解治疗的时间。当病人已进入慢性肾衰竭且已到达透析指征时，也应给予长期维持性透析治疗维持生命。选用血液透析或腹膜透析皆可。

（5）复发治疗

目前缺乏循证医学证据。建议在病情出现小的波动时，可以适当增加糖皮质激素和免疫抑制剂的剂量；而病情出现大的反复时，则需要重新开始诱导缓解治疗。

【护理评估】

（1）健康史

①既往史：了解病人最近有无细菌与病毒感染史，有无药物过敏或预防注射药物等，有无其他诱发因素，有无长期服用某些药物、接触某些毒物等既往史，有无药物及食物过敏史，有无过度劳累、感染等诱发因素，有无手术、外伤等病史。

②家族史：家族及近亲中有无类似的疾病及其他肾病病史。

③生活习惯：了解病人有无烟酒嗜好、平时的饮食习惯，如喜欢的食物，进食量和钠盐的摄入量。有无因环境易发的生活史。

（2）身体状况

①一般情况：可有低热，血压升高，对于肺部受累及者，可能有气促、发绀、呼吸加快。

②皮肤、黏膜：有可触及的紫癜，丘疹、水疱及溃疡形成，伴水肿。

③头部：评估病人有无结膜炎、角膜炎及视力减退。鼻窦区有无压痛，鼻腔有无脓血性分泌物，有无鼻中隔偏曲。有无听力障碍。

④肺部：评估有无胸腔积液、肺实质的改变，有无异常呼吸音及啰音。

⑤心脏：评估有无心界扩大，有无心音改变、附加心音及杂音，注意评估有无心律失常。

⑥四肢、关节：继发于冷球蛋白血症者可有雷诺现象，评估有无关节肿胀畸形。

⑦神经系统：评估有无浅感觉异常、麻木、痛觉过敏，有无病理征。

（3）心理-社会状况

了解病人的情绪和精神状态，有无紧张、焦虑、抑郁、绝望等负性情绪及其程度。

【护理诊断】

（1）活动无耐力

与贫血、营养摄入不足有关。

（2）皮肤完整性受损

与系统免疫性疾病、药物（激素、免疫抑制剂）的不良反应有关。

（3）疼痛

与关节的免疫性炎性反应、内脏损害有关。

（4）体温过高

与免疫炎性反应有关。

（5）气体交换受损

与肺部炎性反应、肺泡破裂出血引起气体交换面积减少有关。

（6）焦虑

与病情反复、药物不良反应、外观上的改变及害怕死亡有关。

（7）有感染的危险

与使用免疫抑制剂药物治疗、贫血、机体抵抗力下降有关。

（8）知识缺乏

与病人不了解疾病的过程、治疗及自我保健知识有关。

【护理措施】

（1）一般护理

当病人出现肾功能不全时，应观察神志、瞳孔等生命体征变化，准确记录 24 小时出入量。观察尿量、颜色及比重，监测电解质及肾功能变化。观察水肿部位、程度及消长规律。严重水肿者，补液时控制滴速，以防心力衰竭、肺水肿的发生。做好口腔及皮肤护理，告诉病人养成良好的卫生习惯，注意保暖，避免感染。

（2）饮食护理

饮食宜选用低脂、低盐、优质蛋白、高维生素、低钾的食物。根据病人具体病情制定合理的饮食计划。伴有肾功能不全时，严格限制蛋白质摄入量 $0.6\sim0.8g/(kg\cdot d)$，保证充足热量 $126\sim147kJ/(kg\cdot d)$。如病人已开始行透析治疗，蛋白质摄入量 $1.2\sim1.5g/(kg\cdot d)$，有高血压、水肿、尿量少者，应注意限盐（$<3g/d$）和水的摄入量，以免增加心负荷。尿量在 $1000ml/d$ 以上者，可不限制饮水。

【健康教育】

（1）指导病人注意避免感染，注意房间通风，嘱病人注意保暖。

（2）加强皮肤护理、口腔护理等生活护理。

（3）注意个人卫生，使用漱口液漱口，并告知病人对于面部痤疮，不可用手搔抓，防止皮肤及口腔炎性反应。

（4）嘱病人保持积极乐观的心态，按医嘱服药，定期复诊。

第三节 过敏性紫癜肾炎

过敏性紫癜（Henoch-Schonlein purpura，HSP）是以 IgA 为主的循环免疫复合物在组织沉积，引起以皮肤紫癜、出血性胃肠炎、关节炎、肾损害和其他器官受累为特征的临床综合征或多系统疾病，基本病变是全身弥漫性坏死性小血管炎及毛细血管损害。其中伴肾损害为 30%～50%，称为过敏性紫癜性肾炎（Henoch-Schonlein purpura nephritis，HSPN），简称紫癜性肾炎，其临床表现主要为血尿、蛋白尿等。本病易发于儿童，男女比例为 2:1。成年病人无性别差异。大多数病人呈良性、自限性过程，多于数周内痊愈。约 50% 的病人反复发作。

【临床表现】

（1）肾表现

HSP 肾炎通常在系统症状出现后数日到 4 周出现。肾受累严重程度与皮肤、关节、胃肠道受累的程度无关。孤立性镜下血尿是紫癜性肾炎最常见的临床表现。尿检可发现轻度蛋白尿伴活跃的尿沉淀物，如镜下或肉眼血尿伴红细胞或其他细胞管型。大多数病人呈较轻病情，以无症状性血尿、蛋白尿为主，伴正常。肾功能或仅血肌酐轻度升高。然而，亦有病人出现严重症状包括肾病综合征、高血压和急性肾衰竭。

（2）肾外表现

①皮肤损害：过敏性紫癜的特征性皮疹多发生在四肢远端、臀部及下腹部，多呈对称性分布，以对称性下肢伸侧多见，为出血性皮疹，稍高于皮肤，可融合成片，可分批出现。加压后不退色，可有痒感，1～2 周或以后逐渐减退，几乎所有病人均有此损害。

②关节症状：呈现多发性、游走性关节肿痛，多发生在踝、膝、肘

等大关节，偶发生在腕和手指关节。

③胃肠道症状：最常见为腹痛，以脐周和下腹部为主，为阵发性绞痛，多伴恶心、呕吐；消化道出血可表现为呕血或黑便；儿童有时可并发肠套叠和肠穿孔。

④其他表现：少数病人有心肌炎表现。此外尚可出现神经系统症状，主要为精神行为异常和头痛、头晕、抽搐、视力障碍、偏瘫或单瘫。

【辅助检查】

（1）血液检查

无贫血，血小板计数正常，白细胞计数正常或轻度增高，出凝血时间正常。

（2）尿常规

可有血尿、蛋白尿、管型尿。

（3）粪常规检查

部分病人可见寄生虫卵及红细胞，隐血试验可阳性。

（4）骨髓象

正常骨髓象嗜酸性粒细胞可偏高。

（5）毛细血管脆性试验

阳性。

（6）病理学检查

弥散性小血管周围炎，中性粒细胞在血管周围聚集。免疫荧光检查显示有 IgA 和 C3 在真皮层血管壁沉着。

（7）皮肤活检

无论在皮疹部位或非皮疹部位，免疫荧光检查均可见毛细血管壁有 IgA 沉积。此点也有助于和除 IgA 肾病外的其他肾炎作鉴别。

（8）肾穿刺活检

当病人出现中等量以上蛋白尿（>1g/d），表现为肾炎或肾病综合征，尿检异常伴高血压和（或）肾功能减退，持续尿检异常伴反复肾外活动性病变时均要积极进行肾活检。

【治疗原则】

（1）治疗原则

治疗原则为积极控制免疫性炎性反应，抑制肾小球系膜增生性病变，预防和延缓肾慢性纤维化病变的形成。

(2) 轻度紫癜性肾炎的治疗

口服泼尼松每天 0.6mg/kg，服用 4 周后逐渐减量至隔日顿服，维持量为隔日 10mg，同时服用雷公藤多苷每天 1mg/kg 和大黄素每天 2 次，1次 100mg。经上述治疗尿蛋白持续转阴者，可停用激素，用雷公藤多苷片和大黄素继续维持，不得少于 1 个疗程。

(3) 中度紫癜性肾炎的治疗

①急性期治疗：甲基泼尼松龙（MP）冲击每天 0.5g，静脉滴注 3 天，口服泼尼松每天 0.5mg/kg，服用 4 周后逐渐减量，逐渐减量至维持量隔日顿服；雷公藤多苷每天 1mg/kg，大黄素每天 100mg。

②维持期治疗：经上述治疗至尿蛋白转阴者，可停用激素，继续以下药物治疗，总疗程不得短于 2 年。维持期应注重控制慢性纤维化病变的发展；雷公藤多苷每天 1mg/kg；同时可应用血管紧张素转换酶抑制剂或血管紧张素 II 受体拮抗剂。

(4) 重度紫癜性肾炎的治疗

1) 急性期治疗：首选霉酚酸酯（MMF）方案，次选双冲击疗法。

方案一（MMF 方案）：MMF 合并 MP 冲击治疗。

①适应证：重型过敏性紫癜性肾炎急性期。

②禁忌证：WBC<3×10^9/L、CD4 T 细胞<200/μl，或伴活动性感染。

③MMF 用法：起始治疗剂量为每天 2.0g 维持 6 个月；再每天 1.5g用 6 个月；以后每天 1.0g 用 2 个月。总疗程 2 年以上。

④MP 冲击：使用方法，每天 0.5g，静脉滴注 3 天，根据病情需要可追加 1 个疗程。

⑤泼尼松：每天 0.5mg/kg，服用 4 周后逐渐减量，每 2 周隔日减5mg，逐渐减量至隔日顿服，维持剂量为隔日 10mg。如经上述治疗 6 个月以上疗效不显著者，必须重复肾活检，调整治疗方案。

方案二（双冲击疗法）：甲基泼尼松龙（MP）与环磷酰胺（CTX）双冲击疗法。

①适应证：重型过敏性紫癜性肾炎病人急性期、无条件使用MMF 者。

②禁忌证：感染、WBC<3×10^9/L、CD4 T 细胞<200/μl、肝酶升高。

③治疗方案：MP 和泼尼松用法同 MMF 方案。

④CTX 用法：CTX $0.75g/m^2$，静脉滴注，每月 1 次，连续用 6 个月改为每 3 个月静脉滴注 1 次，总剂量小于 8.0g。

2）慢性期治疗：经上述治疗病情控制进入慢性期后，停用激素，加用以下药物，总疗程需 2 年以上。雷公藤多苷每天 1mg/kg；大黄素 1 次 100mg，每天 2 次；血管紧张素转换酶抑制剂或血管紧张素Ⅱ受体拮抗剂。

【护理评估】

（1）健康史

①既往史：了解病人最近有无细菌与病毒感染史；有无鱼、虾类过敏或预防注射等；以及寒冷、昆虫叮咬、花粉、内分泌紊乱甚至精神因素相关的诱发因素；有无长期服用某些药物、接触某些毒物等既往史；有无药物及食物过敏史；有无过度劳累、感染等诱发因素；有无手术、外伤等病史。

②家族史：家族及近亲中有无类似的疾病及其他肾病病史。

③生活习惯：了解病人有无烟酒嗜好、平时的饮食习惯，如喜欢的食物，进食量和钠盐的摄入量。有无因环境易发的生活史。

（2）身体状况

①评估皮肤的改变：判断皮疹的性质。

②评估关节疼痛的程度。

③评估胃肠道症状：判断并发肠套叠、肠梗阻和肠穿孔的指征。

④评估肾症状表现：肾病综合征及急性肾功能恶化的征象。

（3）心理-社会状况

了解病人的情绪和精神状态，有无紧张、焦虑、抑郁、绝望等负性情绪及其程度。

【护理诊断】

（1）皮肤完整性受损

与自身免疫性疾病、血管痉挛、药物（激素、免疫抑制剂）的不良反应有关。

（2）疼痛

与局部过敏性血管炎性病变有关。

（3）体液过多

与低蛋白血症致血浆胶体渗透压下降等有关。

（4）有感染的危险

与使用免疫抑制剂治疗、贫血、低蛋白血症致机体抵抗力下降有关。

（5）焦虑

与病情变化带来的不适、外观上的改变及害怕死亡有关。

（6）潜在并发症

慢性肾衰竭。

（7）知识缺乏

与病人不了解疾病的过程、治疗及自我保健知识有关。

【护理措施】

（1）病因护理

大多数病人因过敏而诱发，如病毒、细菌感染，某些食物、药物、寒冷、植物花粉、虫咬等。与病人沟通交流寻找过敏原，以避免诱发因素。

（2）休息

①发作期病人应增加卧床休息时间，避免过早或过多的行走活动。
②疼痛者协助采取舒适卧位，关节肿痛者要注意局部关节制动与保暖。

（3）饮食指导

除了避免过敏性食物的摄取外，保证机体所必需的营养物质和热量的供给，补充丰富的维生素。进食清淡、不刺激、易消化的食物。若有消化道出血，应避免过热饮食，必要时禁食。

（4）皮肤护理

①密切观察病人皮肤黏膜淤点、淤斑出现的部位、大小，有无血疱、溃疡形成。
②嘱病人注意个人卫生，保持皮肤清洁，避免感染。
③避免用刺激性强的肥皂或粗糙毛巾擦洗皮肤。
④若皮损为血疱或溃疡，可选用温和的外用药物治疗。
⑤静脉穿刺时，应尽量缩短止血带的缠压时间，避免皮肤受挤压而出现淤血。

（5）病情观察

①密切观察病情的进展与变化，皮肤紫癜的分布有无增多或消退。

②注意评估疼痛的部位、性质、严重程度、持续时间及伴随症状。

③观察水肿、尿量、尿色的变化及粪便的性质与颜色等。

④如有腹泻、黑粪、腹痛等表现应采取屈膝卧位，减轻疼痛，禁止腹部热敷，以防止肠出血，视情节禁食或进易消化的软食，避免食用生冷、辛辣等刺激性的食物。

（6）感染的预防

①保持环境清洁：保持病房整洁，减少探访人员。

②预防感染指导：协助病人加强皮肤护理；加强其营养和休息；注意防寒保暖。

③监测生命体征，尤其体温变化；观察有无咳嗽，肺部干、湿啰音等感染征象。

【健康教育】

（1）本病大多预后良好，特别是儿童。

（2）告知病人如过敏原因已明确，应避免再次接触；过敏原因不明确时，尽量避免食用海产品、辛辣刺激性强的食物，减少可能的诱发因素。

（3）避免可能的诱发因素：感染、受凉、潮湿、蛋白质食物、寒冷、粉尘、花粉等。

（4）出院后注意观察皮肤等过敏情况，以判断是否再复发，做到早发现、早诊治，减少并发症。

（5）每月复查血、尿常规及肝肾功能、血脂等，随病情好转而递减。

（6）避免一切诱发或加重病情的因素，如感染、吸烟、饮酒及辛辣刺激性强的食物、药物和精神刺激等，忌食鱼虾、海鲜、奶、蛋等易致敏的食物。

（7）嘱病人保持情绪稳定，生活有规律，充分休息，防止机体免疫功能下降致疾病复发。

第四节 干燥综合征肾损害

干燥综合征也称舍格伦综合征（Sjögren syndrome，SS）是一种以侵犯泪腺、唾液腺等外分泌腺体为主的慢性系统性自身免疫性疾病。其主要表现为干燥性角膜结膜炎、口腔干燥症或伴发类风湿关节炎等其他风湿性疾病，可累及其他系统如呼吸系统、消化系统、泌尿系统、血液系统、神经系统，以及肌肉、关节等，造成多系统、多器官受损。本病可单独存在，称为原发性干燥综合征；也可继发于其他自身免疫疾病如类风湿关节炎及系统性红斑狼疮等，则称为继发性干燥综合征。约 1/3 的干燥综合征病人可出现肾损害，以肾小管间质损害为主，临床表现为低钾血症和肾小管酸中毒。

【临床表现】

（1）肾表现

①肾小管间质性损害：肾小管酸中毒；肾浓缩功能障碍及肾性尿崩症；范科尼综合征；肾小管性蛋白尿。

②肾小球损害：表现为肾小球肾炎者并不少见。临床主要表现为高血压，轻度蛋白尿和镜下血尿，部分病人可出现肾病综合征，很少出现肉眼血尿。

（2）肾外表现

①唾液腺受累：口干、吞咽困难、常伴齿龈炎及龋齿。

②泪腺受累：眼干、泪液分泌下降，泪膜破裂时间缩短；常伴角膜溃疡。

③其他外分泌腺受累：鼻干；中耳炎、传导性耳聋；慢性气管、支气管炎性反应；慢性胃炎；慢性胰腺炎；阴道干燥等。

④皮肤损害：高球蛋白血症性紫癜样皮疹。

⑤关节与肌肉损害：关节与肌肉表现有轻度、自限性关节疼痛，破坏性关节炎少见，可有肌无力和肌炎。

⑥呼吸系统损害：肺功能下降，表现为小气道阻塞，50%病人有肺泡炎，少数发生弥漫性肺间质纤维化。

⑦消化系统损害：萎缩性胃炎、低胃酸和无胃酸分泌；小肠吸收功能低；胰腺外分泌功能异常；肝内胆管的慢性炎性反应，似慢性活动性肝炎的表现；部分病人有原发性胆汁性肝硬化。

⑧神经系统损害：周围知觉或运动神经受累最为多见；中枢神经受累如偏瘫、抽搐、运动障碍、横贯性脊髓炎等；精神分裂。

⑨血液系统表现：白细胞和血小板减少，少数有出血倾向；淋巴组织增生、淋巴结肿大较为突出，淋巴瘤的发生率比正常人高数十倍；血管炎。

【辅助检查】

（1）泪腺分泌试验

Schirmer 试验（泪腺滤纸条试验）阳性；泪膜破裂时间测定明显缩短（<10秒）。

（2）干燥性角膜结膜炎的检查

包括角膜荧光素钠染色、孟加拉玫瑰红染色或结膜印迹细胞学检查等。角膜荧光素钠染色阳性，提示角膜细胞的完整性已被破坏。孟加拉玫瑰红染色特异性较高，结膜或角膜失活的细胞着染为阳性。

（3）唾液腺检查

①涎液流率：15 分钟内收集自然流出的涎液量，正常人 > 1.5ml（≤1.5ml 为阳性）。

②唾液腺放射性核素扫描和腮腺碘油造影：干燥综合征时，唾液腺放射性核素扫描可见唾液腺吸收、浓聚、排出放射性核素功能差。

③腮腺导管造影：可见腺管不规则狭窄及扩张，腺体末端造影剂外溢，呈点状或球状阴影。

④唇黏膜腺组织活检：在 $4mm^2$ 组织内有 50 个以上淋巴细胞聚集，称为一个病灶，如病灶≥1，称为阳性。

（4）血液学检查

①血常规：轻度贫血，部分病人有白细胞减低和（或）血小板减少。

②高丙球蛋白血症：血免疫球蛋白增加或血丙球蛋白增加。

③自身抗体：可有多种抗体，阳性率较高的有：抗核抗体（ANA）、抗 SS-A（Ro）抗体和抗 SS-B（La）抗体、抗平滑肌抗体（anti-SMA）、抗壁细胞（anti-PCA 抗体）、抗线粒体抗体（anti-AMA）等。

④循环免疫复合物：约有 80% 的病人循环免疫复合物升高，其中包括冷球蛋白血症。

⑤其他：约 2/3 的病人血沉增快；小部分病人 C 反应蛋白增高。

【治疗原则】

（1）对症治疗

①干燥性角膜炎：用0.5%甲基纤维素滴眼。

②鼻腔干燥：用0.9%氯化钠注射液滴鼻。

③口腔干燥：用液体湿润口腔，应注意口腔卫生，尽量避免饮酒、吸烟。

（2）肾损害的治疗

①肾间质淋巴细胞浸润及肾小管损害：在对症治疗的同时，早期即给予小剂量糖皮质激素治疗。

②肾病综合征者：应联合使用糖皮质激素及细胞毒类免疫抑制剂或其他类型的免疫抑制剂。

③单纯的肾小管酸中毒和（或）肾性尿崩：发生肾功能损害的可能性较小，通常主张口服碳酸盐及对症治疗。

④肾小球损害为主：应给予糖皮质激素及免疫抑制剂治疗。

【护理评估】

（1）健康史

①询问病人是否有家族病史。

②询问病人是否有病毒感染史，如 EB 病毒、HIV-1 病毒、HTLV-Ⅰ病毒。

（2）身体状况

①肾表现：中至重度慢性间质性肾炎。

②肾外表现：唾液腺、泪腺、外分泌腺受累。

（3）心理-社会状况

了解病人的情绪和精神状态，有无紧张、焦虑、抑郁、绝望等负性情绪及其程度。

【护理诊断】

（1）焦虑

与病程长、多器官系统受损，担心疾病预后有关。

（2）知识缺乏

缺乏对疾病的表现、过程、治疗及用药等相关知识的了解。

（3）有感染的危险

与外分泌腺体及多器官系统受损有关。

（4）机体活动受限	（5）营养失调：低于机体需要量
与关节与肌肉损害、神经系统损害有关。	与消化系统损害，食欲减退及胃肠道吸收不良有关。

【护理措施】

（1）眼睛护理	（2）口腔护理
使用人造泪液（0.5%羧甲基纤维素钠溶液）滴眼和改善环境（如使用加湿器）可缓解眼干症状，减轻角膜损伤和不适，减少感染机会。	口干病人应禁烟酒，避免使用抑制唾液腺分泌的抗胆碱能作用的药物，如阿托品、山莨菪碱等。唾液腺的残存功能可以用无糖胶母（口香糖）刺激提高其功能。注意口腔卫生和做好口腔护理，餐后一定要用牙签将食物残渣清除，并勤漱口，减少龋齿和口腔继发感染。发生口腔溃疡时，可先用0.9%氯化钠注射液棉球擦洗局部，再用5%甲硝唑涂擦，避免使用甲紫，以免加重口腔干燥症状。对口腔继发感染者，可采用制霉菌素等治疗常见的念珠菌感染；对唾液引流不畅发生化脓性腮腺炎者，应及早使用抗生素，避免脓肿形成。

（3）皮肤护理	（4）呼吸道护理
对汗腺受累引起皮肤干燥、脱屑和瘙痒等，要少用或不用碱性肥皂，选用中性肥皂。勤换衣裤、被褥，保持皮肤干燥。有皮损者应根据皮损情况予以清创换药，如遇感染可适当使用抗生素。有阴道干燥瘙痒、性交灼痛，应注意阴部卫生，可适当使用润滑剂。	将室内湿度控制在50%～60%，温度保持在18～21℃，可以缓解呼吸道黏膜干燥所致干咳等症状，并可预防感染。对痰黏稠难以咳出的病人可做雾化吸入。必要时可加入抗生素和糜蛋白酶，以控制感染和促进排痰。

（5）饮食护理

①饮食应偏于甘凉滋润，多吃滋阴清热生津的食物，如豆豉、丝瓜、芹菜、红梗菜、黄花菜、枸杞头、芹菜、淡菜、藕、甲鱼等清凉食物。水果如西瓜、橙、梨等，也可甘寒生津。

②口舌干燥者可以常含话梅、藏青果等，或常饮酸梅汁、柠檬汁等生津解渴饮料。

③应避免进食辛辣火燥的饮料和食物，以防助燥伤津，加重病情。

④忌食辛辣、香燥、温热之品，如酒、茶、咖啡、各类油炸食物、羊肉、狗肉、鹿肉，以及姜、葱、蒜、辣椒、胡椒、花椒、茴香等，并严禁吸烟。

总之，食物要新鲜，荤素搭配，少食多餐，饮食以适合口味为宜，并保证充足的营养。

（6）心理护理

由于本病病程较长，病人往往情绪低落，因此在做好基础护理的同时做好病人的心理辅导，改善其忧虑情绪，消除悲观心理和精神负担，使其以积极态度对待疾病。此外对病人进行健康教育也十分重要，倡导健康的生活和学习自我护理是提高病人生活质量的重要因素之一。

【健康教育】

（1）指导病人注意口腔及眼睛的卫生，减少摩擦，避免感染。

（2）注意预防感冒及其他病毒感染。

（3）心情舒畅，做好较长时间治疗的准备。

（4）不吃刺激性及"上火"的食物。

第七章　溶血性尿毒综合征的护理

溶血性尿毒综合征（hemolytic-uremic syndrome，HUS），是由 Gasser 于 1955 年首先报道，是以急性微血管溶血性贫血、血小板减少和急性肾衰竭为特点的三联征。成人及小儿均可发病，多见于小儿。成人患此病预后差，最后进入尿毒症期，需要长期透析以维持生命。

【临床表现】

（1）典型 HUS 的临床表现

①前驱期：前驱期一般为 1~14 天（多为 4~5 天），约 60% 病人在发作前几天和几周出现胃肠道前驱症状，主要表现为恶心、呕吐、腹泻、腹痛和食欲不振伴中度发热等，开始多为水样便，可很快出现血水样便，以呼吸道感染为前驱者占 10%~15%，经过 1~5 天（少数也可达数周）无症状期而进入急性期。

②急性期：多以腹泻、呕吐、乏力等起病，继之表现无力、面色苍白、黄疸、皮下淤斑，以及急性肾衰竭，肾功能损害一般较轻，表现为血尿、少尿和氮质血症等，轻型病例仅有一过性少尿，约 60% 病人少尿可持续 1 周，若出现无尿，多数病人持续约 3 天左右，多数病人伴有轻中度高血压。

（2）非典型 HUS 的临床表现

①肾表现：占 HUS 的 5%~10%，在各年龄段均可发病，但主要见于成年人，可呈家族聚集性，有复发倾向，一般起病较隐匿，无急性胃肠道前驱症状，急性肾衰竭多较重，部分病人可表现为肾病综合征和重度高血压，肾损害呈进行性发展或反复出现。发病机制与编码补体旁路途径调节蛋白的基因突变有关，病人预后多较典型 HUS 差。

②中枢神经系统：病人表现为头痛、行为异常、智力减退、昏迷，甚至有癫痫发作，重症可致死。

③其他：本病可侵犯肺组织，病人表现胸闷、憋气、咯血等。侵犯心脏，可引起心力衰竭，心律失常，重者可死亡。

【辅助检查】

（1）血液检查

①血常规：血红蛋白一般降至 70~90g/L，白细胞高达（20~30）× 10^9/L；90%病例血小板明显减少。末梢血网织红细胞可达 6%~19%，最高达 80%。

②红细胞形态：外周血片见大量红细胞碎片及毛边细胞、小球形皱缩状细胞和多染性红细胞。红细胞寿命缩短，平均为 72 小时。

③抗人球蛋白试验：除少数病人外，绝大多数病人呈阴性。

④游离血红蛋白：明显增多，肉眼即可见。病人的血清呈棕色。结合珠蛋白减少或缺如。

⑤血清补体：C3 和（或）C4，均可有暂时性降低。

（2）尿液检查

尿量减少，24 小时尿量<400ml（1 小时尿量<17ml）。尿中可见血红蛋白、含铁血黄素和大量清蛋白。镜检可见红细胞、白细胞和管型。

（3）生化检查

①胆红素：可轻度增高，一般不超过 20~30mg/L。
②血尿酸：升高，由于大量红细胞破坏所致。
③电解质和 pH 值：可伴有低钠血症、高钾血症及代谢性酸中毒。
④BUN、Scr：呈进行性增高。

（4）肾组织活检

肾呈现血栓性微血管病，急性期不宜做此项检查。

（5）B 超检查

双肾弥漫性病变或双肾缩小。

【治疗原则】

（1）一般治疗

包括抗感染、补充营养等，有助于疾病的恢复。

（2）针对急性肾衰竭的治疗

提倡尽早进行透析治疗。

（3）针对血栓性微血管病的治疗

①去纤维肽：用量 10mg/（kg·d），静脉滴注，连续 1~2 周后，口服 1~6 个月。

②抗凝剂及血小板解聚药：可给予肝素 2mg/kg 及双嘧达莫 1mg/kg，静脉注射。

③PGI_2：早期治疗（即尚未出现少尿时）有效。初始剂量以 2.5μg/（kg·min）静脉滴注，增至 5μg/（kg·min）。

（4）对症治疗

①输血浆：对快速出现的重度贫血，如血红蛋白水平低于 60g/L 的病人，以输注去除白细胞的红细胞悬液为宜，血小板减少一般不输血小板治疗，只有在存在明显出血灶或需要进行有创诊治时，才考虑输血小板治疗。

②血浆置换：对于非典型 HUS，尤其是重症 HUS 伴有神经系统损伤、心功能不全时，常需进行血浆置换治疗。血浆置换应该在出现上述症状 24 小时内进行，推荐每日血浆置换治疗，标准置换剂量是 40ml/（kg·d），直至血小板数量达到 150×10^9/L 以上 2~3 天后才可停止。

【护理评估】

（1）健康史

①既往史：既往有无病毒感染、有无出血性疾病、糖尿病、高血压、肾病病史，有无药物及食物过敏史，有无过度劳累、感染等诱发因素，有无手术、外伤及输血史。

②家族史：家族及近亲中有无类似的血液病及肾病病史。

③生活习惯：了解病人有无与放射性物质、化学毒物和药物密切接触史；居住地有无上述物质污染，环境卫生、个人卫生习惯等；有无烟酒嗜好；平时的饮食习惯，如喜欢的食物，进食量和钠盐的摄入量。

（2）身体状况

①前驱症状：胃肠道症状（如恶心、腹泻、腹痛、食欲不振伴中度发热）。

②急性期的表现：溶血性贫血、血小板减少、急性肾衰竭。

（3）心理-社会状况

了解病人及家属对本病的认识，对此次住院治疗及疾病预后的态度，是否担心会影响今后的工作、学习、家庭生活。评估病人的心理适应能力，有无焦虑、无助、社交隔离，甚至绝望的心理状况，了解家属、亲朋好友、工作单位对病人在精神、物质方面的支持程度。

【护理诊断】

(1) 皮肤完整性受损

与血小板减少、皮肤黏膜出血有关。

(2) 有出血的危险

与血小板减少有关。

(3) 营养失调

低于机体需要量，与长期食欲减退及胃肠道吸收不良有关。

(4) 活动无耐力

与贫血所致的组织缺氧有关。

(5) 体液过多

与肾衰竭、少尿有关。

(6) 焦虑

与此病的预后有关。

【护理措施】

(1) 一般护理措施

1）休息：急性期、出血期应绝对卧床休息，限制活动。轻度出血时嘱病人多休息，适当活动。每日活动1~2小时，以散步为主。

2）饮食：根据病人年龄、体重、病情制定合适的饮食计划，给予高热量、高维生素、易消化、低盐、优质低蛋白饮食。注意饮食的色、香、味齐全。告知病人及家属合理饮食的重要性。

3）对症护理

①出血护理：评估出血的部位、程度，密切观察并记录病人血小板变化及有无出血的症状和体征，如皮肤有无淤点、淤斑、牙龈有无渗血、尿便颜色及有无头痛、视物模糊等。病人血小板低于$20 \times 10^9/L$时，嘱病人绝对卧床休息，防止自发性出血。尽量减少穿刺，必要时应尽量选用小号针头，注射后延长按压穿刺部位时间（5~10分钟），并密切观察陈旧穿刺部位的情况。指导病人避免各种可引起出血的活动，牙龈出

血时可用冷水、冷盐水漱口，也可局部涂云南白药、三七粉等。使用软毛牙刷刷牙，不要用牙签剔牙，鼻腔少量出血时用消毒棉球或 1:1000 肾上腺素棉球填塞，严重出血时可用油纱条填塞鼻腔。保持排便通畅，不穿紧身衣裤。必要时遵医嘱予以新鲜血或血小板输入，并密切观察有无输血反应，如恶心、呕吐、寒战、高热、荨麻疹等，应立即通知医师，给予相应的处理。

②皮肤的护理：评估病人皮肤黏膜出血的部位和范围。每周监测血小板、凝血时间情况。给予病人剪短指甲，以免抓伤皮肤。注意皮肤清洁，每周给予温水擦浴，忌用热水和酒精擦洗。保持床单平整、无渣屑。被褥要松软，避免擦破皮肤。

（2）心理护理

1）本病好发于小儿。由于患儿认知能力有限，用患儿易于理解的语言和方式或向家属交待此病的病因及治疗原则，得到家属及患儿的配合。

2）护理人员多接触患儿，让患儿表达自己的情绪，向患儿及家属介绍医院的环境、主管医生、主管护士及同室的病友，消除患儿的陌生感。

3）提供适宜的游戏、绘画、讲故事等活动的机会和场所。鼓励患儿与同伴、同学联络交流，树立战胜疾病的信心。

（3）治疗配合

1）一般治疗：包括抗感染、补充营养等，有助于疾病的恢复。慎用肾毒性的药物。

2）针对急性肾衰竭的治疗：提倡尽早进行透析治疗。透析疗法首选腹膜透析，能避免全身肝素化使出血加重，特别适宜于儿童、婴幼儿。

3）针对血栓性微血管病的治疗

①输血浆：输新鲜冰冻血浆可补充血浆中缺乏的抑制血小板聚集因子，使病情缓解。

②血浆置换：上述治疗无效者可考虑做血浆置换疗法，借以去除血浆中合成前列腺环素的抑制物。

③抗凝剂及血小板解聚药：此类药物可使血浆中纤维蛋白降解产物量降至正常，血小板计数恢复正常，肾病变减轻。

（4）用药护理

1）应用抗凝剂应定期监测体温、呼吸、血压、心率、面色、凝血时间、血小板情况。应观察病人有无出血症状，如皮肤、牙龈、鼻腔、粪便颜色等。

2）血浆置换前，病室应进行紫外线消毒，医护人员严格执行无菌操作。严格执行二人核对及"三查十对"制度。置换过程中应密切观察病人的生命体征变化，有无寒战、过敏等反应。记录置换的量和时间，必要时可使用抗组胺药物。使用清蛋白置换液时可发生低钙、低钾血症。低钙由枸橼酸抗凝引起，这是因为枸橼酸与血中 Ca^{2+} 螯合，使血中 Ca^{2+} 浓度降低所致，遵医嘱适当补充钙剂。

【健康教育】

（1）活动及休息的指导：保证充足的休息和睡眠。尽量减少剧烈的活动，如跑步、爬山等，应以散步为主。

（2）向病人及家属讲明要按时按剂量服药，定期门诊复查，定期监测血常规、肾功能、凝血时间。观察皮肤、鼻腔、粪便颜色，观察有无出血，及时发现，及时处理。

（3）保持出入量平衡（24 小时总入量≤前日尿量+500ml）。

（4）天气变化时，适时增减衣服，预防感冒，少去公共场所。女性病人每日清洗会阴，勤换内衣裤，注意口腔卫生。

第八章 代谢性疾病肾损害的护理

第一节 糖尿病肾病

糖尿病肾病（diabetic kidney disease，DKD）是指糖尿病代谢异常引起的肾小球硬化症，是全身微血管病的组成部分。当今随着糖尿病患病率的日益增高，DKD 的患病率也在显著上升，在欧美发达国家它已成为导致终末期肾病（end stage renal disease，ESRD）的首位原因，在我国它仅次于慢性肾小球肾炎，是导致 ESRD 的第二位疾病。因此对 DKD 防治应予高度重视。

【临床表现】

（1）临床症状

①蛋白尿：是最主要的症状，出现在早期肾病期。微量清蛋白：尿白蛋白分泌率在 30～300mg/24h。临床糖尿病肾病期：蛋白尿 >300mg/24h。

②高血压：发生率高，晚期多为持续性高血压。合并高血压的病人可在更短时间内发生肾衰竭。

③肾病综合征：约有10%的 DKD 病人表现为肾病综合征，蛋白尿 > 300mg/24h，血清蛋白降低，可伴水肿。

（2）临床分期

① Ⅰ 期：以肾小球滤过率增高和肾体积增大为特征。这种初期病变与高血糖水平一致，但具有可逆性，经过胰岛素治疗可以恢复，但不一定能完全恢复正常。

② Ⅱ 期：正常清蛋白尿期，尿中清蛋白排泄达 20～200μg/min，大多数病人仍出现明显的肾小球滤过率增高。此期肾病理可见早期肾小球基膜增厚和系膜基质增加。

③ Ⅲ 期：又称微清蛋白尿期，或早期糖尿病肾病期，呈持续性微量清蛋白尿。此期肾肥大更为明显，GFR 升高，出现肾小球结节型和弥漫型病变及小动脉壁的玻璃样变，开始出现肾小球荒废。

④肾功能不全：在糖尿病病人持续蛋白尿出现后，5～20 年进入肾功能不全期。此期的 1 型病人多死于尿毒症；2 型病人多死于心肌梗死，仅 1/4 死于尿毒症。

⑤其他症状：糖尿病肾病的病人可同时伴有糖尿病性视网膜病变、大血管病变、神经性病变和贫血。

④Ⅳ期：显性糖尿病肾病或临床糖尿病肾病期：3～4 年内可发展为大量蛋白尿，GFR 下降，血压升高。外周水肿可能是首发症状。肾小球基膜明显增厚，系膜基质增宽，肾小球闭塞及残余肾小球代偿性肥大。

⑤Ⅴ期：终末期肾衰竭期：GFR 严重下降 < 10ml/min，血肌酐、尿素氮升高。严重高血压、低蛋白血症和水肿。出现尿毒症的全身性症状。

【辅助检查】

（1）尿微量白蛋白检测

微量清蛋白尿（MA）被认为是临床早期诊断糖尿病肾病的主要线索。临床常用测 UAER 方法有三种：①收集 24 小时尿，测定清蛋白总量；②测定过夜或早上 4 小时尿清蛋白，计算 UAER；③随机任意时间尿，测定尿清蛋白和肌酐比值。

（2）肾小球滤过率

不但能诊断 DKD，还能了解 DKD 的严重程度。

（3）血肌酐和尿素氮

可升高，在 DKD 早期，此项指标不敏感。

（4）影像学检查和肾穿刺

用超声波或静脉肾盂造影检查可了解病人肾的大小，肾穿刺活检则能更确切地了解病人肾的病理改变及其严重程度。

（5）其他检查

视网膜病变、心血管功能以及神经功能的检查对诊断有一定的参考价值。

【治疗原则】

（1）饮食治疗

饮食治疗为最基本的措施，有利于血糖和血脂的控制。从进入临床 DKD 期开始，蛋白质入量即应减少为 0.8g/（kg·d）；从 GFR 下降开始，即应实施低蛋白饮食，即蛋白质入量 0.6g/（kg·d），应以优质蛋白为主，

并可适当补充 α 酮酸制剂，剂量 0.12g/（kg·d）。在限制蛋白饮食的同时应注意低蛋白饮食引起的营养不良。防止营养不良的关键在于在血糖控制的前提下适当地增加糖类（碳水化合物）的摄入，保证给予足够的热量，减少蛋白分解代谢。热卡摄入量需维持于 30～35kcal/（kg·d），但是肥胖的 2 型糖尿病病人热量需酌情减少，直至达到标准体重。

（2）降低血糖治疗

①血糖控制标准：空腹血糖 <6.1mmol/L、餐后 2 小时血糖 <8.0mmol/L、糖化血红蛋白<7%。

②肾功能受损的病人及老年人，过于严格地控制血糖将增加低血糖发生的危险，应该认真避免。

③胰岛素：糖尿病肾病中晚期病人建议停用所用口服降糖药，使用胰岛素。肾功能不全时，胰岛素降解减少，体内胰岛素常蓄积，而需要减少胰岛素用量，肾功能不全病人应用胰岛素需要仔细观察血糖反应，实时调整用量。

④刺激胰岛 β 细胞药物：包括磺脲类药，格列奈类药及二肽基肽酶Ⅳ（DPP4）抑制剂。

⑤胰岛素增敏剂：包括双胍类药及噻唑烷二酮类药。

⑥α 糖苷酶抑制剂：如阿卡波糖。

（3）降低高血压治疗

①应将 DKD 病人血压控制达 130/80mmHg，能耐受者可以降得更低，但是老年病人的降压目标值需酌情放宽，降达（140～150）/（80～90）mmHg 即可。

②1 型 DM 伴微量清蛋白尿或临床显性蛋白尿者，无论是否伴高血压，均应首选卡托普利（ACEI）。

③2 型 DM 伴微量清蛋白尿或临床显性蛋白尿者，应首选血管紧张素 Ⅱ 受体拮抗剂（ARB）。

④ACEI 与 ARB 联用，可增强其单用时减少蛋白尿的疗效。

⑤若病人不能耐受 ACEI 或 ARB，则可选用非双氢吡啶类钙通道拮抗剂（DCCBs）。

（4）调血脂治疗

当糖尿病肾病病人出现三酰甘油＞2.26mmol/L，低密度脂蛋白＞3.38mmol/L就应进行降血脂治疗，而血脂控制目标为：总胆固醇<4.5mmol/L，低密度脂蛋白<2.5mmol/L，高密度脂蛋白>1.1mmol/L，三酰甘油<1.5mol/L。以血清胆固醇增高为主则宜用羟甲基戊二酰辅酶 A（HMG-CoA）还原酶抑制剂（即他汀类），而以三酰甘油升高为主则宜选择纤维酸衍生物类降脂药。

【护理评估】

（1）健康史

①既往史：了解病人起病前有无 DKD 或其他系统疾病史，有无长期服用某些药物、接触某些毒物等既往史，有无药物及食物过敏史，有无过度劳累、感染等诱发因素，手术、外伤及输血史。有无高血压、心脏病等病史。

②家族史：家族及近亲中有无肥胖、高血压、高血脂、糖尿病等病史。

（2）身体状况

①一般情况：早期情况良好，当病情逐渐进展，蛋白尿加重时可出现精神萎靡，乏力。

②皮肤、黏膜：可呈不同程度的贫血貌。注意观察皮肤色泽、有无水肿、色素沉着、瘙痒、出血点、发绀。

③头颈部：评估病人有无颜面水肿、眼睑水肿，视力、听力情况，呼出气味。

④生活习惯：了解病人有无体力活动减少、烟酒嗜好及平时的饮食习惯，如饮食过量，喜欢高脂、甜食或糖类等食物，进食其他过甜或过咸的食物。

⑤腹部：评估病人有无腹水、血管性杂音的部位、性质和传导性。

⑥其他：评估病人有无尿酸结节、关节畸形、肿胀、压痛、积液，有无指甲畸形，骨骼压痛等。注意有无下肢溃疡等糖尿病足的表现。

（3）心理-社会状况

糖尿病系终身性疾病，病人病程长，治疗效果差，易复发，多数病人反复住院，家庭经济较为困难，易产生悲观失望、焦虑易怒、寂寞孤独或固执怪癖等心理特征。

【护理诊断】

（1）营养失调：低于机体需要量

与糖代谢紊乱、蛋白丢失、低蛋白血症有关。

（2）皮肤完整性受损

与水肿、低蛋白血症、末梢神经改变有关。

（3）活动无耐力

与贫血、水肿、血压高等因素有关。

（4）有感染的危险

与皮肤水肿、蛋白丢失致机体营养不良、透析等因素有关。

（5）焦虑

与血糖控制差、并发症增多有关。

（6）知识缺乏

与病人不了解疾病的过程、治疗及自我保健知识有关。

（7）潜在并发症

低血糖反应、酮症酸中毒、糖尿病足、视网膜病变。

【护理措施】

（1）一般护理

①提供一个安静没有感染的休养环境。

②向病人及其家属讲解糖尿病的危害，通过控制血糖可以减轻糖尿病肾病的病理改变，治疗及其预后。

③轻症病人注意劳逸结合，无高血压水肿的病人可适当参加体育锻炼以增强体质，预防感染，减少并发症的发生；对水肿明显，血压较高病人或肾功能不全的病人，强调卧床休息，按病情给予相应的护理级别。

④监测体重，每日2次，每次在固定时间穿着相同衣服测量。记录24小时出入量，限制水的摄入，水的摄入量应控制在前一日尿量加500ml为宜。

⑤观察尿量、颜色、性状变化，有明显异常及时报告医师，每周至少化验尿常规和尿比重1次。

⑥注意观察病人的血压、水肿、尿检结果及肾功能变化，如有异常及时报告主管医师，给予相应的处理。

⑦注意观察病人神志、呼吸、血压、心率的变化；注意高血压脑病、心功能不全的先兆症状。

⑧指导使用胰岛素的病人，根据血糖、尿糖计算胰岛素的使用剂量。

（2）用药护理

指导病人及家属掌握所服用降糖、降压药物的作用及不良反应以及注意事项等，注意监测血糖、血压动态变化以及有无身体不适等状况。理想血糖控制目标为空腹 $3.6\sim6.1mmol/L$；餐后2小时$<7.8mmol/L$。血

压应控制在 130/80mmHg 以下，对尿蛋白>1.0g/d 者，血压严格控制在 125/75mmHg 以下。出院后按要求定期到门诊复诊。

（3）心理护理

①长期治疗会给病人带来精神压力和经济负担，使病人产生焦虑、失望的情绪，护士应以热情诚恳的态度关心体贴病人，安慰病人，鼓励病人讲出心中的感受，以消除紧张情绪，保持思想乐观，情绪稳定。主动向病人介绍环境及同病室的病友，消除病人的陌生和紧张。

②耐心向病人讲解病情，使病人认识到糖尿病目前不能根本治愈，但在长期的治疗中，病人自身起着重要的作用，只有积极主动配合治疗，严格按糖尿病饮食进行治疗，注意肾功能的变化，大多数糖尿病肾病可以通过治疗得到控制，从而改善预后和生活质量，增强其接受治疗的信心。

③增加病人的探视次数，必要时留家人陪伴，通过良好的思想沟通，减轻病人的思想压力，有利于病愈。

（4）皮肤护理

由于体内蛋白质的丢失，加之小血管病变引起组织营养不良，出现水肿和伤口延迟愈合，应注意卧床休息，抬高下肢，按摩受压部位皮肤，促进血液循环。如有伤口破溃，应高度重视，及时治疗，以免引起严重感染。大多数病人可有皮肤感觉异常，洗浴时水温要<40℃，使用热水袋水温<50℃，以防烫伤。

【健康教育】

糖尿病肾病病人抵抗力低，长期疾病导致合并心、肺、眼、皮肤等多种并发症，严重影响病人生活质量。对糖尿病肾病病人进行有效的健康教育是做好三级预防措施的基础和保证。

（1）指导病人及家属掌握糖尿病肾病的相关知识及理论，建立门诊随访、电话随访等沟通方式，及时关心和帮助病人。

（2）指导病人严格饮食治疗，并长期坚持。对于尿毒症非透析治疗的 DKD 病人，饮食热量要根据理想体重和病人的活动情况来调整。脂肪的供给应占总热量的 26%，以植物油为主；糖的供给量占总热量的 62%～

66%；蛋白质的供给量应根据病人肾功能的水平、营养状况、摄食和消化能力等方面的情况而定，一般应占总热量的 12%～15%，以优质蛋白为主，动物蛋白质应占饮食蛋白的 50%或更高些，以保证必需氨基酸的摄入。对肌酐清除率<30ml/min 的病人，蛋白质摄入量在 0.6g/（kg·d）效果较好。当病人出现钠、水潴留时，可适当限制盐和水的摄入，盐1～2g/d，饮水量根据尿量调整，保证病人体重、血压和电解质的稳定。

（3）指导病人做好自我观察和护理，根据病情检查空腹及餐后 2 小时血糖、糖化血红蛋白、血脂、血生化、尿常规等，积极做好各级预防，尽量阻止、延缓 ESRD。

（4）积极预防并发症，加强病情观察，密切观察感染发生的初始征象，如有无体温升高、咳嗽、咳痰、尿路刺激征、皮肤瘙痒等，发现异常及时处理，并按要求正确留取血尿标本送检。

第二节　高尿酸血症肾病

尿酸是嘌呤代谢的终末产物。由于嘌呤代谢紊乱使血尿酸生成过多或由于肾排泄尿酸减少，均可使血尿酸升高。尿酸盐在血中浓度呈过饱和状态时即可沉积于肾而引起肾病变，称为高尿酸血症肾病。显微镜下可见肾小管腔内尿酸结晶的沉积，形成晶体或呈雪泥样沉积物，可阻塞肾小管，近端肾小管扩张，而肾小球结构是正常的。这种肾病通常是可逆的。这些沉积物导致梗阻及急性肾衰竭。间质纤维化及痛风石通常不会出现。如果得到恰当的治疗，肾功能可恢复正常。

【临床表现】

（1）急性尿酸肾病

当严重高尿酸血症急性发生时，往往可导致急性肾衰竭，这种情况通常叫做"急性尿酸肾病"。表现为少尿性急性肾衰竭。尿中呈现大量尿酸（盐）结晶。

（2）慢性尿酸肾病

起病隐匿。早期仅表现为轻度腰痛及轻微蛋白尿，以小分子蛋白尿为主。40%病例伴轻度水肿，60%病例血压中度升高。结石阻塞肾小管及以下尿路可引起肾绞痛或血尿。结石阻塞尿路可引起继发感染，呈肾盂肾炎表现，有尿频、尿急、尿痛、发热及腰痛症状，尿中白细胞增多。晚期出现慢性肾功能不全。

（3）尿酸结石

较小的结石可随尿排出，常不被察觉；较大的结石可阻塞输尿管引起肾绞痛、血尿（均一红细胞血尿），并能继发急性肾盂肾炎。

【辅助检查】

（1）血尿酸测定

一般男性高于 $420\mu mol/L$，女性高于 $350\mu mol/L$，可确定高尿酸血症。

（2）尿尿酸测定

限制嘌呤饮食 5 天后，每日尿酸排出量仍超过 600mg，则认为尿酸生成增多。

（3）尿常规检查

可有不同程度的血尿、蛋白尿、白细胞尿、偶见管型尿，尿 pH<6.0。

（4）肾功能受损

病程后期可有不同程度的血肌酐和尿素氮升高。

（5）肾穿刺病理

①光镜：本病无需免疫荧光和电镜检查，仅凭光镜检查即可确诊。尿酸盐结晶呈水溶性，在普通切片内被溶解，仅见呈放射形的无色的针状结晶，冰冻切片或纯酒精固定的肾组织中，呈蓝色针状结晶。

②免疫荧光：阴性。

③电镜：肾小管上皮细胞内和肾间质出现针状结晶。

【治疗原则】

（1）饮食治疗

①避免摄入高嘌呤食物：一般认为动物内脏、肉汤（长时间炖肉使大部分嘌呤进入汤中）的嘌呤含量最高，其次包括大部分鱼类、贝类、肉食及禽类。蔬菜中以芦笋、菜花、四季豆、菜豆、菠菜、蘑菇等含量

较多，花生中含量也较多。而奶、蛋、米及面制品和其他大部分蔬菜嘌呤含量较低。蔬菜水果多属碱性食物，可以增加体内碱储量，使体液 pH 值升高。尿液 pH 值升高，可防止尿酸结晶形成和促使其溶解，增加尿酸的排出量，防止形成结石或使已形成的结石溶解。不少蔬菜水果中含有钾元素，钾可以促进肾排出尿酸，减少尿盐沉积。

②戒酒：酒精可使血乳酸量增高，对肾小管排泄尿酸有竞争性抑制作用；另外，啤酒因嘌呤含量高更不宜饮用。

③多饮水：每日饮水 2000～4000ml，并且睡前也饮水，维持每日尿量达2000～3000ml 以上，以利于尿酸排出，睡前或夜间排尿时饮水，增加夜尿量，有助于肾小结石的排出和控制感染。

（2）碱化尿液

使尿液 pH 维持在 6.2～6.8 为适宜，常用药物为碳酸氢钠或枸橼酸合剂，过分碱化尿液则有形成磷酸盐及碳酸盐结石的危险。

（3）降低血尿酸

①抑制尿酸合成：为治疗高尿酸血症的首选药物，该类药物包括别嘌醇和非布司他（又称非布索坦），通过抑制黄嘌呤氧化酶减少尿酸的生成。

②促进尿酸排泄：这类药物可以增加尿酸从尿中排泄，从而减低血尿酸水平。在使用过程中一定要保持足够的尿量和使尿液碱化，防止尿酸结晶和结石形成。此类药包括苯溴马隆、丙磺舒、磺吡酮、碘苯呋酮及氯沙坦。

③氧化尿酸：人类没有尿酸（盐）氧化酶，故不能氧化尿酸生成水溶性的尿囊素。给予基因重组的尿酸氧化酶如拉布立酶，即可将尿酸氧化成尿囊素，随尿排出体外，从而降低血尿酸浓度。但有人对该药有严重的过敏反应，葡萄糖 6-磷酸酶缺乏病人甚至出现溶血反应。

（4）透析治疗

急性高尿酸肾病急性肾衰竭时，可应用透析治疗维持生命，以赢得治疗时间。慢性高尿酸肾病进展至终末期肾衰竭时，亦需进行维持性透析治疗。

【护理评估】

（1）健康史

①既往史：了解病人起病前有无高嘌呤饮食及代谢性肾病有关病史。有无长期服用某些药物、接触某些毒物等既往史，有无药物及食物过敏史，有无过度劳累、感染等诱发因素，有无手术、外伤等病史。

②家族史：询问病人家族及近亲中有无类似的疾病及其他肾病病史。

③生活习惯：了解病人有无烟酒嗜好、平时的饮食习惯，如喜欢高嘌呤食物，进食量和钠盐的摄入量。有无因环境易发的生活史。

（2）身体状况	**（3）心理-社会状况**
一般轻、中度的高尿酸血症无明显的临床表现。慢性高尿酸血症病人出现临床症状者以痛风为最多见。	了解病人的情绪和精神状态，有无紧张、焦虑、抑郁、绝望等负性情绪及其程度。

【护理诊断】

（1）疼痛	**（2）机体活动受限**
与关节炎发作和尿路梗阻有关。	与关节僵硬、肿胀有关。
（3）焦虑	**（4）知识缺乏**
与疾病反复发作有关。	与病人不了解疾病的表现、过程、治疗及用药有关。

【护理措施】

（1）观察病情	**（2）休息与活动**
监测生命体征及疼痛发生的部位和时间。尿酸结石阻塞尿路时，可引起尿路感染，表现为尿急、尿频、尿痛、发热、腰痛等，应做好病情观察。还应观察有无血尿、有无水肿发生等。	有血尿、蛋白尿、关节疼痛者应卧床休息，置受累关节以舒适位置，护理操作时动作应轻柔，尽量保护受累部位。待症状减轻可循序渐进地运动，以有氧运动为宜，如跳舞、做操、散步等。避免剧烈活动使有氧运动转为无氧运动而产生大量的次黄嘌呤，使尿酸增高，加重病情。

（3）防治关节炎

急性期应迅速控制急性发作，避免过早停药及过劳、暴食、酗酒等。忌用影响尿酸排泄、分泌及增加尿酸合成的药物，如噻嗪类、汞剂、氨苯蝶啶、乙胺丁醇及小剂量阿司匹林等。遵医嘱使用控制关节炎急性发作的药物，如有胃肠反应如恶心、腹部不适、稀便、粒细胞减少时立即停药。可服用别嘌醇或促进尿酸排泄的药物。

（4）饮食护理

尿酸是嘌呤代谢的终末产物，由于嘌呤代谢紊乱使血尿酸生成过多或肾排泄减少。鼓励病人多饮水，每日 2500～3000ml，以稀释尿液，防止结石的形成，准确记录饮水量和尿量。告知病人控制嘌呤食物的摄入，控制蛋白质入量，不超过 1.0g/（kg·d）。一般认为，动物内脏、肉汤、啤酒等嘌呤含量最高，其次包括大部分鱼类、贝类、肉食及禽类。蔬菜中以芦笋、花菜、四季豆、菠菜、蘑菇等含量较高，花生中含量也较高，而奶、蛋、米及面制品和其他大部分蔬菜嘌呤含量较低。蔬菜、水果多属碱性食物，可以增加体内碱储量，使体液 pH 升高。尿液 pH 升高，可防止尿酸结晶形成和促使其溶解，增加尿酸的排出量，防止形成结石或使已形成的结石溶解。不少蔬菜、水果中含有少量的钾元素，钾可以促进肾排泄尿酸，减少尿盐沉积。血尿酸与体质指数呈正相关，因此要节制每日进食总热量，低脂肪，低糖饮食可减轻体重，严禁暴饮暴食。

【健康教育】

（1）告知病人避免诱发因素

精神紧张、疲劳、宴请、酗酒、感染、外伤等。

（2）指导病人掌握本病的相关知识

加强饮食管理，多饮水，控制肥胖等十分重要。

（3）定期复查

出院 6 个月内每月复诊 1 次，以后视病情递减。复检项目：血尿常规、血生化、血尿酸、肝肾功能等。

第三节　痛风性肾病

痛风是一种代谢疾病，是嘌呤代谢紊乱导致血中尿酸浓度过高。长期的血尿酸增高，会在关节及其周围组织沉积，引起痛风性关节炎。痛风性肾病是由尿酸沉积在肾，对肾组织造成炎性反应和破坏所致。占痛风病人的20%～40%。临床表现有两种类型：①以肾小球病变为主，在急性痛风发作后15～25年多见。早期出现间歇性微量蛋白尿，夜尿增多是肾功能损害的早期表现。1/3病人伴有高血压，最后导致氮质血症、肾衰竭。②间质性肾病变，可有反复泌尿系统感染、白细胞尿，病情进展缓慢，10～20年达慢性肾衰竭，可能与尿酸盐阻塞肾小管有关。

【临床表现】

（1）急性尿酸肾病

常见的临床症状有恶心、呕吐、嗜睡、抽搐等。病人最初表现为少尿，继之出现水肿和心力衰竭等。典型病人可表现为溶瘤综合征：高钾血症、高尿酸血症、氮质血症、高磷血症、乳酸酸中毒和低钙血症。有肿瘤治疗史，同时发生溶瘤综合征的急性肾损伤均表现为急性尿酸肾病，血尿酸水平可高达900～3000μmol/L。尿液中可见单尿酸钠的结晶，尿中尿酸的含量可达9000～12000μmol/L。

（2）慢性尿酸肾病

通常表现为慢性肾衰竭，合并痛风和尿酸结石，高血压常见。体检可发现痛风石和痛风的关节损害。

（3）尿酸性肾结石

病人通常可能有痛风性关节炎，血中和尿中尿酸水平均升高。尿酸盐结晶可形成结石阻塞肾以下尿路，原发性痛风病人20%～25%并发尿酸性尿路结石，部分病人肾结石的症状早于关节炎的发作。细小泥沙样结石可随尿液排出而无症状，较大者常引起肾绞痛、血尿及尿路感染症状。纯尿酸结石能被X线透过而不显影。痛风病人如出现腰痛或血尿时应高度警惕尿酸结石。

（4）肾外表现

关节病变是痛风性肾病的主要肾外表现，多侵犯第一跖趾关节，其后是足跟部、踝部、手指、肘及膝关节受累。急性关节炎所患关节局部红、肿、热、痛，运动受限，常伴有高热、血沉增快，末梢血白细胞增高。可反复发作，多在酗酒、暴食、过劳或受冷后出现。慢性关节炎可发展为关节肿胀、变形、畸形、僵直、活动受限。此种结节称为痛风结节肿。如痛风结晶沉积于皮下组织，呈白色硬性结节，称为痛风石。60%以上病例关节病变在肾病变之前出现。

【辅助检查】

(1) 血常规	(2) 尿液检查
白细胞正常或轻度增高，中性粒细胞比例增多。红细胞和血小板数量正常。	通常会出现尿 pH 值低，一般为 5~6，可有血尿、少量蛋白尿、尿中可有白细胞，长期慢性病人尿比重降低，急性高尿酸血症尿中可见粉红色鱼子样结晶体。
(3) 尿尿酸排出量	(4) 血沉增快
增多>4.17μmol/L 或>700mg/d。	
(5) 生化检查	(6) 类风湿因子（阴性，可排除类风湿关节炎）
重点观察血清尿酸水平，正常值，男性：149~416μmol/L；女性 89~387μmol/L。	
(7) 肾功能检查	(8) 血脂检查
高尿酸血症长期不规范治疗可引起肾功能损害，严重病例可有血尿素氮、血肌酐增高和肌酐清除率降低。	病人常同时合并血清三酰甘油或胆固醇增高，低密度脂蛋白增高。
(9) 辅助检查	
B 型超声检查可了解有无泌尿系统结石、结石的大小、形态、部位和有无感染，肾盂积水等；必要时行静脉肾盂造影，单纯尿酸结石在 X 线下不显影，可发现 X 线阴性的多发性结石。	
(10) 病变关节照片	
X 线显示软组织和骨质破坏，骨皮质下囊性变而不伴骨浸润。骨与	

关节 X 线表现晚于临床症状，骨质破坏大约在痛风病变 10 年以后才出现，当 X 线检查发现有骨质破坏也可证明病情已经较重，也往往表示病变已为不可逆性。

（11）肾穿刺活检

痛风性肾病一般不需肾活检诊断。仅于急性高尿酸血症合并急性肾衰竭病因不明确或考虑是伴随有其他肾疾病时，可考虑肾活检确定诊断。本病肾病理表现为肾间质-小管病变，于肾间质及肾小管内找到双折光的针状尿酸盐结晶则可诊断。

（12）基因异常及遗传病的检测

在排除饮食、用药、脱水及其他相关疾病后，仍不明确高尿酸血症病因时，应进行基因背景检测。

【治疗原则】

（1）急性尿酸肾病

降低肿瘤负荷可明显减少急性尿酸肾病的发生，同时使用别嘌醇等药物预防或降低血尿酸水平；机体充分水化，心肾功能正常的病人每日需要补液 4000~5000ml，如尿量增加不明显，应使用利尿剂促进尿液排出，如果尿量仍不能明显增加，则需要适当减少入量，避免心力衰竭的发生；碱化尿液，以防止尿酸结晶形成；另外必要时还可进行血液透析治疗。

（2）慢性尿酸肾病

如果病人痛风反复发作，应使用抑制尿酸合成的药物，如别嘌醇。对于无症状的高尿酸血症，是否需要治疗，血尿酸应控制在什么范围，尚无统一的意见。

（3）尿酸结石

减少尿酸生成，同时提高尿中尿酸的溶解度，预防新结石形成，促进已形成结石排出。防治尿酸结石的重要措施为碱化尿液，碱化尿液可使尿酸结石溶解。将尿 pH 维持在 6.5~6.8 范围最为适宜。如尿液过分碱化，尿 pH 超过 7.0 时，钙盐易沉淀，则有磷酸钙及碳酸钙结石形成的危险。

【护理评估】

（1）健康史

①询问病人在发现肾病前数年是否常有夜间"风湿病"急性关节肿痛反复发作及服消炎镇痛药史。

②关节症状在精神紧张、疲劳、特别在进食海鲜及高蛋白饮食、酗酒和感染等是否诱发，是否有肿瘤放疗、化疗史者。

③询问病人是否有痛风家族史。

（2）身体状况

①痛风关节炎急性发作期间可出现体温升高，病变长期反复的慢性病过程可出现高血压。

②评估病人四肢肢端关节炎性反应改变，急性炎性反应局部显著的红、肿、热、痛和关节增生畸形，僵直以致活动受限。

③评估病人胫骨前、耳郭等处是否能触及痛风结节，质地是否坚硬。

④评估老年病人长期高血压是否出现心脏扩大，听诊是否可闻收缩期和舒张期杂音。

⑤合并肾结石或肾积水病人，评估肋脊角是否有压痛和叩击痛。

（3）心理-社会状况

了解病人的情绪和精神状态，有无紧张、焦虑、抑郁、绝望等负性情绪及其程度。

【护理诊断】

（1）舒适的改变

与痛风发作、关节疼痛有关。

（2）焦虑

与疾病反复发作有关。

【护理措施】

（1）一般护理

1）休息与活动：痛风发作急性期应绝对卧床休息，抬高受累关节处肢体，减少患处受压及活动，以减轻疼痛。

2）饮食护理：高尿酸血症病人的饮食护理至关重要，饮食原则主张给予低嘌呤低热量平衡膳食。

①进食低嘌呤饮食，避免进食动物内脏、螃蟹、香菇等高嘌呤食物。同时禁食辛辣刺激食物。

②多饮水，保证每天尿量2000~3000ml。

③进食适量蛋白质，指导病人适当进食碱性食物如牛奶、鸡蛋、蔬菜等。同时限制脂肪摄入，由于高尿酸血症通常合并高血压、糖尿病和肥胖等代谢综合征表现，因此蛋白质和热量摄入不宜过高。

④食物的主要来源由碳水化合物提供，避免饥饿疗法。

⑤戒烟，禁啤酒和白酒，红酒每日适量有助于降低血尿酸。

3）疼痛的护理：由于尿酸盐结晶沉积于关节腔，常引起受累关节红肿、针刺样疼痛。除了严格控制饮食外，镇痛可采用外敷药和内服药相结合的治疗方法。选择性的消炎镇痛药（NSAIDs）为首选，可外敷和内服。可对受累关节予以冰六合丹或33%硫酸镁溶液联合双氯芬酸（扶他林）外敷，还可配合远红外线局部照射；对腕部、肘部关节受累可用夹板固定减少活动，以减轻疼痛。同时要注意患处皮肤的护理，避免感染发生。

4）用药护理：指导病人遵医嘱按疗程服用药物，注意观察药物疗效，及时处理不良反应。

①秋水仙碱不良反应较大，常见不良反应有恶心、呕吐、腹泻等消化道症状和肝细胞损害、骨髓抑制、呼吸抑制等，如出现不良反应应及时停药。若静脉输入药物，应避免外漏，以免造成皮下组织坏死。

②使用丙磺舒、磺吡酮、苯溴马隆者可出现胃肠道刺激症状、皮疹、发热、急性痛风发作等不良反应，使用时要嘱咐病人多饮水，并服用碱性药物碱化尿液。

③使用别嘌醇者除有胃肠道刺激症状、皮疹、发热反应外，还有肝损害、骨髓抑制等，肾功能异常病人，宜减量使用。

（2）心理护理

病人常常由于疼痛影响进食及睡眠，又由于痛风反复发作常导致关节畸形、运动障碍、肾功能不全、经济负担加重等情况，病人常有悲观、焦虑、抑郁等不良情绪，护士应适时给予心理支持，向病人及家属讲解疾病相关知识，讲解科学饮食的重要性以及自我保健、自我照顾的措施，鼓励病人积极乐观应对疾病，取得家属积极支持，达到积极治疗、防范复发的目的。

【健康教育】

（1）加强健康指导，强调改善生活方式是治疗 HUA 的核心。说明痛风饮食对预防复发、对肾保护的重要性和必要性，在病情允许的情况下，多饮水，以助尿酸从尿中排出。

（2）劝病人戒烟。

（3）鼓励病人坚持适度运动，指导病人掌握关节保护的技巧。

（4）指导病人消除不良情绪，保持情绪开朗、乐观，保持规律生活，肥胖者应积极减轻体重，使体质指数控制在正常范围（BMI<24）。

（5）积极治疗与血尿酸升高相关的代谢性危险因素，如高脂血症、高血压、高血糖、肥胖和吸烟。

（6）指导病人定期到门诊复诊，检查血尿酸、肾功能等指标。

第四节　肥胖相关性肾病

随着人们生活水平的不断提高，肥胖越来越成为社会的普遍现象，1974 年 Weisinger 首先报告了严重肥胖可伴有大量蛋白尿，病理检查也证实肥胖可引起肾损害，即肥胖相关性肾病（obesity related glomerulopathy，ORG）。肥胖相关性肾病病理改变主要为"肥胖相关性肾小球肥大症"（obesity-associated glomerulomegaly，OB-GM）及"肥胖相关性局灶节段性肾小球硬化"（obesity-associated focal and segmental glomerulosclerosis，OB-FSGS）两型。临床上常表现为肥胖、蛋白尿、高脂血症、高血压等，部分病例可进展为慢性肾功能不全。

【临床表现】

（1）肥胖相关性肾小球肥大症

OB-GM 临床上主要表现为微量清蛋白尿至大量蛋白尿。OB-GM 病人肾小球滤过率（GFR）常增高或正常，血肌酐正常。

（2）肥胖相关性局灶节段性肾小球硬化

OB-FSGS 常表现为中等量蛋白尿，如出现大量蛋白尿，但很少发生低蛋白血症及肾病综合征为其特点。OB-FSGS 病人 GFR 常随肾病理改变加重而下降，而后血肌酐增高，但是该病肾功能损害进展缓慢。

【辅助检查】

（1）病人肥胖，体质指数常超过 $28kg/m^2$，而且常为腹型肥胖，腰围男性超过 90cm，女性超过 85cm。

（2）本病以蛋白尿为主要表现。OB-GM 早期呈现微量清蛋白尿，而后出现蛋白尿，并逐渐进展成大量蛋白尿。OB-FSGS 常呈现中、大量蛋白尿。

（3）OB-GM 病人病理检查可见肾小球普遍肥大，而 OB-FSGS 病人在肾小球普遍肥大基础上，出现了肾小球局灶节段性硬化病变。

【治疗原则】

（1）减轻体重治疗

1）改变不良生活习惯：减少饮食热量摄入，并增加体力活动，最好能在相关专业医师指导下进行。

2）药物减肥：上述治疗无效时才考虑应用，并且需与控制饮食及增加体力活动配合。目前可用的药物如下：

①奥利司他：能抑制肠道脂肪酶，减少脂肪吸收，但是它具有胃肠不适、脂肪泻及致脂溶性维生素缺乏等不良反应，偶尔还能引起严重肝损害或过敏反应，需要注意。

②利莫那班：能选择性地拮抗大麻素 CB1 受体，降低食欲而减少体重，此药不良反应较轻，但可能引起腹泻、抑郁及焦虑。

3）外科手术：极度肥胖且上述各种减肥治疗无效的病人，才考虑行胃肠改道手术减肥。

（2）胰岛素增敏剂治疗

胰岛素抵抗在本病发病中占有重要地位，故应考虑应用胰岛素增敏剂治疗。常用二甲双胍（甲福明），它除能胰岛素增敏外，还能降低食欲帮助减肥。此药不良反应较轻，仅呈现轻度胃肠反应，但是肾功能不全病人应禁用，以免药物体内蓄积引起严重乳酸酸中毒。

(3) 血管紧张素Ⅱ拮抗剂治疗	(4) 并发症治疗
可用血管紧张素转化酶抑制剂或血管紧张素 AT_1 受体阻滞剂进行治疗，伴随或不伴高血压的病人均可应用，以期减少尿蛋白排泄及延缓肾损害进展。	本病病人常并发代谢综合征，合并时则应对每种疾病如高血压、糖代谢紊乱、脂代谢失调及高尿酸血症等都同时进行治疗，并力争治疗达标。

【护理评估】

(1) 健康史	(2) 身体状况
有肥胖症高危险因素的个体和人群。	病人肥胖，肾病起病隐袭。

(3) 心理-社会状况
肥胖症不仅损害身心健康，降低生活质量，而且与发生慢性病息息相关。了解病人的情绪和精神状态，有无紧张、焦虑、抑郁、绝望等负性情绪及其程度。

【护理诊断】

(1) 营养失调：高于机体需要量	(2) 舒适的改变
与不良饮食习惯有关。	与肥胖导致高血压等有关。

【护理措施】

(1) 心理护理
应给予精神上安慰、使病人克服自卑心理，保持心情愉快。

(2) 饮食护理

①限制膳食胆固醇的摄入。忌食胆固醇含量高的食物，如动物脑、肝、肾、蟹黄、蛋黄、松花蛋等。胆固醇摄入量每日应控制在 300mg 以下，血胆固醇中度以上升高者每日膳食胆固醇应控制在 200mg 以下。高脂蛋白血症病人血中的脂类物质含量均较高，因此，应适当控制这类食品的摄入。

②限制动物性脂肪摄入，适当增加植物油，食用豆油、花生油、菜油、麻油等，除椰子油外的大多数植物油都符合这个条件，特别是向日葵籽油、玉米油中多聚不饱和脂肪酸含量最丰富。

③膳食纤维可促进胆固醇排泄，减少胆固醇合成，能降低血胆固醇，所以食物应勿过细过精，每日膳食不能缺少蔬菜、水果、粗粮等含纤维高的食物。水果中维生素 C 丰富且无需烹调，维生素免遭破坏，并含有果胶，可增加胆固醇的排出。山楂降脂的效果很好。柑橘类含生物类黄酮，对血栓形成有预防作用。

④适当增加一些具有降血脂、降胆固醇作用的食物，如豆类食品、大蒜、洋葱、山楂、灵芝等。

⑤饮食宜清淡，特别是老年人，体内调节能力逐渐减弱，饮食清淡比肥腻更有利于控制血胆固醇升高。

⑥禁食辣椒，多吃趋脂性食物。高脂蛋白血症病人一般都饮食不节，而辣椒为调味品，能开胃、促进消化、增加食欲，故应禁食。而趋脂性食物（对脂肪沉积有溶解作用），如海鱼、海带、燕麦、粗面粉、苦荞麦、粳米、玉米等，应适量多吃一些，以降脂减肥。

⑦限制糖类的摄取。糖可在肝中转化为内源性三酰甘油，使血浆中三酰甘油的浓度增高，所以应限制甜食的摄入。因此，高脂蛋白血症病人应少吃或不吃糖类。

⑧戒烟酒。饮酒可增加热量，而且乙醇可以影响肝分解脂肪的功能，使脂肪大量积存于体内，不适当饮酒能使心功能减退，对胃肠道、肝、神经系统、内分泌系统均有损害。香烟中的尼古丁能使周围血管收缩和心肌应激性增加，使血压升高，心绞痛发作，应绝对戒烟。

（3）运动护理

①运动要量力而行。对于没有严重并发症的高脂血症病人来说，除了走路以外，慢跑、太极拳、气功、游泳、爬山、骑自行车也是很好的

运动方式。合并有轻度高血压、糖尿病和无症状性冠状动脉粥样硬化性心脏病及肥胖的病人，可在医生指导下，进行适量其他类型的运动。

②运动需循序渐进。高脂血症病人运动时要采取循序渐进的方式，不能"一口吃一个胖子"，如超出自己的适应能力，最终加重心和血管的负担，会出现心脑血管事件。一旦出现心悸、呼吸困难或心绞痛等症状，一定要立刻停止运动并及时做相应检查。

（4）药物护理

指导病人避免使用损害肾的药物，了解所用药物的用法、用量及常见不良反应，指导病人正确服药。

（5）复查

嘱病人出院时按医嘱要求安排复诊时间，特别是定期复查尿常规、肾功能、肝功能等。

【健康教育】

（1）首先应当树立正确观念，加强健康指导，即肥胖是可以预防和控制的，某些遗传因素也可以通过改变生活方式来抗衡，说明减轻体重对肾保护的重要性和必要性，加强心理支持，使病人树立减肥的信心和恒心，鼓励病人家属也积极参与和指导病人的减肥计划。

（2）对病人及家属进行营养、饮食、生活方式等知识宣教，避免不良饮食习惯。注意膳食平衡，防止能量摄入超过能量消耗。膳食中蛋白质、脂肪和碳水化合物摄入的比例合理，特别要减少脂肪摄入量，增加蔬菜和水果在食物中的比例。在工作和休闲时间，有意识地多进行中、低强度的体力活动。广为传播健康的生活方式，戒烟、限酒和限盐。经常注意自己的体重，预防体重增长过多、过快。

（3）指导病人持之以恒坚持运动及低脂饮食，避免间断运动、体重反弹等情况，影响减肥目标的实现。但同时也要避免过度体育运动，过度饮食限制致机体发生低血糖、头晕、眩晕、胸闷、恶心、丧失肌肉控制能力、内分泌失调等不良反应。合理的饮食计划既要达到减轻体重，减少蛋白尿的目的，也要保证机体每日营养需要。

（4）指导病人加强对自我病情的观察，除加强对体重的观察外，还应定期进行血压、尿常规、血脂、肾功能等生化指标的监测。

第九章 副蛋白血症肾损害的护理

第一节 肾淀粉样变

淀粉样变是一种不同病因所致的淀粉样蛋白纤维以不可溶的形式在细胞外沉积，导致多器官组织结构与功能损害的全身性疾病。淀粉样物质沉积于肾引起的肾病变称为肾淀粉样变性。本病多见于 50 岁以上病人，男性多于女性。主要临床表现为蛋白尿或肾病综合征，最终可进展为终末期肾病。

淀粉样变病可分为系统性和局限性两种。系统性淀粉样变病可进一步分型为：①AL 型淀粉样变病。②AA 型淀粉样变病。③遗传性淀粉样变病。肾淀粉样变病是系统性淀粉样变病的一个组成部分，常见于 AL 型淀粉样变病、AA 型淀粉样变病及遗传性淀粉样变病中的某些类型（如纤维蛋白原淀粉样变病、溶菌酶淀粉样变病、载脂蛋白 A I 或 A II 淀粉样变病及白细胞趋化因子 2 淀粉样变病等）。

【临床表现】

（1）肾受累表现

①临床前期：病人可无任何症状及体征，化验亦无异常，仅肾活检方可做出诊断。

②蛋白尿阶段：蛋白尿是本病早期最常见的临床表现，并可作为唯一的临床表现而存在多年。蛋白尿程度不等，与淀粉样蛋白在肾小球的沉积部位及程度有关。50%病例蛋白尿伴镜下血尿，呈单纯性血尿者占 20%，偶见红细胞管型，可有轻度或中度血压升高。

（2）其他系统表现

①原发性淀粉样变性病：淀粉样物质常侵犯心脏，表现为心肌病变、心脏扩大、心律失常甚至猝死；侵犯胃肠道黏膜可引起便秘、腹泻、消化不良及肠梗阻等症状，黏膜下血管受侵犯则可引起消化道出血；胃受累时可出现反复呕吐难以进食；可出现巨舌，病人言语不清、吞咽困难；周围神经受累表现为多发性周围神经炎、肢端感觉异常及肌张力低下；腕管综合征；自主神经功能失调、直立性低血压等。

③肾病综合征阶段：由AA淀粉样蛋白所致者占50%，而由AL蛋白所致者占35%。一旦肾病综合征出现，病情发展迅速，预后差。偶见肾小球病变不显著，而以肾小管间质损害表现为主者。

④尿毒症阶段：继肾病综合征之后，出现进行性肾功能减退，重症死于尿毒症。除肾小球受累外，肾小管及肾间质均可受累，后者表现为多尿，甚至尿崩症表现，尿比重低而固定。少数病例出现肾性糖尿，肾小管酸中毒及低钾血症等电解质紊乱。

②继发性淀粉样变性病：累及肝胆时可出现肝区痛，肝功能减退。

③伴发于多发性骨髓瘤的肾淀粉样变性病：骨痛、骨质破坏，高钙血症，高尿酸血症，血清球蛋白异常增多，尿中出现凝溶蛋白。

④老年淀粉样变性病：多发生于脑、心、胰腺、主动脉、精囊及骨关节组织。

⑤血液透析相关性淀粉样变：由于β_2微球蛋白蓄积所致淀粉样变性病、腕管综合征、淀粉样关节炎、病理性骨折、$A\beta_2$微球蛋白骨外沉积等。

⑥家族性淀粉样变：表现为反复发作的短暂的发热、腹痛、关节肿痛、皮肤红斑、荨麻疹等。可有多发性神经病，甲状腺转运蛋白引起者肾累及较少。

【辅助检查】

（1）光镜检查

因淀粉样物质沉积，毛细血管基底膜增厚，管腔狭窄而闭合，肾小球为大量淀粉样物质替代（刚果红染呈橘红色），肾小管萎缩。

（2）电镜检查

由于淀粉样蛋白沉积于肾小球内皮细胞和基底膜之间，使内皮层和基底膜分开。银标记可显示出钉突样突出于基底膜表面，是由淀粉样变纤维沉积所致。

（3）免疫病理检查

主要用于淀粉样变病的分型，免疫荧光检查比免疫组化检查似更敏感、图像更清晰。

①AL型淀粉样变病：用抗λ、抗K轻链抗体进行染色，常见λ轻链型淀粉样变病。

②AA型淀粉样变病：用抗AA抗体进行染色。

③遗传性淀粉样变病：需分别用针对各种遗传性淀粉样变病的淀粉

样蛋白抗体进行染色。

（4）超微结构检查

①主要沉积于细胞外，某些细胞内可能也有少数淀粉样物质，但难以检出。

②淀粉样物质含原纤维成分和 P 成分两种，一般主要观察原纤维成分的特征。

③淀粉样原纤维系直径 7~9nm 的非分支硬纤维，每支纤维可出2~5支细支围绕纤维的长轴平行排列。

【治疗原则】

（1）AL 型淀粉样变病治疗

以治疗浆细胞病，抑制单克隆淀粉样轻链的产生为目的。治疗方案如下。

①马法兰（melphalan，即苯丙氨酸氮芥）联合泼尼松治疗（MP 方案）。	②长春新碱、阿霉素与地塞米松联合治疗（VAD 方案）。	③马法兰联合地塞米松治疗（MD 方案）。

④大剂量静脉马法兰联合自体外周造血干细胞移植治疗（HDM/SCT 方案），效果优于上述治疗，但是必须警惕大剂量静脉马法兰的严重不良反应。另外，还可选用沙利度胺、来那度胺（系沙利度胺衍生物）或硼替佐米进行治疗。

（2）AA 型淀粉样变病治疗

治疗的原则是针对原发病，控制慢性炎性反应及清除慢性感染灶，以减少血清淀粉样蛋白 AS 产生。积极治疗慢性炎性疾病如类风湿关节炎、强直性脊柱炎等。另外，还可应用如下药物：

①依罗沙特，通过抑制淀粉样纤维形成而起效。	②秋水仙碱已被应用于家族性地中海热伴发淀粉样变病。

（3）遗传性淀粉样变病治疗

转甲状腺素蛋白淀粉样变病（此淀粉样变病一般不累及肾）及纤维蛋白原淀粉样变病目前可采用肝移植进行治疗，因为它们的淀粉样蛋白系在肝产生，故肝移植能获得一定疗效。而其他遗传性淀粉样变病尚缺乏治疗措施。

（4）对症治疗

肾病综合征病人限盐、适当应用利尿药，补充能量和维生素。在治疗过程中慎用利尿药、造影剂、NSAIDs，上述药可诱发ARF。脱水加重高凝促使肾静脉血栓形成，肾病综合征可加用抗凝血治疗：双香豆素类或低分子肝素。

（5）肾替代治疗

血液透析和腹膜透析是肾淀粉样变终末期肾衰竭病人维持生命和提高生活质量有效的措施，腹膜透析和血液透析在生存时间上无显著差异。血液透析应注意心脏并发症（充血性心力衰竭、室性心律失常等）和低血压；后者除神经系统调节紊乱外，也可能与淀粉样变累及肾上腺相关，这部分病人应加用肾上腺皮质激素。

【护理评估】

（1）健康史

本病多见于50岁以上的病人，常伴有多系统、多器官损害，男性多于女性。

（2）身体状况

①肾受累，Ⅰ期无任何自觉症状及体征；Ⅱ期蛋白尿为最早表现，程度不等；Ⅲ期表现为难治性肾病综合征；Ⅳ期出现进行性肾衰减。

②原发性淀粉样变病人评估是否有消瘦、疲乏等非特异性表现。

③继发性肾淀粉样变病人评估肝、脾是否大。

④家族性淀粉样变病人评估是否有反复发作的短暂的发热、腹痛、关节肿痛、皮肤红斑、荨麻疹等。

⑤血液透析相关性淀粉样变病人评估是否有腕管综合征和淀粉样关节炎。

（3）心理-社会状况

了解病人的情绪和精神状态，有无紧张、焦虑、抑郁、绝望等负性情绪及其程度。

【护理诊断】

（1）皮肤完整性受损

与水肿、低蛋白血症、末梢神经改变有关。

（2）营养失调：低于机体需要量

与呕吐、消化不良有关。

（3）机体活动受限

与关节僵硬、肿胀有关。

（4）焦虑

与病情变化所带来的不适、并发症增多及害怕死亡有关。

（5）有感染的危险

与低蛋白血症、机体抵抗力下降、药物不良反应有关。

（6）知识缺乏

与病人不了解疾病的表现、过程、治疗及用药有关。

【护理措施】

（1）保持皮肤黏膜完整性

密切观察病人皮肤黏膜淤点、淤斑出现的部位、大小，有无血疱、溃疡形成。嘱病人注意个人卫生，保持皮肤清洁，避免感染。

（2）增进舒适

指导病人采取舒适的体位，指导病人锻炼，保持活动能力。

（3）肾损害治疗的配合

评估肾损害的表现：水肿、蛋白尿、高血压等，监测尿比重、血尿素氮、肌酐、电解质。遵医嘱给予糖皮质激素及免疫抑制剂。护士应了解治疗方案，指导病人规律用药，观察不良反应。药物减量时宜慢，减量过快则可以引起病情反复。定期检查血象。有明显肾功能不全者按慢性肾衰竭的常规护理。

（4）心理护理

评估病人的焦虑程度和表现。病人易情绪低落，精神、食欲差。鼓励病人表达自己的感受，耐心向病人解释病情，了解病人的需要并尽力满足。指导病人使用放松术，如深呼吸、听音乐等，分散注意力，减轻焦虑症状。及时与病人家属沟通，使家属积极配合医护工作。

【健康教育】

评估病人对疾病知识的了解程度。向病人介绍疾病的表现、治疗及自我保健知识。坚持按医嘱服药，注意观察药物的不良反应，定期复查。嘱病人保持情绪稳定，生活有规律。

第二节　多发性骨髓瘤肾损害

多发性骨髓瘤（multiple myeloma，MM）是骨髓中浆细胞异常增生并产生单克隆免疫球蛋白的恶性肿瘤，故又称浆细胞骨髓瘤或浆细胞瘤。多发性骨髓瘤的异常浆细胞可侵犯身体各组织，其重要表现之一是肾损害。骨髓瘤肾病是 MM 最常见和严重的并发症，又被称为骨髓瘤管型肾病（cast nephropathy，CN）。由于大量轻链从肾排泄，加之高血钙、高尿酸，高黏滞综合征等因素，就诊时 50% 以上病人已存在肾功能不全。

【临床表现】

（1）肾表现

1）蛋白尿：蛋白尿是骨髓瘤肾病早期表现之一。尿蛋白的主要成分为轻链蛋白、微球蛋白、溶菌酶和清蛋白。

2）肾病综合征（nephrotic syndrome，NS）：此种临床类型较少见，病人表现高度水肿、血压增高、低蛋白血症（血浆白蛋白低于 30g/L）、高脂血症、大量蛋白尿（24 小时>3.5g/d）。

3）慢性肾小管功能不全：肾小管功能损害是骨髓瘤肾病最早、最突出的临床表现。临床特点为氨基酸尿、葡萄糖尿、碳酸氢盐尿，同时伴有肾小管酸中毒和多尿、肾性维生素 D 缺乏症、骨质疏松及低血钾。

4）慢性肾衰竭（CRF）：骨髓瘤肾病病人晚期常会出现慢性肾衰竭。由于骨髓瘤细胞直接浸润肾实质，轻链蛋白导致肾小管及肾小球损害、肾淀粉样变性、高尿酸血症、高钙血症及高黏滞血症等长期损害肾组织，导致肾衰竭，病人出现严重贫血、恶心、呕吐、食欲不振等尿毒症表现。本病的肾损害以肾小管间质为主。

5）急性肾衰竭（ARF）：多发性骨髓瘤病程中有 50% 病人突然发生急性肾衰竭，但半数为可逆性。病人表现为少尿、贫血、腰酸、血压增高、乏力、恶心、呕吐、食欲不振、尿量减少，血肌酐、尿素氮升高；肌酐清除率进行性下降。

6）代谢紊乱：高钙血症：产生高血钙，引起多尿、脱水、肾小球滤过率降低、钙质在肾小管及间质沉积，并加重轻链管型形成；高尿酸血症：肿瘤细胞破坏及化疗后，产生大量尿酸阻塞肾小管，当尿 $pH<5$ 时，尿酸大量沉积。

（2）肾外表现

1）浸润性表现

①造血系统：贫血为首发症状。此病为正常细胞正常色素贫血，随病情加重贫血逐渐明显。血小板减少多见，白细胞一般正常。

②骨痛：骨痛为多发性骨髓瘤的主要早期症状，疼痛部位以躯干部及胸部为主，腰骶疼痛最常见，骨质破坏处易发生病理性骨折。

③骨髓外浸润：70% 有骨骼外器官浸润，以肝、脾、淋巴结、肾常见。

④神经系统病变：肿瘤或椎体滑脱致脊髓压迫引起截瘫，如侵入脑膜及脑，可引起精神症状、颅内压增高、局灶性神经体征，周围性神经病变主要表现为进行性对称性四肢远端感觉运动障碍。

2）异常 M 蛋白相关症状

①感染发热：正常免疫球蛋白形成减少，发生感染概率较正常人高 15 倍。

②出血倾向：常见皮肤紫癜，内脏和颅内出血见于晚期病人。

③高黏滞综合征：表现为头晕、昏迷、乏力、恶心、视物模糊、手足麻木、心绞痛等，严重者呼吸困难、充血性心力衰竭、偏瘫、昏迷，也可见视网膜病变。少数病人 M 蛋白为冷球蛋白，可出现雷诺现象。

④淀粉样变性病：可见巨舌、腮腺及肝脾大、肾病综合征和充血性心力衰竭等表现。

【辅助检查】

（1）血常规

大多数为中度正细胞正色素贫血，后期全血细胞均可减少。血涂片见红细胞呈缗钱样排列，可伴有少数幼粒、幼红细胞。血沉显著增快。

（2）尿液检查

尿中可见大量蛋白和管型，尿中可出现凝溶蛋白。

(3) 血清和尿液 M 蛋白检查

多数血清总蛋白超过正常，球蛋白增多，血清蛋白电泳可见 M 蛋白，单克隆 IgG，移动速度与 γ 球蛋白相等，IgA 在 β 区，IgM、IgD、IgE 在 γ 与 β 区间，IgD、IgE 浓度超过正常 10 倍以上才能出现单株峰。90% 病人可出现蛋白尿，其中半数尿中出现本周蛋白。

(4) 骨髓检查

出现典型的骨髓瘤细胞。其特点是：①细胞大小不一，有时可见巨型、多核骨髓瘤细胞；②核染色质细致，并有 1~2 个核仁；③胞质着色异常，可见"火焰细胞"，"桑葚状细胞"及"葡萄状细胞"。核周围淡染区常不明显或消失，可含少量嗜苯胺蓝颗粒或空泡。

(5) X 线检查

早期为骨质疏松，多在脊柱、肋骨和骨盆出现，典型病变为圆形、边缘清楚如凿孔样的多个大小不等溶骨性损害。

(6) B 超检查

双肾大小正常或缩小。

(7) 血生化检查

①因骨质广泛破坏，出现高钙血症。

②肾功能不全时 BUN、Scr 增高。

【治疗原则】

(1) 一般治疗

①充分水化：保证尿量 >2~3L/d。

②碱化尿液：可以口服或静脉使用碳酸氢钠，使尿 pH 在 6.5~7.0 之间。

③避免加重肾损害因素：纠正脱水，避免使用对比剂、非甾类抗炎药和肾毒性药物。

(2) 对症治疗

①针对骨质破坏：应用口服或静脉二膦酸盐治疗，能减少骨质溶解破坏，减缓骨痛。常用氯屈膦酸、唑来膦酸盐或帕米膦酸二钠。应根据肾功能及血清钙离子浓度调节药物剂量。用药期间要检测肾功能，唑来膦酸盐有引起急性肾小管坏死可能，帕米膦酸二钠有引起塌陷性局灶节段肾小球硬化的报道，均应注意。另外，低剂量放疗也可用于难以控制

的骨痛治疗。

②针对贫血：可以使用基因重组人红细胞生成素与铁剂进行治疗。

③针对高钙血症：除应用水化及二膦酸盐治疗外，尚可用糖皮质激素和（或）降钙素治疗。

④针对高黏滞综合征：可应用血浆置换治疗。血浆置换可快速清除循环中的单克隆免疫球蛋白及轻链，减轻 MM 高黏滞综合征，并可能减轻肾损害。

⑤感染：用敏感抗微生物药物治疗。

⑥另外，进行化疗时，为避免高尿酸血症及其肾损害，除给予水化治疗及碱化尿液治疗外，还可服用别嘌醇或非布司他（又称非布索坦）减少尿酸合成。

（3）化学治疗及自体干细胞移植治疗

现有许多化疗方案，例如马法兰（苯丙氨酸氮芥）、泼尼松及沙利度胺（反应停）联合治疗方案（MPT 方案）；长春新碱、阿霉素及地塞米松联合治疗方案（VAD 方案）；地塞米松、沙利度胺、顺铂、阿霉素、环磷酰胺及依托泊苷联合治疗方案（DT-PAGE）等。近年，还采用大剂量马法兰联合自体干细胞移植对 MM 高危病人进行治疗，能明显提高生存率。上述治疗均应在血液科医师指导下进行，并且密切观察药物不良反应。

（4）透析治疗

当管型肾病诱发急性肾衰竭，或疾病晚期进入终末肾衰竭时，均应给予透析治疗，包括血液透析及腹膜透析。

【护理评估】

（1）健康史

①既往史：既往有无慢性骨髓炎、慢性肝炎、肾盂肾炎、结核等疾病。抗原长期慢性刺激单核-吞噬细胞系统可引起此病的发生。

②家族史：家族及近亲中有无类似的血液病及肾病病史。

③生活习惯：了解病人是否有与放射性物质、化学毒物和药物密切接触史，电离辐射为此病的病因之一。居住地有无上述物质污染。了解环境卫生、个人卫生习惯等。有无烟酒嗜好，平时的饮食习惯，如喜欢的食物，进食量和钠盐的摄入量。是否从事放射线工作。

（2）身体评估

①评估病人是否有骨痛及病理性骨折、贫血、出血倾向、高黏滞综合征、雷诺现象、淀粉样变病、髓外浸润、反复感染。

②评估病人是否有管型肾病、轻链沉积病、AL 型淀粉样变病。

（3）心理-社会评估

了解病人对此病的认识，对此次住院的态度，是否表现为社会角色退位，自制能力减退，求助愿望增强，是否担心会影响今后的学习、生活、工作、娱乐活动。评估病人的心理适应和个人应对能力，有无自卑、伤心、抑郁。了解家属、亲朋好友对病人患此病的反应，在精神及物质方面的支持。

【护理诊断】

（1）疼痛

与浆细胞对骨骼和骨髓的浸润有关。

（2）躯体移动障碍

与骨质疏松、骨质破坏引起骨折、化疗后虚弱有关。

（3）皮肤完整性受损

与血小板减少所致皮肤黏膜出血有关。

（4）有感染的危险

与营养不良、获得性免疫异常有关。

（5）体液过多

与肾功能减退、水钠潴留有关。

（6）焦虑

与病程长、疾病恢复慢有关。

（7）知识缺乏

与新确诊为多发性骨髓瘤，缺乏有关知识、文化程度低、认知能力受限等有关。

【护理措施】

（1）一般护理措施

1）休息：贫血症状明显，重度贫血或贫血发生速度迅速者应绝对卧床休息，限制活动。轻度贫血者应限制剧烈活动，以卧床休息为主。保持病室安静、整洁、温湿度适宜，空气新鲜。

2）饮食：给予高热量、高维生素、易消化、低脂、低盐、优质蛋白饮食，禁食辛辣、油炸、干硬食物。

（2）对症护理

①疼痛的护理：应评估病人疼痛的部位、程度、持续时间。选用非药物性措施，使疼痛缓解，如减少噪声和活动，保持病室安静，光线柔和，给予病人舒适体位，保证足够的休息和睡眠，通过看书、听音乐等转移病人对疼痛的注意力。必要时遵医嘱给予镇痛剂，并告诉病人用药的剂量、方法和途径，以利于病人能够更好地配合治疗。

②躯体移动障碍病人护理：评估病人日常活动的能力和水平，鼓励病人表达自己的感受。每1～2小时巡视病房一次，满足病人生活需要。保持床单位平整、清洁、干燥、无渣屑。卧床期间协助病人洗漱、进食、排尿排便，将病人经常使用的物品和呼叫器放在床旁易取处，便于使用。病情平稳时协助并督促病人早日进行功能锻炼，活动要循序渐进，防止碰伤。鼓励并帮助病人在可以活动的限度内进行活动，以防止骨骼进一步脱钙。增进病人自我照顾的能力和信心，并在活动时给予正面鼓励，但注意适当休息。

③皮肤的护理：评估病人皮肤黏膜出血的部位、范围。每周监测血小板、凝血时间的情况。协助病人剪短指甲，以免抓伤皮肤。保持床单位平整、无渣屑。

④化疗期间的护理：密切监测病人生命体征及血象变化，以便及时发现病情变化，及时处理。病室每日紫外线空气消毒一次，每次60分钟。保持室内空气新鲜，每日通风2次，每次15～30分钟。给予病人每日口腔护理两次，养成勤洗手、勤换内衣、内裤的习惯，以减少发生感染的机会。女性病人每晚清洗会阴。严格执行无菌技术操作，防止医源性感染和交叉感染。尽量减少家属探视，并避免与有感染的病人接触，防止交叉感染。

（3）心理护理

由于此病病情重，治疗时间长，病人易出现烦躁、焦虑的心理，针对病人这种心理状态，护士应首先与病人建立良好的医患关系，鼓励病人讲出内心感受，有针对性地给予指导。向病人及家属介绍多发性骨髓瘤肾损害的病因和目前治疗原则，向病人及家属介绍治疗成功的病例或请相同疾病的病人与他交流。鼓励亲属在生活上、经济上多关心病人，解除病人的后顾之忧。指导病人一些消除焦虑的方法，如听音乐、读书、看报等。

（4）治疗配合

多发性骨髓瘤合并肾衰竭后病情均较重，治疗较困难，主要是化疗及肾功能不全的对症治疗。

1）化学疗法：常用的化疗药物有长春新碱（V）、多柔比星（阿霉素，A）、地塞米松（D）、环磷酰胺（C）、泼尼松（P）和苯丁氨酸氮芥（M）等。临床采用联合用药方案 MP 方案为治疗多发性骨髓瘤肾损害的标准疗法。对 90% 病人有效。常用方案还有 VMCP、VACP。

2）肾损害的防治

①水化疗法：本病常伴有轻链蛋白尿、高黏滞血症等。大量饮水（无水肿的病人每日饮水>3000ml），保持充分的尿量，有利于轻链蛋白和尿酸的排泄，防止肾小管及集合管内管型形成。

②防治高尿酸血症：在高尿酸血症时服用别嘌醇，尤其在化疗数日内应用很有价值。

③防治高钙血症：充分补充 0.9% 氯化钠注射液可扩充血容量和促进钙的排出。激素类药物能降低肠道钙的吸收，增进尿钙的排泄。磷酸氢盐对各种原因的高钙血症都有效。

④抗感染：应早期应用有针对性的抗生素，慎用肾毒性抗生素（如阿米卡星、庆大霉素等）。

⑤血液净化疗法：多发性骨髓瘤发生肾衰竭的病人应尽早行血液透析，以延长病人的生命。

⑥肾移植。

（5）用药护理

1）化疗药物配药时严格无菌操作，必须现用现配。

2）免疫抑制剂可引起恶心、呕吐、骨髓抑制、出血性膀胱炎、脱发等。为减少胃肠道的反应，宜在两餐之间用药，一旦出现不良反应宜少量多餐。呕吐后应鼓励病人进食，必要时遵医嘱给予止吐剂。在无水肿的情况下，应嘱病人多饮水，减少出血性膀胱炎的发生。长春新碱可引起末梢神经炎，遵医嘱给予维生素 B_1 治疗。脱发时可用头巾或戴帽保护自我形象。

3）激素类药容易引起感染、骨质疏松、药物性糖尿。定期监测血象、生命体征、肝功能、骨髓象、肾功能。病人宜住单人房间，每日紫外线消毒 2 小时，每日开窗通风两次，每次 15~30 分钟。减少家属探视。

保持口腔清洁，女性病人每日清洗会阴。若白细胞计数低于 $3.0×10^9/L$ 时，应考虑停药。

4）保护静脉：化疗药物对血管刺激性强，为保证化疗持续进行，必须注意保护静脉：

①有计划地选择和保护静脉，可由四肢远端向近端选择合适的小静脉穿刺，且左右交替使用，选择较粗的静脉以防药物外渗。

②提高成功率，一针见血，一定要确保针头在血管内，化疗用药前用 0.9% 氯化钠注射液冲洗血管，再推注化疗药物，边推药边抽回血，确保针头在血管内，药物推注后再用 0.9% 氯化钠注射液冲洗血管，减少化疗药物刺激血管，一旦出现外渗，立即停药，局部冷敷或用 33% 硫酸镁湿敷，必要时用 0.5% 普鲁卡因局部封闭。

③静脉滴速不宜过快，每 30~60 分钟巡视病房，观察静脉滴注是否通畅，穿刺处有无外渗，及时发现，及时处理。

【健康教育】

（1）远离射线，避免电离辐射：对于接触射线的工作，应严格遵守劳动保护措施，尽量减少照射。注意个人卫生，防止感染，尤其要注意口腔和外阴的清洁，少去公共场所。防止感冒。

（2）不要接触石棉、苯及有毒有害物质，若有接触史或病状可疑者，应定期体检，早期发现，早期治疗。采用机器喷洒农药，实验室操作员应做好个人的保护。

（3）劳逸结合，尤其中老年病人注意不要过度劳累，保持心情舒畅。

（4）避免使用对肾功能损害的药物，治疗性药物应遵医嘱按时按剂量服用，保持出入量平衡（24 小时总入量<前日尿量+500ml）。

（5）定期门诊复查：建立病情观察表，记录每日体重、尿量、血压、肾功能、血常规的检查情况和透析次数。

第十章　乙型肝炎病毒相关肾炎的护理

乙型肝炎病毒相关肾炎是特指由肾组织中乙肝病毒抗原沉积所致的肾病。主要类型为膜性肾小球肾炎、膜增生性肾小球肾炎、新月体性肾小球肾炎和系膜增生性肾小球肾炎。

【临床表现】

（1）肝脏表现

60%病人无肝炎病史和肝炎的临床表现，部分病人可有肝增大或肝功能异常。表现为厌食、厌油腻、疲倦乏力。

（2）肾表现

无症状性蛋白尿和血尿以儿童常见，临床表现呈多样性，多为肾病综合征，起病缓慢。最早出现眼睑，颜面水肿，以后逐步发展为四肢及全身可凹性水肿。严重者有胸水、腹水，伴有高血压、大量蛋白尿，长期持续大量蛋白尿可导致营养不良，病人表现为毛发稀疏、枯黄，指甲上有白色横行的宽带条纹，消瘦，重者可出现急性肾炎综合征或肾衰竭。

【辅助检查】

（1）实验室检查

①乙肝五项检查：表面抗原（HBsAg）、表面抗体（HBsAb）、e抗原（HBeAg）、e抗体（HBeAb）、核心抗体（HBcAb）。

②肝功能检查：血清转氨酶轻度升高，波动在100～200U/L。

③血沉：血沉增快，50%病人血中补体含量降低，血中循环免疫复合物阳性。

④血脂：血脂增高，以血清胆固醇增高为主，同时伴有三酰甘油、低密度脂蛋白升高。

⑤血浆蛋白质定量：血浆总蛋白质下降，清蛋白下降尤为明显，低于 30g/L。

（2）尿液及肾功能检查

①尿蛋白：80%～90% 病人有蛋白尿，－～+++。

②24 小时尿蛋白定量：在 3.5g/L 以上，甚至可达 10g/L。

③镜下血尿：80%～90% 病人有镜下血尿，－～+++。

④肾功能检查：可有内生肌酐清除率降低，血肌酐、血尿素氮升高。

（3）肾组织活检

肾组织活检有 HBV 复制的证据，可以明确诊断肾炎的病理类型。病理：主要表现为膜性肾病，其次为系膜毛细血管性肾炎、系膜增生性肾炎、局灶节段硬化性肾炎，毛细血管内增生性肾炎偶见。

【治疗原则】

治疗原则是：①降低蛋白尿；②防治再发及又出现严重蛋白尿；③保护肾功能及延缓肾病进展；④保肝治疗。

（1）病因治疗

①糖皮质激素类：主要有泼尼松、甲泼尼龙等。

②免疫抑制剂：主要有吗替麦考酚酯等。

③人血白蛋白利尿治疗，可消除水肿，降低血压。

④抗病毒药物治疗：恩替卡韦等。

⑤透析治疗：对于少数发生急性肾衰竭者，应予血液透析或腹膜透析治疗，帮助病人度过急性期，一般不需长期维持透析。

（2）一般治疗

①饮食治疗：低盐低蛋白饮食，注意静息，避免受寒和过劳。低盐低蛋白饮食，可以减少肾小球的高滤过、高灌注。同时要保证足够能量摄入，蛋白质要以含有人体必需氨基酸的动物蛋白为主。低盐饮食，可减轻钠水潴留，降低血压，亦可减少肾小球的高滤过、高灌注。

②水、电解质及酸碱平衡：肾衰竭病人可以出现酸中毒、高血钾、低血钙，少尿、严重水钠潴留者严格限制水的摄入，必要时用血液透析、血液超滤等脱水。口服或静脉应用碳酸氢钠纠正酸中毒，定期监测

离子，注意离子紊乱的及时纠正。

③高血压的治疗：原发性高血压可引起心、脑、肾及全身血管的硬化加重肾损害，肾功能不全继发性高血压可引起血压的进一步升高，控制高血压可以减慢肾衰竭的进一步发展，注意监测血压，可联合使用降压药物把血压降到理想水平。

④给予 ARB 联合免疫抑制剂、保肝类等药物治疗。

【护理评估】

（1）健康史

①既往史：了解病人起病前有无病毒性肝炎或其他系统疾病史，有无长期服用某些药物、接触某些毒物等既往史，有无药物及食物过敏史，有无过度劳累、感染等诱发因素，有无手术、外伤及输血史。

②家族史：家族及近亲中有无类似的肝病及肾病病史。

③生活习惯：了解病人有无烟酒嗜好、平时的饮食习惯，如喜欢的食物，进食量和钠盐的摄入量。有无肝炎高发地区生活史。

（2）身体状况

评估病人的皮肤、眼睑有无苍白；有无水肿，水肿的部位、程度、特点；有无高血压及程度；有无心肌损害体征。

（3）心理-社会状况

①了解病人及家属对本病的认识，对此次住院治疗及疾病预后的态度。

②评估病人的心理适应能力，有无伤心、焦虑、自卑、抑郁、社交隔离，甚至绝望的心理状况。

③了解家属、亲朋好友、工作单位对病人患此病的反应，是否对病人造成一定的心理压力。

【护理诊断】

（1）体液过多

与肾功能减退、水钠潴留有关。

（2）营养失调

低于机体需要量，与低蛋白血症、尿蛋白质大量丢失、摄入减少有关。

（3）有感染的危险

与低蛋白血症、使用免疫抑制剂有关。

（4）有皮肤完整性受损的危险

与组织水肿、营养不良有关。

（5）焦虑

与病程长、预后差有关。

（6）知识缺乏

缺乏乙型肝炎病毒相关肾炎饮食方面的知识。

【护理措施】

（1）一般护理

①及时正确地收集尿标本送检：尿常规化验是方便、灵敏、准确诊断病情及疗效判断的指标，必须重视。

②对水肿及慢性肾衰竭病人要准确地记录每天 24 小时的出入量。水肿病人应每周测体质量 1 次，对腹水病人应增加每周测腹围 1 次。

③对高血压的病人应定时测血压。

④合并严重的胸水、腹水、尿毒症性心包炎及心力衰竭的病人，常会出现胸闷、憋气，不能平卧的症状，应及时调整病人的卧位。

⑤补液时应精确计算每小时及每分钟输入量，严格控制滴速，防止心力衰竭和肺水肿。

⑥对使用利尿药的病人，应密切注意用药后的反应，警惕电解质紊乱的发生。

⑦对水肿病人做肌内注射时宜深部注射，拔针后用棉球压迫针孔2~3分钟，以防药液溢出。

（2）精神、心理护理

肾病病人在住院后由于环境改变会产生特有的心理需求和反应。护理人员在与病人交往过程中，通过良好的言语、表情、态度和行为，去影响病人的感受认识，改变其心理状态和行为。具体说来，住院后心理护理的目的如下：

①解除肾病病人对疾病紧张、焦虑、悲观、抑郁的情绪。调动其主观动能动性，树立战胜疾病的信心。

②协助肾病病人适应新的社会角色和生活环境。

③帮助肾病病人建立新的人际关系，特别是医患关系、护患关系、病人之间的关系，以适应新的社会环境。

④通过心理护理，护理人员要尽可能为肾病病人创造有利于治疗和康复的最佳身心状态。

⑤满足肾病病人的需要。包括躯体需要：是指生理病理的需要。如对空气、休息与睡眠、饮食与水、排泄、活动、安全等的需求；精神上的需要：有事业心的人，希望继续发挥个人才能，实现事业上的成就，患病住院后会有失落感，需要给予心理护理；感情的需要：由于陌生环境，接触新的检查与治疗，与亲友分离所致，需要亲人重视与关怀，医护人员同情与关心；被接纳与社交的需要：适当的活动及精神生活，良好的人际关系可以迅速消除陌生感；受尊重的需要：要求他人尊重自己，重视自己。

(3) 生活护理

①促进身心休息：如肾性高血压者应定时测血压，根据血压变化情况增加卧床休息时间。

②合理的膳食：饮食方面应根据每种疾病的情况对病人进行具体的饮食指导，如肾功能不全时，应摄高热量（以糖类为主），优质低蛋白饮食，限进入液量，保持水平衡。

③注意口腔的护理：早晚及餐后应漱口，保持口腔清洁，去除口臭，减少恶心，防止细菌和真菌生长。

④加强皮肤护理：做好慢性肾衰竭病人的皮肤护理，是预防皮肤感染、压疮及有关并发症的一项重要工作，因尿毒霜沉积对皮肤刺激，病人常有瘙痒不适，并影响睡眠，且抓破皮肤后极易感染，故应勤用温水擦洗，保持皮肤清洁，忌用肥皂和乙醇。勤换衣裤、被单。对有严重水肿的病人，更需注意保护皮肤，经常更换卧姿，按摩受压部位，预防压疮。

【健康教育】

（1）对急性期乙肝病人需要做到早诊断、早报告疫情、早治疗。凡曾患肝炎者、肝功能异常者或其他可疑肝炎者，一律不能献血。

（2）合理饮食：选择清淡、易消化、低盐、低脂、优质蛋白饮食，如金针菜、空心菜、豆苗、豆芽、芦笋、鸡蛋、瘦肉、牛奶等。某些食物如贝壳类的牡蛎、毛蚶等要煮熟吃，不能生吃。忌烟、酒，因为酒中含有乙醇和乙醛，这两种物质都有直接刺激、伤害肝细胞的毒性作用。

保持出入量平衡（24 小时总入量<前日尿量+500ml）。注意饮食卫生。

（3）活动指导：嘱病人注意休息、避免劳累，生活规律，心情舒畅。保证充足的睡眠。少去公共场所。天气变化时，适时增减衣服，预防感冒。

（4）病人定期复查：定期监测肝功能、血象和肾功能。避免服用损伤肝、肾功能的药物。坚持按医嘱剂量服药。养成饭前、便后洗手的习惯。女性病人每日清洗会阴，勤换内衣裤。

第十一章 肾血管疾病的护理

第一节 高血压性肾损害

高血压肾病通常是由原发性高血压所导致的肾小动脉或肾实质损害。原发性高血压肾损害根据病理改变可分为良性小动脉肾硬化症和恶性小动脉肾硬化症。高血压性肾损害的发生率与高血压的严重程度和高血压所持续的时间呈正相关。其他的影响因素包括性别、种族、糖尿病史、高脂血症和高尿酸血症，这些因素相互影响，进一步加重肾损害。其主要表现为血压升高、水肿、蛋白尿，随着病情进展，肾功能逐渐减退。在临床工作中，需要对此类病人进行针对性的护理与教育，以延缓肾受损的进程。

【临床表现】

(1) 良性小动脉肾硬化症

①首发的临床症状是夜尿增多，继而出现蛋白尿，蛋白尿的程度一般是轻度，定性为+~++，24小时尿蛋白定量不超过1.5g。

②尿沉渣镜检有形成分很少，红细胞、白细胞、透明及颗粒管型少见。个别病人可因肾毛细血管破裂或肾小球硬化基底膜崩解，出现发作性肉眼血尿，此时通常伴有肾功能不全。双下肢水肿不多见，除非出现心脏合并症或充血性心力衰竭。尿量减少少见，相反常出现多尿，夜尿增多。即使发展到肾衰竭时尿量减少也不明显。

(2) 恶性小动脉肾硬化症

①突然出现头痛。

②约90%的初诊者有视觉症状，其中最常见的是视物模糊和下降，另约10%初诊者会突然失明，可有盲点、复视和夜盲。

③体重下降。

④血压明显升高，舒张压一般都超过130~135mmHg，恶性高血压对血管的损害表现为全身进展性血管病，累及肾（即恶性小动脉肾硬化）时间相对较晚，其临床表现可以从无肾功能损害的少量蛋白尿到严重的肾衰竭。

③常见如心脏并发症，可见高血压性左心室肥厚，室间隔增宽，可出现心前区不适，心绞痛，甚至心力衰竭。另外还常出现脑并发症，脑梗死、脑出血等脑血管意外的发生。

④原发性高血压可以引起视网膜动脉硬化，进而还可以引起动脉硬化性视网膜病变。

⑤随着病情发展，肌酐清除率开始下降，当降至 50ml/min 以下，可在应激下出现氮质血症，进而继续缓慢发展，少部分病人可发展为肾衰竭或尿毒症。

⑤恶性小动脉肾硬化常表现为突然出现的蛋白尿，部分病人同时伴有无痛性肉眼血尿、镜下血尿。24 小时尿蛋白定量可以小于 2g 至大于 4g 不等。

⑥高血压神经视网膜病变是恶性高血压必然会出现的一种临床表现。可见视神经乳头附近出现条纹状、火焰状出血，并围绕视神经乳头呈放射状排列。由于小动脉闭塞引起神经纤维缺血性梗塞而出现棉絮状软性渗出。此外还常见有视神经乳头水肿。

【辅助检查】

（1）眼底检查

眼底的改变常可反映高血压的严重程度。目前多采用 Keith-Wagener 眼底分级法。

①Ⅰ级：视网膜动脉变细。

②Ⅱ级：视网膜动脉狭窄，动脉交叉压迫。

③Ⅲ级：眼底出血或棉絮状渗出，视盘水肿。

（2）心电图检查

左心室肥大，心肌缺血，心律失常。

（3）胸部 X 线摄片

左心室肥大。

（4）超声心动图

左心室肥大。

（5）尿液检查

①尿微量清蛋白排出增加。

②尿红细胞计数增加，此乃高血压导致的肾小球毛细血管滤过屏障变化所引起。

③尿 β_2 微球蛋白排出增加。

④尿 NAG 排出增加。

（6）肾功能测定

抽血查血肌酐、尿素氮等。

（7）肾病理

高血压病人肾可出现肾小动脉病变、肾小球病变和肾小管间质病变。

【治疗原则】

（1）良性小动脉肾硬化症

良性小动脉肾硬化症的治疗关键是能有效地控制血压，充分地控制血压能够预防、稳定、甚至逆转高血压肾损害。高血压的良好控制可有效地防止老年病人发生高血压肾损害和良性小动脉肾硬化所致的终末期肾衰竭的发生率。同时戒除一些不良生活习惯，治疗高尿酸及高脂血症。

（2）恶性小动脉肾硬化症

恶性高血压必须迅速有效降压以预防严重合并症如高血压脑病、脑出血、急性肺水肿和急性肾衰竭。

【护理评估】

（1）健康史

①既往史：询问病人既往有无超重或肥胖及血压升高的病史，以及其他肾病等病史。

②家族史：询问病人家族及近亲中有无高血压史及类似的肾病病史。

③生活习惯：询问病人居住地环境卫生、个人卫生习惯等。有无烟酒嗜好，平时的饮食习惯，如喜欢的食物，进食量和钠盐的摄入量。

（2）身体评估

①良性小动脉肾硬化症：一般状况较好，可无明显疾病表现。检查可发现高血压；皮肤黏膜无特殊发现，颜面、四肢水肿不常见，若双下肢水肿可能伴发有充血性心力衰竭或少有的大量蛋白尿；注意眼部检查，眼底改变，颅内高压及脑水肿表现；考虑心脏合并症时应检查心脏大小，心界改变等心、肺表现；腹部一般无明显异常，合并心力衰竭时

可注意肝、脾肿大。

②恶性小动脉肾硬化症：急性病表现，可有精神萎靡、乏力、痛苦面容、血压常剧烈升高，心率加快，此外注意有无神志改变；可有轻度贫血，无黄染表现，颜面、四肢水肿不常见，除非为慢性肾炎所引起。早期病人可出现皮肤干燥、体重下降等血容量相对不足的表现；注意眼部检查，眼底改变，眼底条纹、火焰状出血，视神经乳头水肿，颅内高压及脑水肿的表现；注意心脏大小，心界改变，肺水肿等心、肺表现；腹部一般无明显异常，注意有无腹痛，腹肌紧张的表现，注意有无腹水，肝、脾肿大等体征表现。

（3）心理-社会评估

此病属于慢性病，需要长期服药，有些病人不能坚持治疗或间断服药，对控制饮食的重要性未予重视，会导致多种并发症的发生，也因此部分病人会出现焦虑、情绪低落、对生活丧失信心。

【护理诊断】

（1）焦虑

与病程长、长期服药有关。

（2）知识缺乏

缺乏对疾病与治疗、控制饮食的正确认识。

（3）活动无耐力

与血压高导致的头晕、疲惫有关。

（4）依从性差

与长期的治疗与用药有关。

（5）饮食结构不合理

与病人饮食习惯有关。

【护理措施】

（1）心理护理

长期高血压难以控制，病人常常会出现不同程度的紧张悲观情绪，可表现为任性、暴躁，针对不同的情况，责任护士应主动与病人进行沟通交流，多关心他们的生活起居，介绍相关的健康知识，消除病人的顾虑，树立乐观的生活态度，积极配合治疗。

（2）观察血压变化

每天测量血压，并教会病人能自己测量，做到固定时间、部位、体位、血压计；如有头痛、头晕、心悸等症状，随时测量血压。目标血压控制在 130/80mmHg 以下，如尿蛋白＞1g/d 时，血压应控制在 125/75mmHg。

（3）防止便秘

便秘时病人会闭气排便，用力排便时可使血压升高，每天进行适当的运动，如散步、做操、打太极拳等，促进肠蠕动；也可吃些大枣、红薯等粗纤维食物，利于排便，必要时用缓泻药。

（4）养成良好的生活、饮食习惯

戒烟戒酒，定时蹲便，尿少时应限制水的摄入，过多的水分可增加血容量，导致血压升高。每天钠的摄入量不超过 3g，避免食用腌制、熏制食品。减少脂肪的摄入，增加 B 族维生素的摄入，以改善脂质代谢紊乱。蛋白质的摄入量过高，会增加肾的负担，对肾造成一定的损害；若摄入量不足，会导致病人营养缺乏。病人要根据自身肾功能的水平来决定蛋白质的摄入量。

（5）高血压危象

因紧张、劳累、寒冷、阵发性高血压或停药等诱因，使小动脉发生强烈痉挛，血压急剧上升，影响重要器官血液供应而产生的急危症状。表现为血压突然升高伴剧烈头痛、恶心、呕吐、视力障碍、精神异常、呼吸困难等。应立即取半坐位，高流量吸氧，建立静脉通路，遵医嘱给予降压、脱水、镇静药物等治疗。严密观察生命体征、意识、瞳孔和尿量变化，提供保护性护理措施，防止坠床等意外发生。

【健康教育】

（1）心理指导

耐心解答病人与家属提出的问题，让他们共同参与护理计划的制定，帮助他们树立乐观的生活态度。

（2）饮食指导

指导病人改变饮食习惯、限制钠盐的摄入，每日食盐的摄入量不超过 3g；限制食物中的热量；增加钾的摄入，如豆类、根茎类、香菇、柑橘、香蕉、紫菜等；增加钙的摄入，如牛奶、豆类。

（3）运动指导

合理安排作息时间，督促病人每日进行适当的运动，如散步、打太极拳，达到控制及减轻体重的目的。

（4）用药指导

通过宣教与座谈的方式，使病人了解所服药物的作用、常用剂量、不良反应等。若出现不良反应，需及时向医生反映。

（5）出院指导

①按时复诊，定期监测相关化验检查。

②使病人掌握正确的血压测量方法，每天监测血压并记录。

③坚持良好的生活习惯，不吸烟、不酗酒，从事适当的家务劳动和运动。

④按时、按剂量服药，勿私自停药、减药。

⑤保持良好心态，拥有积极、乐观的生活态度。

第二节 缺血性肾病

缺血性肾病（ischemic renal disease，IRD）是指双侧肾动脉或独立肾动脉狭窄或阻塞所致肾血流动力学显著改变，引起肾小球滤过率明显下降和肾功能不全的慢性肾疾病。

【临床表现】

（1）高血压发生率为 45%～93%。ARAS 可存在于无高血压的病人，狭窄程度>5.0%的病人中 93%有高血压，严重的肾动脉狭窄与高血压的发生相关，部分病人可表现为恶性高血压。北京大学第一医院（1979 年 12 月至 2003 年 4 月）以恶性高血压为首发表现的 RAS 病人 23 例（其中 ARAS 占 47.8%），占同期恶性高血压的 25.8%，占 RAS 的 19.5%。

（2）ARAS 缺血性肾病的特点：尿常规改变不明显，74%病人有蛋白尿，尿蛋白量多不超过 1g/d，常无明显血尿。有慢性进行性肾功能损害，与病程及病变严重程度有关。双侧 ARAS 病人每年 GFR 平均下降 8ml/min，在 5 年以后将有 12%肾功能恶化达 ESRD。

（3）全身表现：充血性心力衰竭或肺水肿（25%～30%），机制不明了，与高血压或肾衰竭的严重性无关，多发生在双侧肾动脉狭窄病人。血管再通术是唯一有效的治疗。

（4）服用肾素-血管紧张素系统阻断剂后发生急性肾衰竭：服用 ACEI 后血肌酐升高幅度超过 50% 者应疑有双侧 RAS。双侧 RAS 服用 ACEI 后急性肾衰竭的发生率为 17%～23%，孤立肾伴 RAS 者其发生率为 38%。

【辅助检查】

（1）常规检查

血、尿常规，血生化、肾功能、肾 B 超、肾血管彩超、超声心动，卡托普利肾动态显像、血管造影。

（2）肾动脉狭窄诊断的金标准

肾动脉造影可发现不同程度、不同部位的狭窄，是介入或手术治疗的必要准备。但肾动脉造影是一种有创检查，并且有引起造影剂肾病和胆固醇栓塞的可能，不作为 ARAS 常规筛选性检查。数字减影肾动脉造影：能获得高分辨力的图像，又减少了造影剂剂量。缺点是有创性检查。

（3）RAS 无创性检查手段

螺旋 CT 造影、磁共振血管成像、卡托普利肾动态显像、彩色多普勒超声。

【治疗原则】

（1）介入治疗

球囊扩张术、支架置入术。

（2）手术治疗

肾血管旁路移植术、肾动脉内膜剥脱术、肾动脉狭窄段切除术、自体肾移植、肾切除术。

（3）药物治疗

降压（<130/80mmHg）、降糖、降脂（他汀类药物）；抗血小板聚集药物的应用：环氧化酶抑制剂阿司匹林 75～150mg/d；nADP 受体拮抗剂噻氯匹定、氯吡格雷及 nGP Ⅱb/Ⅲa 受体拮抗剂。

（4）生活方式的改变

合理膳食、运动。

【护理评估】

（1）健康史

①既往史：既往有无冠状动脉粥样硬化性心脏病、动脉狭窄及动脉粥样硬化及栓塞史，血压、血脂、血糖水平等超标或肥胖及血压升高的病史，以及其他肾病等病史。

②家族史：家族及近亲中有无高血压史及类似的肾病病史。

③生活习惯：居住地环境卫生、个人卫生习惯等。有无烟酒嗜好，平时的饮食习惯，如喜欢的食物，进食量和钠盐的摄入量。

（2）身体状况

①评估病人是否伴有肾血管性高血压。

②评估病人肾功能减退症状。

③评估病人腹部或腰部是否闻及血管杂音（高调、粗糙收缩期或双期杂音）。

（3）心理-社会状况

评估病人家庭状况、经济状况、家庭关系、工作情况、人际关系、性格特征、习惯与爱好。

【护理诊断】

（1）体液过多

与肾衰竭引起调节功能失调有关。

（2）营养失调：低于机体需要量

与食欲下降、进食量过少有关。

（3）组织灌注量改变

与肾缺血有关。

（4）有活动无耐力的危险

由于肾功能减退造成体力下降。

（5）知识缺乏

未学习相关知识。

（6）预感性悲哀

与肾功能下降有关。

（7）焦虑

与不了解疾病和治疗有关。

（8）恐惧

与肾功能逐渐下降或丧失有关。

（9）排尿异常

与肾功能下降有关。

【护理措施】

（1）一般护理

注意劳逸结合，建议病人戒烟、戒酒。适当运动，改变不良饮食习惯。冬季注意保暖。防止感染。避免过度紧张，保持情绪稳定。因过度兴奋可以引起血中胆固醇及三酰甘油含量增高，体育锻炼可消耗热量、减轻体重，也是非药物调脂治疗的措施之一。有资料报道，肾动脉狭窄度 50%~74% 的 ARAS 病人发生肾功能不全的比例为 11.12%，狭窄度 ≥75% 的 ARAS 病人发生肾功能不全的比例为 35.18%，对有慢性肾功能不全的病人应按慢性肾衰竭护理常规。

（2）心理护理

缺血性疾病可引起慢性肾衰竭，此病病程漫长，病人开始一般不易接受，情绪低落，不愿从事以往的社交活动，悲观失望，对疾病的治疗失去信心。医护人员应耐心指导，多与病人进行沟通，尤其要倾听病人的心声，与病人建立良好的护患关系，讲解疾病的有关知识，让病人了解疾病、认识疾病、配合治疗，讲解以往成功病人的实例，树立战胜疾病的信心，使其多与他人进行交流，恢复以前的兴趣和爱好，多参加体育活动。

（3）治疗配合

肾动脉血管成形术（percutaneous transluminal renal angioplasty，PTRA）是恢复肾血流量最可行的方法之一。成功的 PTRA 有助于控制肾血管性高血压和阻止缺血性肾病的发生、发展。术前向病人介绍介入治疗的目的、方法，术中如何配合和术后的注意事项，并讲解成功的病例，以解除病人的思想顾虑和恐惧心理，鼓励病人树立信心。据文献报道，冠状动脉支架植入术后 3~6 个月再狭窄的发生率高达 30%~40%。肾动脉狭窄支架植入术后应密切观察病情变化，监测生命体征和尿量，观察穿刺部位有无渗血、包块、血肿、疼痛等，穿刺点应加压包扎 6 小时，术侧下肢制动 24 小时，并观察足背动脉搏动情况及肢体颜色，防止和及时发现有无血栓形成。做好血压监测。血压变化是观察疗效的重要指标，术后急性低血压是常见而极危险的并发症。肾动脉支架植入术的远期并发症也主要为再狭窄，应加强出院指导：术后 1、3、6 个月及 1 年按时复诊；服用阿司匹林等抗凝药 3~6 个月，服药期间需定期复查血常规，了解白细胞、血小板的情况。

（4）用药护理

服用降脂药物应注意有无胃肠道不适，定期复查肝功能，观察有无不良反应；服用阿司匹林等药物观察有无胃肠道反应及皮肤黏膜出血倾向；指导病人学会自己观察病情。服降压药应指导病人服药前后监测血压并记录，定期门诊复查，根据血压的变化调整降压药的剂量；服用铁剂应在两餐之间服用，降磷药应随餐嚼碎一起服用，服用利尿剂应监测尿量变化。

【健康教育】

（1）指导病人定期复查肾功能及出、凝血时间、血脂、血和尿常规、24 小时尿蛋白定量、B 超、肾血管彩超、超声心动，必要时复查肾动脉造影、螺旋 CT 造影、磁共振血管成像等。

（2）嘱病人按时服药，监测体重、血压、尿量，学会观察有无水肿，定期由营养师评估营养状态和进行营养指导，根据肾功能发展的不同阶段制定合理的食谱及蛋白质摄入，低盐低胆固醇饮食，根据不同情况适当限制水和高钾食物的摄入，保持水、电解质平衡。

（3）指导病人多参加体育活动，增强抵抗力，防止感冒及心、脑血管并发症。

第十二章　胆固醇结晶栓塞性肾病的护理

动脉粥样硬化斑块破裂，其中的胆固醇结晶大量进入血液循环，导致全身多发小动脉及毛细血管栓塞，造成多脏器的损害，肾损害是其中的组成部分。其发病情况为：尸解报告中占非选择人群的 0.3%，占经心脏导管诊治后死亡者的 27%，约占肾活检病人的 1%。

【临床表现】

（1）肾表现

可有不同程度的蛋白尿、血尿和白细胞尿，甚至表现为肾病综合征。小的肾动脉胆固醇结晶栓塞可引起程度不等的肾功能损害，直至逐渐进入终末期肾衰。无法解释的肾衰竭合并近期出现的高血压或高血压恶化是常见的临床表现。

（2）肾外表现

①皮肤病变：为胆固醇结晶栓塞的最常见征象。主要表现为网状青斑、坏疽、黄萎病、皮肤溃疡、紫癜或溃疡、疼痛性红斑结节。甲床出血、足趾坏疽溃疡、蓝趾综合征也是累及皮肤的症状之一。胆固醇结晶栓塞累及生殖器皮肤罕见，当它发生时可引起严重的阴囊或阴茎皮肤缺损。

②胃肠道：胆固醇结晶栓塞肠系膜循环最常累及结肠、小肠和胃，也可影响胰腺、肝和胆囊。主要症状为腹痛、腹泻和出血。其他表现为坏死性胰腺炎、局灶性肝细胞坏死、非结石性坏死性胆囊炎。

③中枢神经系统：可表现为一过性黑蒙、短暂性脑缺血发作、意识模糊、头痛、头晕或器质性脑综合征。

④眼部体征：包括眼痛、视物模糊等症，眼底镜检查可见 Hollenhorst 斑块。

⑤肌肉骨骼系统：包括肌痛、关节痛，甚至横纹肌溶解。

⑥非特异性表现：包括发热、头痛、肌痛和体重下降。

【辅助检查】

（1）尿液检查

尿常规可见蛋白尿，约半数病人蛋白尿超过+，严重者可达肾病综合征水平，尿沉渣镜检可见红细胞、白细胞、管型，严重病例可有肉眼血尿。急性期尿中可见嗜酸性粒细胞。有些病人尿常规无任何异常发现。

（2）血液检查

血常规检查可见白细胞升高，贫血、血小板计数减少、血沉增快、补体下降、C反应蛋白升高。其他血清学检查可出现血清谷丙转氨酶、谷草转氨酶、碱性磷酸酶、乳酸脱氢酶及淀粉酶升高等。

（3）影像学检查

通过影像学检查可见主动脉内斑块，如存在复合斑块或发生多次缺血性卒中可考虑做出初步诊断。

【治疗原则】

目前尚无治疗胆固醇结晶栓塞性肾病的有效手段，治疗目的主要在于预防和支持。本病预后较差，不治疗的病人1年病死率60%～80%。给予支持疗法（合理的营养、降低胆固醇、停止抗凝、控制血压及心力衰竭、透析治疗）可使病死率降至20%，并且可使一半以上病人肾功能保持相对稳定。

【护理评估】

（1）健康史

①既往史：询问病人既往有无高血脂、高血压、吸烟、糖尿病等病史。有无原发及继发的肾病史。

②家族史：询问病人家族及近亲中有无类似的肾病病史。

③生活习惯：询问病人居住地环境卫生、个人卫生习惯等。有无烟酒嗜好，平时的饮食习惯，如喜欢的食物，进食量和钠盐的摄入量。

（2）身体状况

与栓塞的范围、累及脏器及病变速度有关。可有中心坏死性的皮下结节、眼底动脉栓塞及出血等，累及肾者表现为血尿、小量蛋白尿及进展性的肾功能恶化，个别病人可表现为大量蛋白尿。此外，化验检查还可发现血嗜酸性粒细胞增多、C反应蛋白升高。

（3）心理–社会状况

胆固醇结晶栓塞性肾病目前尚无有效的治疗手段，且预后较差。病人易产生悲观绝望、焦虑易怒、紧张抑郁等负性情绪。

【护理诊断】

（1）皮肤完整性受损

与全身多发小动脉及毛细血管栓塞导致皮肤溃疡、网状青斑、坏疽、紫癜有关。

（2）营养失调：低于机体需要量

与蛋白丢失、低蛋白血症、腹痛、腹泻有关。

（3）排尿异常

与肾功能下降有关。

（4）焦虑、恐惧

与肾功能逐渐下降，病情复杂，预后差有关。

（5）活动无耐力

与肾功能减退造成体力下降，肌痛、关节痛有关。

（6）潜在并发症

感染、心脑血管并发症、栓塞。

【护理措施】

（1）保持皮肤黏膜完整性

密切观察病人皮肤溃疡、坏疽、网状青斑、紫癜、红斑结节等出现的部位大小。保持皮肤清洁，避免感染。保持床单平整、无渣屑。

（2）增进舒适

帮助病人采取舒适的体位，提供安静、舒适的环境。一般情况良好的病人指导其适当活动，以保持活动能力。

（3）心理护理

鼓励病人表达自己的感受，耐心向病人解释病情，了解病人的需要并尽量满足。及时与病人家属沟通，使家属积极配合医护工作。

（4）治疗配合

密切观察病情，出现异常及时报告医生。观察重点包括：肾衰竭的表现、胃肠道症状、高血压、皮肤病变、心脑血管栓塞的表现、眼部体征、感染征象等。

【健康教育】

　　评估病人对疾病知识的了解程度，向病人介绍疾病的发生、发展规律及自我监测的注意事项。指导病人卧床休息，保持情绪稳定。指导病人调节饮食，提供合理的营养。降低胆固醇、控制血压，做好并发症的防治，预防感染，积极配合治疗。

第十三章　遗传性和先天性肾病的护理

第一节　Alport 综合征

Alport 综合征（Alport syndrome，AS），又称遗传性肾炎、眼-耳-肾综合征，是最常见的遗传性肾小球病。本病发病与Ⅳ型胶原 α 链的某些基因突变相关。此病以血尿及肾功能进行性减退为主要特征，而且还伴发感音神经性耳聋和眼睛病变。

【临床表现】

（1）肾病变

血尿为本病最突出表现，并常为首发症状。多在 10 岁前发病，可为肉眼血尿，亦可为镜下血尿，但肉眼血尿成年后较少见。血尿间断或持续，多在非特异性上呼吸道感染、劳累及妊娠后加重。相差显微镜检查本病为变形红细胞血尿，并常伴有红细胞管型。蛋白尿一般不严重，病初可仅有镜下血尿而无蛋白尿，但以后尿蛋白可随年龄增加。肾病综合征很少发生。

AS 的另一突出表现是肾功能呈慢性、进行性损害。男性尤为突出，常在 20~30 岁时进入终末肾衰竭。女性绝大多数病变较男性轻，进入肾衰竭时间晚或不发生肾衰竭，但也有少数病人病变进展速度与男性类似。同其他肾病一样，高血压及贫血常伴慢性肾衰竭出现。

（2）耳病变

高频性神经性耳聋是本病另一重要特征，30%~50%的病人受累，男性较多见。听力障碍也常在 10 岁前发生，但早期轻症病例需做电测听才能发现，以后逐渐加重。耳聋多为双侧，多与肾炎并存，但也有单独存在者，而后者之子代仍可出现肾炎。

（3）眼病变

10%～20%病人具有眼部病变，包括近视、斜视、眼球震颤、圆锥形角膜、角膜色素沉着、球形晶体、白内障及眼底病变。其中，眼底病变又包括脉络膜小疣样斑点、色素上皮变性、视网膜剥离、黄斑异常色素沉着、黄斑中心凹反光消失及黄斑周边微粒，二者常伴随出现。

（4）其他器官病变

除肾、耳及眼部病变外，个别 Alport 综合征家系还可见到如下器官病变：

①神经：大脑功能障碍，多神经病，进行性神经性腓骨肌萎缩及红斑性肢痛病。

②肌肉：食管肌肥厚，食管、气管、支气管及生殖器平滑肌瘤。

③血液：巨血小板病或巨血小板合并粒细胞胞质包涵物。

④内分泌：抗甲状腺抗体及甲状旁腺功能低下。

⑤氨基酸代谢障碍：高脯氨酸血症、高羟脯氨酸血症、高甘氨酸血症以及高脯氨酸尿症、高羟脯氨酸尿症、高甘氨酸尿症、高羟赖氨酸糖苷尿症和氨基酸尿症。

【辅助检查】

（1）肾穿病理检查

①光镜表现：疾病早期肾大致正常，随病变进展，肾小球可从局灶节段系膜增生逐渐发展至肾小球硬化，肾间质可从炎性细胞浸润发展到纤维化，并伴有肾小管萎缩，但这些变化并非 AS 的特异性改变。约有40%的 AS 病人可发现肾间质中有泡沫细胞，常出现在皮、髓质交界处，对提示本病具有一定意义。另外，还有10%～25% AS 病人具有胎儿型肾小球，主要见于 10 岁前患儿。

②电镜表现：少数病例在疾病早期电镜检查正常，但随年龄增长疾病进展后，肾小球基膜（GBM）将逐渐出现异常。其主要病变有三种：GBM 增厚并劈裂、GBM 变薄及两者相间。GBM 增厚并劈裂广泛而明显的存在，尤其与变薄的 GBM 并存时，对 AS 具有重要提示意义。

③免疫荧光表现：通常为阴性，说明无体液免疫参与致病。

（2）遗传方式

AS 的遗传特征具有异质性，存在不同的遗传方式。目前认为，性连锁显性遗传是本病最主要的遗传方式。其致病基因在 X 染色体上，故遗传与性别有关。母病传子也传女，子女得病概率均为 1/2；父病不传子，却传全部女儿。因此，家系中女性病人多于男性，在病情上却是男性重于女性，因为女性尚有一条正常的 X 染色体（杂合子），而男性却没有（半合子）。除此之外，本病的遗传方式还可见常染色体显性遗传和常染色体隐性遗传等。

【治疗原则】

（1）目前尚无针对 AS 的特异性治疗，AS 病人平时应避免感染及使用肾毒性药物，对于未进入终末期肾衰竭阶段的病人，可用血管紧张素转换酶抑制剂（ACEI）和血管紧张素受体拮抗剂（ARB）治疗，这两类药物除降低血压之外，还能减轻蛋白尿，保护肾小球滤过功能，延缓肾病变进展。

（2）目前使用 CsA 治疗 AS 应谨慎，严密监测有无肾毒性，同时需增加样本数和治疗期限进行临床试验进一步观察。

（3）基因治疗目前尚未成熟。

（4）慢性肾功能不全非透析治疗应注意饮食控制，提倡优质低蛋白饮食，纠正肾性贫血，水电解质酸碱平衡等。

（5）AS 病人进展至慢性肾功能不全晚期阶段需进行透析和肾移植治疗。

【护理评估】

（1）健康史

①既往史：既往有无耳聋及眼部异常的遗传性疾病及其他肾疾病。
②家族史：家族及近亲中有无类似的肾病病史。
③生活习惯：有无与放射物、化学毒物和药物密切接触史，居住地有无上述物质污染，了解环境卫生、个人卫生习惯等。有无烟酒嗜好，平时的饮食习惯，如喜欢的食物，进食量和钠盐的摄入量。

（2）身体状况

主要累及肾、耳及眼，表现为血尿、进行性肾功能减退、感音神经性耳聋及眼部病变。

（3）心理-社会状况

由于本病病人大多在青年时期即会发展为终末期肾衰竭，预后较差。一旦病人了解到这一点，即使尚处于疾病早期也会产生巨大的心理压力，应认真评估病人的紧张、焦虑情绪。

【护理诊断】

（1）营养失调：低于机体需要量

与长期限制蛋白质摄入、消化功能紊乱、水电解质紊乱和贫血等因素有关。

（2）体液过多	（3）活动无耐力
与肾小球滤过功能降低导致水钠潴留、饮水过多等因素有关。	与心脏病变、贫血、水电解质和酸碱平衡紊乱有关。

（4）有感染的危险	（5）有受伤的危险
与白细胞功能降低、透析等有关。	与钙磷代谢紊乱、肾性骨病有关。

（6）潜在并发症	（7）绝望
出血、心力衰竭、肾性骨病、尿毒症性肺炎等。	与疾病预后差有关。

【护理措施】

（1）生活护理

在疾病早期，肾病变常在感染、劳累及妊娠之后加重，故应避免感染等诱因，并避免应用伤肾药物。一旦发生肾功能不全，则应根据病人的情况进行全面护理。

①饮食方面：要严格限制蛋白及磷的入量，准确记录出入量，限制水、盐摄入，防止体液过多的发生。密切观察下列液体过多的症状和体征：如短期内体重迅速增加，出现水肿或水肿加重、血压升高、意识改

变、心率加快、肺底湿啰音、颈静脉怒张等。改善病人食欲。可提供整洁、舒适的进食环境，少量多餐。慢性肾衰竭病人胃肠道症状较明显，口中常有尿味，应加强口腔护理，以增进食欲。提供合理的膳食计划，定期检测营养状况。

②休息与睡眠方面：保证休息，避免过度劳累。一般情况较好的病人可指导其适当活动，以增强机体抵抗力；对于病情较重、心力衰竭者，应绝对卧床休息。提供安静、舒适的睡眠环境，有助于人的睡眠。

③皮肤的护理：尿毒症病人由于体内毒素的作用，常有皮肤瘙痒，可协助病人做好皮肤清洁，穿着干净舒适的衣服，尽量不要用力抓挠皮肤以免皮肤破溃，同时协助透析等治疗以清除体内毒素。

④排便方面：保持排便通畅，必要时可使用开塞露或缓泻剂。

⑤预防感染：注意保暖，不要受寒，尽量少去人多的地方，避免上呼吸道感染。做好会阴部护理，保持清洁，防止泌尿系统感染。

（2）心理护理

由于本病的发病年龄较小且预后不良，故病人比较容易出现突出的心理问题，如焦虑、抑郁、愤怒、失望甚至绝望，可采用以下方法帮助病人。

①一般性的心理支持：主要通过支持、解释、疏导、鼓励等方法建立良好的社会支持体系，帮助病人树立生活和治疗的信心，保持乐观的心态。

②放松疗法：可结合音乐疗法放松精神、稳定情绪，还可辅助性地起到降血压、增加外周血流量、改善微循环的作用，具有一定的治疗效果。

③集体心理治疗：可将病人集中到一起进行疾病的讲解，鼓励病人之间的探讨，自我病情的介绍和分析，通过交流达到互相鼓励、宣泄不良情绪的作用。

（3）治疗配合

①密切观察病情，出现异常及时报告医生。观察的重点包括肾衰竭的各项并发症，如胃肠道症状、心力衰竭的表现，高血压、贫血和出血表现，感染征象，病人的精神状态等。

②透析的病人要严格记录出入量，并注意观察透析的并发症：血液透析的病人尤其要注意低血压的发生以及发热、出血和失衡综合征等并发症的发生。腹透病人要注意观察透析管是否通畅以及腹膜炎等并发症的表现。

【健康教育】

（1）疾病相关知识

虽然本病目前尚无根治办法，且预后不良，但透析疗法和肾移植的应用可大大延长病人的寿命，故应积极治疗，使病人了解治疗中的注意事项，尤其是透析病人，观察有无透析并发症的发生。定期复查肾功能、血清电解质等，每日准确记录尿量、血压、体重等。

（2）饮食注意事项

饮食治疗对本病十分重要，合理的饮食结构能够改善病人的营养状况和减轻肾的负担，应特别注意蛋白质的合理摄入。根据病人的GFR来调整蛋白质的摄入量：当GRF<50ml/min时，就应该开始限制蛋白质的摄入，且要求饮食中60%以上的蛋白质为优质蛋白（富含必需氨基酸的蛋白），如鸡蛋、牛奶、瘦肉等，尽量少摄入植物蛋白。GRF在10~20ml/min时，每日摄入的蛋白总量约为40g（0.7g/kg）；GRF在5~10ml/min时，每日摄入的蛋白总量约为25g（0.4g/kg）；GRF<5ml/min时，每日摄入的蛋白总量约为20g（0.3g/kg），此时病人需应用必需氨基酸疗法。此外，还要限制含磷食品的摄入，如菌类、动物内脏、干果等，防止低钙血症的发生。限制水钠的摄入，防止高血压。

（3）注意个人卫生，皮肤瘙痒时不要用力抓挠，防止皮肤破溃。

（4）避免感染的发生，如上呼吸道感染、泌尿系统感染等。

第二节 薄基膜肾病

薄基膜肾病（thin basement membrane nephropathy，TBMN）又称良性家族性血尿（benign familial hematuria，BFH），以持续性镜下血尿为主要临床表现，有阳性家族史，发病与Ⅳ型胶原基因突变相关，电镜下肾小球基膜（GBM）弥漫变薄。

【临床表现】

TBMN病人主要表现为持续性镜下血尿，上感或剧烈运动后可呈现肉眼血尿。约1/3的病人有红细胞管型，绝大多数病人尿红细胞位相显微镜检查为大小不一、多种形态的肾小球源性血尿。儿童以无症状性单纯血尿常见，成人病人45%～60%合并轻度蛋白尿，亦有报道偶见TBMN病人有大量蛋白尿或肾病综合征，但对激素反应较好。多数病人血压正常，部分成年病人（<20%）可有轻度高血压。

绝大部分病人预后良好，肾功能可长期保持在正常范围。一家系调查证实，85岁的高龄男性病人肾功能正常。有的病人已随访三十余年，肾功能仍正常。但有报道证实，极少数病人可产生蛋白尿、高血压甚至肾功能不全。

TBMN病人通常无耳聋和眼异常，听力检查正常。实验室检查如血补体、血浆蛋白电泳、抗核抗体、血小板计数、出血和凝血时间、尿素氮、肌酐清除率、尿浓缩功能及尿细菌培养均无异常发现。

【辅助检查】

（1）肾穿病理检查

①光镜表现：没有明确的具有诊断意义的病理指标，但也可观察到一些非特异性的病理变化，包括肾小球系膜轻中度增生，一般无局灶性节段性肾小球硬化；肾间质可完全正常，也可伴有轻度小灶状肾小管萎缩和间质纤维化，通常无明显炎性细胞浸润，无泡沫细胞存在。

②电镜表现：电镜检查对于本病的诊断起关键作用。弥漫性GBM变薄是本病唯一的或最重要的病理特征。TBMN病人的GBM厚度为正常人的1/3～2/3。肾小球内（系膜区、毛细血管袢）无电子致密物沉积。

③免疫荧光表现：通常为阴性，偶尔可见IgM和（或）补体C3在系膜区或肾小球毛细血管壁节段性分布，但强度很弱。

（2）遗传方式

该病病人阳性家族史的高发生率表明遗传因素可能为重要因素，研究认为其遗传方式为常染色体显性遗传，但具体机制尚未阐明。

【治疗原则】

该病预后良好，病人不需要任何药物治疗。宜定期检查尿化验和肾功能，并应避免使用肾毒性中、西药物。

【护理评估】

（1）健康史

①既往史：询问病人既往有无持续性镜下血尿、上感或剧烈运动后呈现肉眼血尿的病史及其他肾疾病。

②家族史：询问病人家族及近亲中有无类似的肾病病史。

③生活习惯：询问病人有无与放射物、化学毒物和药物密切接触史，居住地有无上述物质污染，了解环境卫生、个人卫生习惯等。有无烟酒嗜好，平时的饮食习惯，如喜欢的食物，进食量和钠盐的摄入量。

（2）身体状况

评估病人是否有镜下血尿；评估病人是否在剧烈运动或上呼吸道感染后出现肉眼血尿。

（3）心理-社会状况

了解病人的情绪和精神状态，有无紧张、焦虑等负性情绪及其程度。

【护理诊断】

TBMN 是一种良性疾病，无需特殊治疗，一般也无需护理干预。病人可能存在的问题可能仅仅为对疾病知识的掌握不足，针对这点可作出护理诊断。

【护理措施】

由于本病的预后较好，病人的一般情况也多数良好，一般情况下无需特殊的护理照顾。

【健康教育】

可对病人进行健康宣教，指导病人保护肾的措施，如避免感冒和过度疲劳，加强对少数有高血压病人的血压控制，避免不必要的治疗和肾毒性药物的应用等。

第十四章　妊娠相关性肾损害的护理

　　妊娠期急性肾衰竭是妊娠期严重的并发症之一，需透析维持生命的约占产妇的 1/2000，在发达国家由于产前监护和产科治疗技术进步近 50 年来已显著地减少了。

【临床表现】

　　妊娠急性肾衰竭通常有较长时间的低血压，血容量不足，或有感染性流产的病史，部分病人有妊娠高血压综合征或孕前肾病史。

　　（1）每日尿量<400ml，逐渐加重的贫血，有全身水肿，重症病人有肺水肿，表现为肺底啰音以至满肺水泡音，并有呼吸困难和发绀，发生脑水肿时有头痛、呕吐、抽搐和昏迷。

　　（2）少尿和无尿者最常见有高钾血症，表现为肌肉疼痛、软弱无力、深反射减退或消失、心率缓慢、心律失常，严重高钾血症可出现致死性心搏停止。

　　（3）代谢性酸中毒表现为呼吸深而快，呼吸有酮味，常伴有恶心、呕吐、烦躁无力、嗜睡甚至昏迷。

　　（4）妊娠急性肾衰竭常有明显的出血倾向，表现为鼻出血、皮下淤斑、血肿以及黏膜出血。

【辅助检查】

　　（1）感染引起的急性肾衰竭，外周血白细胞升高；大出血引起的血红蛋白下降；伴有溶血性尿毒症综合征或 DIC 时，血小板下降；急性肾小管坏死时尿常规应为低比重尿，低渗透压尿，此点作为肾前性急性肾衰竭的鉴别指标之一。伴有溶血时，可见到血红蛋白尿；伴有黄疸时，可见到胆红素尿。

　　（2）肾功能在短期内急剧恶化，表现为血肌酐、血尿素氮急剧升高，并可伴有酸中毒，高血钾等一系列水电解质和酸碱平衡紊乱。

（3）在伴有其他系统损伤时，可见到相应的化验异常，如肝功能异常、血胆红素异常。感染中毒引起的，血培养为阳性。

（4）B超可见双肾增大，存在梗阻时，可见结石征象或输尿管受压表现。

（5）肾活检为诊断妊娠期急性肾衰竭的金标准，并能做出病理类型的诊断，但此时病人可能因种种原因不能接受肾活检，有报道CI或MRI检查以及肾血管造影在诊断肾皮质坏死方面有一定的意义。

【治疗原则】

妊娠期急性肾衰竭属于妊娠期严重的并发症之一。本病的处理关键在于早诊断、早干预。

（1）严密监测病人的出入量、中心静脉压、血气、电解质及肾功能，及时纠正水电解质及酸碱平衡紊乱，积极处理肺水肿、脑水肿等并发症。

（2）保守治疗效果不好时，应及时采用肾替代治疗，常用的方法有血液透析、腹膜透析、连续性肾替代治疗等。不论采用何种方式进行肾替代治疗，一定注意液体的平衡，不要脱水过多，造成子宫和胎盘血液灌注减少，一旦胎儿成熟，母体条件也允许，即尽快终止妊娠。

（3）除了积极处理肾衰竭，原发病的控制也十分重要，如控制好血压、感染、纠正贫血以及其他产科并发症等。

【护理评估】

（1）监测并详细记录出入量，包括所有的液体丢失，如粪便、呕吐和引流液。

（2）监测血尿化验结果。监测生命体征及中心静脉压，评估有无循环血量过多的症状。

（3）每日透析前后测体重并记录。

（4）听诊呼吸音及心音，监测液体过多的指征。

（5）评估潜在感染部位。记录局部或全身感染症状，及时汇报。

（6）评估病人及家属对妊娠急性肾衰竭知识的了解程度。

【护理诊断】

（1）体液过多

与肾功能受损有关。

（2）焦虑恐惧

与担心自身与胎儿安危有关。

（3）有胎儿受伤的危险

与高血压、出血、肾功能受损有关。

（4）潜在并发症

水、电解质，酸碱平衡失调。

（5）知识缺乏

缺乏妊娠期急性肾衰竭的相关知识。

【护理措施】

（1）提供安静的休息环境，减少刺激，嘱病人绝对卧床休息，恢复期可适当活动。

（2）遵医嘱给予利尿药及补液维持最佳的体液平衡，准确记录出入量。

（3）遵医嘱使用抗生素，当给通过肾代谢的药物时要考虑这些药物的排泄会受影响。

（4）遵医嘱给促红细胞生成素以改善贫血，这有助于减少输血的需要量。

（5）对有出血倾向的病人采取以下预防措施：选用容易压迫止血的静脉进行穿刺，注射针眼是潜在出血点，尽量选择一条现存的通路采集所有试验标本，如动脉或静脉的入口处。

（6）严格无菌操作，加强口腔及皮肤护理。

（7）向病人及家属解释病情及治疗方案，取得合作。

（8）针对因疾病导致终止妊娠，或婴儿出生后母婴分离的病人，要特别注意病人及家属的心理安慰。特别警惕产后抑郁的发生。

【健康教育】

（1）卧床休息，以保持肾足够的血液供应，减轻体力消耗，情绪稳定，保持良好的心态。

（2）调节饮食，保持适当足够的营养摄入，量出为入，保持体液平衡；定时复查各项指标，防止电解质及酸碱平衡失调。

（3）任何原因的血容量不足均应及时纠正，保持每小时尿量在 30ml 以上。及时有效地处理感染与创伤，防止毒素和坏死组织进入血液，引起肾小管强烈收缩导致休克。

（4）向病人及家属解释疾病产生的原因，化解因终止妊娠导致的孕产妇心理障碍。

（5）给予产褥期相关护理措施的指导。

第十五章　肾衰竭的护理

第一节　急性肾衰竭

急性肾衰竭（acute renal failure，ARF）是一组由多种病因引起肾排泄功能在短时期内急骤的、迅速的（数小时至数周）、进行性的肾功能减退，导致水、电解质及酸碱平衡失调，肾小球滤过率下降和血肌酐、尿素氮等机体代谢废物蓄积而引起的相应临床表现的一组急性尿毒症临床综合征。

【临床表现】

急性肾衰竭分少尿型和非少尿型。典型少尿型分为三期：少尿期、多尿期和恢复期。

（1）少尿期

表现为少尿（<400ml/d）或无尿（<100ml/d）。由于肾功能损害，各种毒素在体内蓄积，出现急性尿毒症症状，如厌食、恶心、心律失常、呼吸困难、嗜睡、贫血等，严重时可有多脏器衰竭，水、电解质及酸碱平衡紊乱，如心力衰竭、水钠潴留、高钾血症、代谢性酸中毒等。

（2）多尿期

尿量逐日增多，多者可达5000ml/d 或更高，一般持续 1~3 周。由于尿量过多，可出现脱水、低血压、感染等症状。

（3）恢复期

多尿期后尿量逐渐恢复正常，肾功能明显恢复，血尿素氮、血肌酐及电解质水平基本恢复正常，但有少数会发展为慢性肾衰竭。

【辅助检查】

（1）实验室检查

血尿素、血肌酐升高，肌酐清除率下降，高钾血症较常见。B超测量肾大小：肾长径正常值为10~12cm。ARF则肾常有明显的充血与水肿，故双肾体积增大或正常大小。指甲肌酐：正常值为<9.8mg/100g，它反映3~4个月以前的血肌酐水平，超过正常值的，应除外慢性肾衰竭。指甲肌酐正常而血清肌酐明显增高提示ARF。但有7%假阳性率，应予以注意。肾活组织病理检查可明确最后诊断。

（2）肾前性 ARF

尿钠排泄减少(<10mmol/L)，尿比重增高（>1.018），尿渗透压增高（>500mmol/L）。血肌酐（CREA）及血清尿素氮（UREA）增高，且两者增高不成比例，BUN（UREA）增高更明显，UREN∶CREN>120∶1。

（3）肾后性 ARF

影像学检查常见双侧肾盂积水及双输尿管上端扩张。下尿路梗阻还可见膀胱尿潴留。

（4）肾性 ARF

尿常规异常（蛋白尿、血尿、管型尿），肾小管功能异常，肾活组织病理检查以明确诊断。

【治疗原则】

（1）少尿期的治疗

①饮食控制：给予高碳水化合物低蛋白质饮食，但摄入蛋白质的质量要高，含有必需的氨基酸。

②液体控制：每日需要量等于显性失水量加非显性失水量减去内生水量。一般成人可用400ml为内生水量基数加上前一天的尿量及其他排出。

③纠正代谢性酸中毒：对非高分解代谢的少尿期病人，补充足够热量，减少体内组织分解，一般代谢性酸中毒并不严重。但高分解代谢型代谢性酸中毒发生早，程度严重，可加重高钾血症，应及时治疗。当血浆实际碳酸氢根低于15mmol/L，应予5%碳酸氢钠100~250ml静脉滴注，根据心功能情况控制滴速，并动态随访监测血气分析。对严重代谢性酸中毒应尽早做血液透析较为安全。

④纠正电解质平衡紊乱：此期病人易发生高钾血症，早期常无明显症状，严重时可突然致死，故应严密观察，积极防治。最有效的方法为血液透析或腹膜透析。若有严重高钾血症或高分解代谢状态，以血液透析为宜。

⑤控制感染：常见为血液、肺部、尿路、胆管等部位感染，可根据细菌培养和药物敏感试验合理选用对肾无毒性作用的抗生素治疗。一般可用氨苄青霉素、羧苄青霉素、青霉素、氯霉素、红霉素等。

（2）多尿期的治疗

①维持水的平衡：液体的补充应按尿量的 1/3～2/3 量即可，若按尿量等量补充，将使多尿期延长。

②维持电解质平衡：一般每升尿需补充 0.9%氯化钠注射液 500ml，24 小时尿量超过 1500ml 时应酌情补充钾盐。

③加强营养：此期病人往往十分虚弱，应逐渐增加高质量的蛋白质的摄入，贫血严重者可输血。

（3）康复期的治疗

一般无需特殊处理，积极补充营养，给予高蛋白、高糖、高维生素饮食。定期随访肾功能，避免使用对肾有损害的药物。

【护理评估】

（1）病史评估

发病经过，有无诱因，目前的主要不适及疾病特点。

（2）水肿的评估

皮肤水肿的部位、程度、特点，有无出现胸腹腔积液，腹水征，有何伴随症状，即有无出现尿量减少、头晕、乏力、呼吸困难、心搏加快、腹胀等。

（3）营养状况的评估

①人体测量法：人体测量指标，包括体重、身高、骨架大小、皮褶厚度（标志身体脂肪）、中臂肌围（标志肌肉含量）、中臂肌直径和面积，以及身体脂肪百分比、标准体重百分比和体积指数。人体测量指标受体内容量状态的影响较大，不过其在评估营养状态的动态变化时有一定价值。

②主观综合性营养评估（SGA）：SGA 是一个可重复的、有效评价病人营养状态的指标。SGA 包括最近体重和营养摄入的变化、胃肠道症状、水肿情况、皮下脂肪和肌肉消耗程度、功能活动情况等。根据 SGA

可将病人的营养状况分为营养正常（A）、轻度（B）和中重度（C）营养不良 3 种情况。

（4）生活自理程度评估

生活自理障碍分为 3 个等级：生活完全不能自理、生活大部分不能自理和生活部分不能自理。其中，生活完全不能自理是指生活不能自理，进食、翻身、大小便、穿衣洗漱、自我移动等五项均不能自理的情形；生活大部分不能自理，是指进食、翻身、大小便、穿衣洗漱、自我移动五项中的三项不能自理的情形；生活部分不能自理，是指进食、翻身、大小便、穿衣洗漱、自我移动五项中的一项不能自理的情形。判断病人处于哪种情况。

（5）知识缺乏程度评估

病人的理解力，知识水平，对急性肾衰竭知识的了解程度，病人是否能主动配合诊断性检查、治疗、护理。

【护理诊断】

（1）体液过多

与肾小球滤过率降低、摄入过多有关。

（2）营养失调：低于机体需要量

与病人食欲下降、蛋白质摄入限制、原发疾病以及透析的影响有关。

（3）焦虑/恐惧

与病人对疾病的恐惧、担心预后有关。

（4）潜在并发症

高血钾、代谢性酸中毒、急性肺水肿、出血。

（5）有感染的危险

与机体抵抗力降低、外伤以及侵入性操作有关。

【护理措施】

（1）病情观察

①注意体温、呼吸、脉搏、心率、心律、血压等变化。
②有无心力衰竭、心律失常、感染、DIC 发生。
③自理能力和需要，有无焦虑等异常心理。

（2）一般护理

①保证病人卧床休息：休息时期视病情而定，一般少尿期、多尿期均应卧床休息，可减少代谢产物生成。并适当抬高病人水肿的肢体，可减轻局部水肿。恢复期逐渐增加活动。

②营养护理：少尿期应限制水、盐、钾、磷和蛋白质入量，供给足够的热量，以减少组织蛋白的分解。不能进食者从静脉中补充葡萄糖、氨基酸、脂肪乳等。透析治疗时病人丢失大量蛋白，所以不需限制蛋白质入量，长期透析时可输血浆、水解蛋白、氨基酸等。

③精确地记录出入液量：口服和静脉进入的液量要逐项记录，尿量和异常丢失量如呕吐物、胃肠引流液、腹泻时粪便内水分等都需要准确测量，每日定时测体重以检查有无水肿加重。指导病人正确留取尿标本。

④严格控制液体入量：每天前一天的尿量加500ml 为宜。发热病人在体重不增加的情况下可适当增加液体入量。

⑤遵医嘱使用利尿剂，并观察治疗效果及不良反应。

⑥严格执行静脉输液计划：输液过程中严密观察有无输液过多、过快引起肺水肿症状，并观察其他不良反应。

⑦预防感染：严格执行无菌操作，加强皮肤护理及口腔护理，定时翻身，拍背。病室每日紫外线消毒。

⑧做好家属及病人思想工作、稳定情绪，解释病情及治疗方案，以取得合作。

【健康教育】

（1）指导病人卧床休息，减轻体力消耗，以保持肾足够的血液供应。

（2）嘱病人保持情绪稳定，保持良好的心态。

（3）指导病人调节饮食，保持适当足够的营养摄入，量出为入，保持体液平衡；定时复查各项指标，防止电解质及酸碱平衡失调。

（4）嘱病人定期复查：肾小管上皮细胞功能的恢复较慢，常数个月后才能恢复，此前间还应注意休息，定期复查肾功能。

（5）提供图文资料，向病人介绍疾病的发生、发展规律及自我监测的注意事项。

第二节 慢性肾衰竭

肾的代偿能力很强，但是当肾单位破坏超过50%时，就有可能发生肾功能不全乃至严重肾衰竭。慢性肾疾病引起的肾结构和功能损害，以及由此产生的代谢紊乱和临床症状组成的综合征，称为慢性肾衰竭（chronic renal failure，CRF）。

【临床表现】

肾在机体维持体液平衡方面起着极为重要的作用。肾排泄废物的能力和代谢功能受损后，可引起一系列水、电解质和酸碱平衡障碍，出现诸多临床症状、体征和血生化改变，如脱水或水肿、高钾或低钾血症、低钠血症或钠潴留、代谢性酸中毒、高镁血症、低或高钙血症、高磷血症。

（1）血液系统损害

贫血是慢性肾功能不全最常见的临床表现之一，一般当Ccr降至30ml/min时，血红蛋白开始下降，并随肾功能的进一步下降而降低。由于肾功能减退后红细胞生成素的产生不足，红细胞生存时间缩短，骨髓抑制及其他因素造成贫血，病人可表现为活动能力减退、易疲乏、体温偏低、食欲减退、失眠、抑郁、认知障碍、性功能减退等。另外，由于尿毒症病人的血小板功能异常及血小板.血管壁相互作用的异常，凝血系统和纤溶系统变化等原因可造成出血。

（2）心血管系统损害

心血管并发症在慢性肾衰竭中经常发生，是终末期肾衰竭病人最重要的死亡原因之一。由于导致终末期肾病的基础疾病及尿毒症本身的病理生理、代谢障碍及透析治疗等有关因素所致的心血管疾病包括缺血症性心脏病、尿毒症性心肌病、心力衰竭、尿毒症性心包炎、心律失常、尿毒症时的感染性心内膜炎等。

（3）肺部并发症

尿毒症时机体内环境发生明显的变化，导致呼吸系统结构和功能的改变，包括尿毒症肺、肺功能改变、胸腔积液、肺钙化、肺部感染等。

（4）消化系统病变

尿毒症时全段消化道从咽部、食管、胃、十二指肠、小肠、肝、胰腺均可发生病变，从轻度水肿、炎性反应、糜烂溃疡出血直至坏死不等。

（5）神经精神改变

神经精神系统并发症是尿毒症病人最常见的并发症之一，常出现失眠、注意力不集中、抑郁、幻觉等，以及尿毒症脑病、透析性痴呆、透析失衡综合征、脑神经异常、周围神经病变（如不安腿综合征）、自主神经病变、精神系统改变（器质性脑病、焦虑、抑郁）等。

（6）肌肉骨骼病变

尿毒症肌病、骨骼关节疼痛、骨骼畸形、自发性骨折、关节软组织钙化、尿毒症关节病变、皮肤瘙痒、溃疡和组织坏死，血管、内脏、关节周围、皮肤钙化等。

（7）代谢及内分泌紊乱

糖代谢异常（糖耐量降低等）、脂代谢异常、氨基酸和蛋白质代谢异常（负氮平衡等）、甲状腺功能改变、生长激素代谢异常、性功能异常、促肾上腺皮质激素-皮质醇轴代谢异常等。

（8）免疫系统异常

特异性及非特异性免疫改变，常发生感染，如肺炎和泌尿系感染，常出现病毒性肝炎和艾滋病等。

（9）皮肤病变

皮肤干燥、瘙痒、色素异常、皮肤钙化、毛发改变等。

【辅助检查】

血肌酐、血尿素氮升高及肌酐清除率下降、血红蛋白降低、血压升高、电解质紊乱（高钾血症、低钠血症、高镁血症、低或高钙血症较常见），出现代谢性酸中毒。B超测量肾大小：肾长径正常值为 $10\sim12cm$，CRF 有肾的缩小。指甲肌酐：正常值为 $<9.8mg/100g$，它反映 $3\sim4$ 个月以前的血肌酐水平，往往超过正常值。

【治疗原则】

慢性肾衰竭（含慢性肾功能不全）的治疗应包括早期的非透析保守治疗及疾病晚期的肾替代治疗。

（1）非透析保守治疗

1）延缓肾损害进展

①治疗原发病：某些慢性肾病在经过积极治疗后，肾功能损害进展能明显延缓，甚至在一定程度上好转。

②实施营养治疗：应依据病人肾功能状态，减少饮食蛋白入量或实施低蛋白饮食是营养治疗的关键。根据病人情况补充维生素、叶酸及铁剂。

③控制加速肾病进展因素：高血压、蛋白尿、高脂血症、高尿酸血症等因素除能加速肾损害进展外，还能诱发 CRF 病人的心血管疾病，因此控制上述危险因素，不但对肾病有利，而且对防治心血管并发症也非常重要。

2）排除体内代谢废物

体内代谢废物能导致代谢性酸中毒及各器官系统的损害，故应尽力促其排除。主要方法为：服用含大黄制剂、活性炭吸附剂及氧化淀粉等或中药保留灌肠。

3）维持机体内环境平衡

①水、电解质及酸碱平衡紊乱的治疗：应特别注意高钾血症及代谢性酸中毒的防治。

高钾血症的防治：纠正代谢性酸中毒，常需要静脉注射碳酸氢钠。10%葡萄糖溶液加胰岛素静脉注射。袢利尿剂肌内或静脉注射，每次用量为呋塞米 $40 \sim 80mg$；口服降钾树脂类药物，如聚苯乙烯苯磺酸钙或聚苯乙烯磺酸钠。

②代谢性酸中毒的治疗：轻症病人可口服碳酸氢钠治疗；重症病人则需静脉注射 5%碳酸氢钠治疗。一般而言，一次滴入 $5ml/kg$ 时，血清二氧化碳结合力可大约提高 $5mmol/L$。

（2）肾替代治疗

1）开始透析的指征

①Scr>$707\mu mol/L$（8mg/dl），GFR<10ml/min，尿素氮>28.6mmol/L（80mg/dl）；②血钾>6.5mmol/L；③血碳酸氢根（HCO_3^-）<15mmol/L；④明显水潴留，可能发生急性左心力衰竭肺水肿；⑤出现尿毒症心包炎、尿毒症脑病或消化道出血等严重并发症；⑥尿毒症症状严重。

糖尿病肾病病人开始透析治疗的时间应该较非糖尿病肾病病人早，血清肌酐>530μmol/L（6mg/dl）或（和）GFR15~20ml/min，即应开始透析。

2）透析方式的选择

临床上应根据病人的具体病情及意愿、病人所在地医疗条件及卫生经济学评估来合理选择治疗方式。

一般而言，如下情况宜首选 PD：严重心脏病不能耐受 HD 者；无法建立血管通路者；有严重出血倾向，尤其是颅内出血伴颅压增高者。而下列情况宜首选 HD：有腹部大手术病史；广泛肠粘连；腹腔感染；腹腔内巨大肿瘤或多囊肾；哮喘、肺气肿导致明显肺功能不全。

【护理评估】

（1）水代谢障碍症候群

慢性肾衰竭病人由于健存肾单位减少，因而每个肾单位平均排出的容量负荷必然增加，引起溶质性利尿。加之肾的浓缩功能差而致夜尿增多。若有厌食、呕吐或酸中毒使呼吸幅度增大，呼吸道失水增多，易致脱水。病人可出现口渴、烦躁、乏力、尿量减少。晚期 CRF 极度下降，尿量日趋减少，血尿素氮、肌酐迅速上升，病人烦渴多饮，易出现严重的水潴留。如此时补液不当或摄盐过多，可致水中毒及急性左侧心力衰竭。

（2）电解质紊乱症候群

①低钠血症：慢性肾衰竭病人对钠的调节功能差。失钠导致肾功能迅速变坏。故低钠常可使一个原来病情比较稳定的病人出现尿毒症状。病人常感疲乏无力、头晕、直立性低血压、肌肉抽搐、脉细而速，严重者可发生休克。反之，如钠摄入过多，则会潴留体内，引起水肿、高血压，严重者可发生心力衰竭。

②低钙和高磷：由于病人尿磷排出减少，血磷升高。肾衰退时 1,25(OH)$_2$D$_3$ 生成减少加之厌食等原因，肠道吸收钙减少，血钙降低。高血磷、低血钙刺激甲状旁腺，可致继发性甲状旁腺功能亢进。

③低钾血症和高钾血症：由于厌食、呕吐、腹泻及利尿药的使用，可致低钾血症。其临床表现为：四肢无力、腹胀、心律失常和腱反射迟钝等。当尿毒症病人并发感染、酸中毒或长期服保钾利尿药、输含钾多的库存血或严重少尿时均可致高钾血症。其临床表现是心律失常，甚至心搏骤停，以及四肢肌肉无力、手足感觉异常等。

④代谢性酸中毒：酸中毒是慢性肾衰竭病人的常见症状。由于肾小管生成氨、排泄氢离子及重吸收碳酸盐的能力降低，加之腹泻失碱等因素，几乎所有的尿毒症病人都有轻重不同的代谢性酸中毒。轻度代谢性酸中毒一般无明显症状。当 $CO_2CP < 13mmol/L$ 时，才会出现明显症状，如呼吸深大而长、食欲缺乏、恶心、呕吐、疲乏、头痛、躁动不安，严重者可发生昏迷。严重的酸中毒可导致呼吸中枢和血管运动中枢麻痹，是尿毒症最常见的死因之一。

（3）贫血

贫血是尿毒症病人必有的症状。主要原因是肾分泌刺激红细胞生成素减少以及血液中存在抑制红细胞生成素所致，表现为血红蛋白缓慢地进行性下降。

（4）皮肤症状

皮肤瘙痒、尿素霜沉积、尿毒症面容。

【护理诊断】

（1）营养失调：低于机体需要量

与长期蛋白质摄入限制，贫血、血浆蛋白水平降低，消化、吸收功能紊乱，水、电解质失衡等因素有关。

（2）绝望无望感

与预知疾病预后不良、生活与工作状态变化以及长期的经济负担有关。

（3）活动无耐力

与多系统功能受损造成的肺部感染、肺水肿、心力衰竭、贫血、肌无力等有关。

（4）有感染的危险

与营养不良导致的机体免疫功能降低、白细胞功能降低、透析等有关。

（5）潜在并发症

水、电解质和酸碱平衡失调与肾单位功能降低、透析不充分、饮食控制不严格等有关。

【护理措施】

（1）水肿病人

准确记录24小时出入量，指导病人限制液体摄入量，控制水入量每日<1500ml；给予低盐（每日<2g）饮食，每天测体重严密观察病情变化；定时测量生命体征及血清电解质。

（2）透析病人

注意腹膜透析、血液透析等应用后的反应。出现意识混乱、肌肉无力、四肢发麻、恶心、腹泻和腹痛、心搏过缓等症状，应警惕高钾血症的发生。严格执行无菌操作，向病人讲解保持敷料清洁干燥的重要性，动静脉内瘘的观察与维护方法等，防止感染。

（3）电解质紊乱病人

协助改善血中钙低磷高的不平衡现象，减少身体的损害。观察病人骨头疼痛的症状，协助做全关节运动，按医嘱给予磷结合性药物，遵医嘱补钙，采取安全措施，避免骨折，定期监测钙磷水平等。协助维持体内的酸碱平衡状态。平时注意观察病人呼吸速率、节律和深度（有无快速而深的阵发性呼吸），神志状态，有无嗜睡、头痛、健忘，是否失去定向力、谵妄等现象。

（4）有皮肤完整性受损病人

①指导水肿病人穿宽松衣服、鞋子。

②当病人使用加热或制冷的设施时，告知病人注意事项。

③因尿素霜沉积对皮肤的刺激，常有瘙痒不适，每日用温水擦拭皮肤，有条件者可沐浴，然后涂润肤剂，以止痒和润肤。

④勤修剪指甲，勿用力搔抓皮肤，以免皮肤损伤引起感染，皮肤若有破损可涂碘伏等。

（5）并发症的观察及护理

①贫血：因肾生成和分泌促红细胞生成素不足所致。表现为乏力、面色苍白、心悸等；另外，肾衰竭时有凝血功能障碍，表现为鼻出血、牙龈出血、胃肠道出血、月经过多等。应注意观察临床表现，贫血严重者应卧床休息，注意饮食营养，抽血或输液完毕后，按压针眼时间在3分钟以上，活动时注意安全，防止碰伤、摔伤等意外。

②肾性骨病：因维生素D缺乏，甲状旁腺功能亢进和铝沉积所致。表现为全身骨痛，莫名的瘙痒，近端肌无力等。注意观察临床表现，嘱病人多晒太阳，饮食中增加含钙食品，活动时动作轻微，防止发生骨折。

③尿毒症脑病：因胍类、酚类、尿素增高所致。表现为神经衰弱、嗜睡、扑翼样震颤等，给病人创造安静、舒适的环境，做好防护措施。

【健康教育】

（1）强调合理饮食对本病的重要性，严格遵守饮食治疗的原则，尤其是蛋白质的摄入和水钠的限制。

①蛋白质：摄入优质低蛋白质饮食每日每千克体重 0.6～0.8g，若 GFR＜25ml/min 时，应限制在每日每千克体重 0.4g。为防止低蛋白质饮食引起的营养不良，应额外补充必需氨基酸（酮酸）。

②热量、热能必需充足：热量摄入需达到每日每千克体重 125～146kJ，消瘦或肥胖者酌情加减。

③其他：对于水肿、高血压者应限盐 2～3g/d，如出现少尿、高血钾者，不仅限制水和钾的摄入还应限制含钾食物，如紫菜、海带、干菇、菜汤、香蕉、橘橙类等。选择富含铁剂的食物，如大枣、樱桃、瘦肉、虾等，避免高磷食物，如动物内脏、坚果类、菇类等。番茄、维生素 C、果糖可增加铁的吸收，而咖啡、茶、牛奶、麦麸可抑制铁的吸收，应注意食物的搭配。

（2）教会水肿病人自我检测方法，如自测体重、严格控制液体摄入、限制饮食中盐的入量。

（3）根据病情和活动耐力进行适当的活动，以增强机体抵抗力，避免劳累和重体力活动。

（4）定期复查肾功能、血清电解质等，准确记录每日的尿量、血压、体重。

（5）遵医嘱用药，避免使用肾毒性较大的药物。

（6）注意个人卫生，皮肤瘙痒时切勿用力搔抓，以免破损引起感染，注意口腔及会阴部的清洁卫生，教导病人尽量避免去公共场所。观察有无尿路刺激征的出现。

（7）注意保暖，避免受凉，以免引起上呼吸道感染。

（8）应注意保护和有计划地使用血管，尽量使用前臂、肘部等大静脉，以备用于血液透析治疗。已行血液透析治疗者应注意保护好动静脉内瘘管或大静脉置管，腹膜透析者保护好腹透管道。

（9）有病情变化及时到医院就诊。

（10）疾病知识宣教：指导病人识别体液过多的症状，以便自己进行饮食、水的调整；根据肾衰竭程度指导病人适当限制饮食及运动；指导病人观察低钙、高钾的症状和体征；讨论遵医嘱用药的重要性，及正确的服药时间、方法；指导病人注意保暖、预防感冒、定期复查等。

第三节　肾综合征出血热

肾综合征出血热（hemorrhagic fever with renal syndrome，HFRS）是由汉坦病毒引起的广泛小血管和毛细血管损伤，以发热、出血和肾衰竭为特征，肾受损是 HFRS 最为主要的临床表现，累及肾小球、肾小管、肾间质及肾内小血管，表现为急性肾衰竭、蛋白尿和血尿。其传播途径是经伤口、呼吸道、虫媒、垂直传播。典型病例可经过五期，即发热期、低血压期、少尿期、多尿期、恢复期。

【临床表现】

（1）发热期

发热期持续 3~7 天，体温达 39℃ 以上，伴有头痛、腰痛、眼眶痛，尤以腰痛为甚。颜面、球结膜、颈部、上胸部均有明显充血、潮红，似酒醉貌。可见球结膜和眼睑水肿。病程第 2~3 天出现皮肤黏膜淤点，以软腭、咽部、球结膜、腋下多见，重者有内脏腔道出血。部分病人有呕吐、腹痛、腹泻、神志淡漠或烦躁不安。

（2）低血压期

低血压期为 1~3 天：多于病程第 4~6 天出现，重者出现休克。后期尿量开始减少，有大量蛋白尿，红细胞容积增加，出血、凝血时间延长。重型病人脑缺血时可出现谵妄、烦躁、神志不清。

（3）少尿期

少尿期多发生于病程第 5~8 天，出现少尿，甚至无尿。此时胃肠道症状、神经精神症状及出血症状均较前加重，肾功能明显恶化，出现高血钾、酸中毒，并可因高循环血量而导致心力衰竭、肺水肿等。本期约持续 3~7 天，此期病情严重，病死率高。

（4）多尿期

多尿期多发生于病程第 10~12 天。多尿易致失水及电解质紊乱，特别是低钾。此时全身情况逐渐好转，各项化验逐渐恢复正常。本期约数日到数周。

（5）恢复期

恢复期一般在病程第 3~4 周开始恢复，尿量逐渐减少并接近正常，食欲增加，体力逐渐恢复，各种实验室检查指标基本恢复正常，此期持续 1~2 个月。

【辅助检查】

（1）尿液检查

尿检可见蛋白尿、镜下血尿，严重病例尿中可出现由血浆蛋白及细胞碎片凝聚而成的膜状物，此为出血热的特征性表现。

（2）血液检查

血液检查除肾功能异常外，尚可见血白细胞增多、血小板减少，LDH 升高、肝功能轻度异常、血 CRP 增高。

（3）抗体检测

在疾病起始后即可检出高效价抗病毒 IgM 抗体阳性，大多数病人 IgG 抗体阳性。

（4）B 超检查

B 超可提示肾长度和阻力指数增加及浆膜腔积液，包括胸水、心包积液、腹水。

【治疗原则】

（1）发热期

在发热期，早期应用利巴韦林（病毒唑）等抗病毒治疗（病程 5 天以内）能减轻病情和缩短病程，但抗病毒治疗并未得到广泛认可。对体温过高、头痛剧烈、中毒症状重者可在严密观察下应用解热镇痛药或糖皮质激素，早期适当补液可减轻或预防低血压休克的发生，但避免使用 NSAIDs 药物。

（2）低血压休克期

出现低血压休克期时应扩容，纠正酸中毒。补充适当比例的晶、胶液体是治疗的关键，常用液体有平衡盐，胶体液体可选用血浆、清蛋白及低分子右旋糖酐等，重症病人可应用糖皮质激素。

（3）少尿期

少尿期应根据病人的出量，严格控制液体入量，输液量一般为前一天出量加 400~500ml。保持水、电解质及酸碱平衡，维持内环境稳定。存在以下情况时，应予肾替代治疗：①少尿>5 天或无尿>2 天；②水肿明显或有心力衰竭、肺水肿先兆；③代谢性酸中毒，血 HCO_3^- <15mmol/L；④血钾≥6.0mmol/L；⑤出现肾性脑病或其他严重并发症者。替代治疗的方式要根据病人的具体病情选用连续性血液净化或间断血液透析治疗。

（4）多尿期

多尿期应注意调节水及电解质平衡，防止失水，预防低钾、低钠等电解质紊乱。适量增加蛋白和高热量饮食，促进肾功能恢复。

（5）恢复期

补充营养，继续休息。

【护理评估】

（1）健康史

询问病人是否有汉坦病毒感染史。

（2）身体状况

①发热期除发热外主要表现有全身中毒症状、毛细血管损伤和肾损害。

②大多于病程 4~6 天、发热末期或热退时出现血压下降甚至休克。

③于病程 5~8 天出现少尿期，表现为尿毒症和高血容量综合征。

④于病程 9~14 天出现多尿期。

⑤恢复期一般需 1~3 个月，尿量逐步恢复到 2000ml 以下。

（3）心理-社会状况

本病起病急，病情较重，病情变化快，出现休克及肾衰竭等严重表现，病程较长。病人及家属易产生恐惧、焦虑、紧张等心理。

【护理诊断】

（1）体温过高

与病毒血症有关。

（2）组织灌注量改变

与全身广泛小血管损害、出血、DIC 等有关。

（3）体液过多

与肾损害有关。

（4）营养失调，低于机体需要量

与发热、呕吐、进食少、大量蛋白尿有关。

（5）焦虑

与病情发展迅速、担心疾病预后有关。

【护理措施】

（1）发热期的护理

病人常表现为"三红"（颜面、颈部、前胸潮红）、"三痛"（头痛、剧烈腰痛、眼眶痛）症状。发热期常与少尿期、低血压期并存。应采取物理降温，尽量避免用药物退热，易导致血容量减少，引起低血压休克加重肾缺血；鼓励病人进食，防止口腔真菌感染。

（2）低血压期的护理

由于血浆外渗，有效循环血量减少及出血热病毒对心肌的损害，易导致心源性休克，因此，密切观察生命体征变化、扩容、纠酸时，严格把握先胶后晶和液体速度，防止心力衰竭。输入多巴胺升压时，防止液体外渗造成组织坏死并注意血压监测，至少每 30 分钟测量并记录 1 次，并根据血压变化调节液体滴速。

（3）少尿期的护理

观察并记录尿量，注意有无心悸、呼吸困难、心率缓慢、肢体湿冷等心力衰竭及高血钾表现。避免含钾高的食物，严格控制入水量，一般为前 1 天排出量＋500ml，防止发生心力衰竭。

（4）多尿期的护理

由于大量电解质随尿排出，易出现低钾、低钠血症，表现为疲乏无力、嗜睡、食欲减退、恶心、腹胀、心律失常、房室阻滞。鼓励病人多饮水，并补充足够的维生素、矿物质及高蛋白质饮食，以维持水及电解质平衡和促进肾小管修复。

（5）恢复期的护理

注意休息，做好宣传教育，鼠为本病主要传染源，养成良好的卫生习惯，食物应洗净，如有伤口及时包扎，减少在外就餐等。

（6）并发症观察及护理

①急性呼吸窘迫综合征：因尿量减少致血容量增加，出现呼吸窘迫综合征。表现为突发性、进行性呼吸窘迫、气促、发绀，常伴有烦躁、焦虑、出汗等。立即给予坐位，高流量面罩吸氧，遵医嘱给予呼吸机辅助呼吸。

②急性心力衰竭：肾综合征出血热可引起急性心脏容量负荷过重，导致心力衰竭。表现为心慌、脉速、突然呼吸困难、咳粉红色泡沫痰等。给予端坐位，双下肢下垂，面罩吸氧，高流量乙醇（30%）氧，遵医嘱给予强心、利尿、降压等药物，控制液速，必要时四肢轮流结扎止血带，密切观察病情变化，查血生化、血气分析，稳定病人情绪，消除恐惧心理。

③消化道出血：由于血管通透性增加、血小板减少、肝素类物质增多等因素可引起消化道出血。表现为头晕、黑粪或柏油样便、呕血、面色苍白等。做好病情观察，有黑粪时留标本送检，少量出血者给予少渣、易消化饮食，大量出血应禁食并卧床休息，安慰病人，消除恐惧心理。

④急性肾衰竭：由于肾血流障碍、肾的免疫损伤、间质的水肿及出血、肾小管管腔阻塞等因素引起急性肾衰竭。表现为尿量减少、氮质血症、水及电解质紊乱，重者可伴有心力衰竭、肺水肿、脑水肿。给予利尿、纠酸、电解质紊乱等对症治疗，必要时血液透析。

（7）心理的护理

①关心、体贴病人，与病人进行有效交流与沟通。理解病人痛苦，鼓励病人树立战胜疾病的信心。

②对病人及家属耐心讲解疾病特点及预后特点，解释病情变化，让病人积极配合治疗和护理。

【健康教育】

（1）告知病人本病预后良好，大多数均能恢复正常，很少出现慢性肾功能不全。

（2）出院后仍注意休息，利于疾病的彻底恢复。定期复查尿常规，了解恢复情况。

（3）做好宣传教育，疫区应接种疫苗。

（4）食物应洗净，注意餐饮卫生，疾病的流行季节禁止在外就餐。

第 二 篇
肾 替 代 治 疗 的 护 理

第一章　血液净化技术的护理

第一节　血 液 透 析

血液透析（hemodialysis，HD）简称血透，是最常用的血液净化方法之一，是指将病人的血液引流至体外循环装置后，通过具有弥散、对流以及吸附功能的人工装置如透析器、血滤器模拟肾的部分功能，排除血液中的毒素、代谢产物以及多余水分的过程。血液透析是目前为止各种肾衰竭特别是终末期肾病治疗的主要措施之一。它可代替肾的部分功能，清除体内的代谢废物或毒素，纠正水、电解质及酸碱平衡紊乱。

【血液透析原理】

血液透析是利用半透膜的原理将病人血液与透析液同时引入透析器膜的内、外室，在膜两侧呈反方向流动，利用溶质的弥散、水的渗透和超滤作用，清除血液中的代谢废物（如尿素氮、肌酐、尿酸、过多的电解质），同时透析液中的碳酸氢根、葡萄糖、电解质等体内所需物质被补充到血液中，从而达到纠正电解质和酸碱失衡状态，并排出体内多余的水分。

（1）弥散

弥散指在半透膜两侧溶质由浓度高的一侧向浓度低的一侧流动，水分子由渗透压低的一侧向渗透压高的一侧流动的过程，最终达到动态平衡。血液透析过程中，尿素氮（BUN）、肌酐（Cr）、钾、磷由血液向透析液弥散，碳酸氢根与钙离子由透析液向血液弥散。弥散的速率决定于膜两侧的浓度差，溶质的相对分子质量和膜的自身阻力。浓度差越大，相对分子质量越小，膜的自身阻力越小，则扩散越快。

（2）超滤与对流	（3）吸附
水分在压力差作用下从血液侧通过半透膜向透析液侧的移动，称为超滤。血液透析治疗对水分的清除主要依靠超滤作用。超滤的同时携带水分中的溶质通过透析膜，即为对流。对流即滤过，指在半透膜两侧压力梯度作用下，水分可从压力高的一侧向压力低的一侧运动，同时带走一部分溶质。滤过溶质传质速率与跨膜压、透析器的性能、血细胞比容和血脂的含量有关。对流是血液滤过清除溶质的主要机制。	通过正负电荷的相互作用或范德华力和透析膜表面的亲水性基团选择性吸附血液中某些异常升高的蛋白质、毒物及药物，从而达到治疗目的，称为吸附。目前，一些高分子合成透析膜具有一定的吸附功能，但是透析膜吸附蛋白质后可能使溶质的清除率降低。

【血液透析适应证和禁忌证】

（1）适应证	
①急性肾衰竭：急性肺水肿、脑水肿等水潴留者；严重高钾血症：血钾>6.5mmol/L；严重酸中毒：$CO_2CP \leqslant$ 13mmol/L；高分解代谢状态；少尿或无尿达2天以上；尿毒症症状。	②慢性肾衰竭：非糖尿病肾病GFR<10ml/min，糖尿病肾病GFR<15ml/min。如出现严重并发症，药物治疗未能有效控制者（如急性左心心力衰竭、顽固性高血压），高钾血症、代谢性酸中毒、高磷血症、贫血等，可提前开始透析。

　　③急性药物或毒物中毒：凡相对分子质量小、水溶性高、与组织蛋白结合率低、能通过透析膜析出的药物或毒物所致的中毒，可采取透析治疗。如巴比妥类、地西泮、氯丙嗪、水合氯醛等镇静安眠药，阿米替林等三环类抗抑郁药，地高辛等洋地黄类药，氨基糖苷类、万古霉素、

多黏菌素等抗生素，海洛因，有机磷、四氯化碳、砷、汞等毒物。

④其他疾病：如严重的水、电解质及酸碱平衡紊乱，常规治疗难以纠正者。

（2）相对禁忌证

血液透析无绝对禁忌证，相对禁忌证有：进展的恶性肿瘤（不包括骨髓瘤）、痴呆（如果明确不是由于尿毒症引起的意识错乱）、不能进行肝移植的进展性的肝性脑病、颅内出血或颅内压升高、药物难以纠正的严重休克、心力衰竭、心律失常、极度衰竭，活动性出血以及精神障碍不合作者。

【血液透析设备】

透析装置主要包括透析器、透析液、透析机与供水系统等。

（1）透析器

又称为"人工肾"，是血液透析溶质交换的场所，由半透膜和支撑材料组成。目前最常用的透析器为空心纤维型，每个透析器由 8000～12000 根直径约 $200\mu m$ 的空心纤维组成。血液透析时，血液从空心纤维管腔内流过，空心纤维管外充满了流动方向与血流方向相反的透析液，空心纤维的管壁为人工合成的半透膜，即透析膜。透析膜为透析器最关键的部分，膜的面积、厚度、孔径大小及表面电荷均会影响透析的疗效。此外，血流量和透析液流量也会影响透析的效率。

透析膜孔径大小在一定的范围内，使得膜两侧溶液中的小分子溶质和水分子可自由通过，而大分子（多肽、蛋白质）和血细胞、细菌等则不能通过。血液透析时，血液中的尿素氮、肌酐、K^+、H^+、磷酸盐等弥散到透析液中，病人所需的物质如碳酸氢根、醋酸根等从透析液弥散到血液中而得到补充。因而，透析能快速纠正肾衰竭时产生的高尿素氮、高肌酐、高血钾、低血钙、高血磷、酸中毒等代谢紊乱。同时，通过透析膜两侧的跨膜压力达到超滤脱水的目的，纠正肾衰竭时的水过多，从而达到"人工肾"的目的。

（2）透析液

透析液中含 Na^+、K^+、Ca^{2+}、Mg^{2+}、Cl^-、碱基及葡萄糖等，各种电

解质与血液中的正常浓度相近,渗透压与细胞外液相似。根据所含碱基的不同,透析液分为醋酸盐透析液和碳酸氢盐透析液。碳酸氢盐透析液比醋酸盐透析液更符合生理要求,纠正酸中毒迅速,不良反应少,已取代醋酸盐透析液在临床广泛应用。透析液的成分包括:①钠:是细胞外液的主要阳离子,对保持血浆渗透压和血容量起重要作用,透析液的钠浓度一般为135~145mmol/L。②钾:一般透析液设定为0~4mmol/L,根据病人血清钾、每周透析次数和时间而定。③钙:维持性血透病人血钙常偏低,透析液钙含量在1.25~1.75mmol/L,略高于血液中的游离钙浓度。④镁:透析液镁浓度为0.5~0.75mmol/L,略低于正常血清镁浓度。⑤氯:是透析液主要的阴离子之一,浓度一般为100~115mmol/L。⑥碳酸氢盐:在碳酸氢盐透析液中作为缓冲剂,浓度一般为30~40mmol/L。⑦葡萄糖:浓度为0~5.5mmol/L,用于提高透析液渗透压,增加超滤。

(3) 透析用水与透析机

即透析液配制供应装置及透析监测系统。透析用水必须将自来水依次经过过滤、除铁、软化、活性炭、反渗透处理,只有无离子、无有机物、无菌的反渗水方可作为浓缩透析液的稀释用水。透析机主要由血泵、透析液供给系统和安全监控系统组成。透析机按一定比例稀释浓缩的透析液达到生理要求,按设定温度和流量供应透析液,通过调节透析液一侧的负压实现预定脱水量,用血泵维持血流量,用肝素泵调节肝素用量。同时,透析机对以上各项功能的参数具有相应的监护功能,例如监测透析液的浓度、温度、流量和压力,以及血流量、血管通路内的压力、透析膜有无破损、静脉管路内有无气泡等。

【血管通路】

血管通路又称血液通路,是指将血液从人体内引出至透析器进入体外循环,经透析后再返回到体内的通道。血管通路是进行血液透析的必要条件,因此又被称为血液透析病人的生命线。血管通路可分为临时性(紧急透析)血管通路和永久性(维持性)血管通路两类。临时性血管通路用于紧急透析和长期维持性透析内瘘未形成时,主要为中心静脉留置导管。永久性血管通路用于长期维持性透析,主要指自体动静脉内瘘,也包括移植物血管内瘘及中心静脉长期置管。

（1）中心静脉留置导管

常用的血液透析用中心静脉导管有两个腔，静脉腔开口于导管前端，用于回血至病人体内，动脉腔开口由数个侧孔构成，用于将血液引至透析器。置管部位常选择颈内静脉、股静脉和锁骨下静脉。中心静脉留置导管的优点是置管术操作相对简单，可在床边完成，置管后可立即使用，提供的血流量充分。缺点是感染发生率高，使用时间相对较短。另有一类带涤纶套的中心静脉导管，皮下部分有1~2个涤纶套，待皮下组织长入涤纶套后，使导管固定于皮下，可形成防止感染的屏障，故留置时间较不带涤纶套的中心静脉导管明显延长，可作为一种相对长期的血管通路使用。

（2）自体动静脉内瘘

是维持性血液透析病人最常用的血管通路。内瘘成形术指经外科手术将表浅毗邻的动静脉作直接吻合，使静脉血管血流量增加、管壁动脉化，形成皮下动静脉内瘘。常用的血管有桡动脉与头静脉、肱动脉与头静脉等。内瘘通畅并成熟的表现为：吻合口血管有明显震颤或搏动、血管明显增粗、血管壁明显增厚、血管显露于皮肤表面。内瘘成熟至少需要1个月，最好在术后2~3个月开始使用。每次透析时用两支穿刺针穿刺内瘘血管，近动静脉吻合口一侧（距离吻合口5~6cm）的穿刺针（动脉端）将血液引入透析器，远离吻合口的穿刺针（静脉端）将血液输回病人体内。内瘘的优点是感染的发生率低，使用时间长。缺点是手术后不能立即使用，等待内瘘成熟时间长，而且每次透析均需穿刺血管。由于经常穿刺血管，可发生皮下血肿、血栓、感染、动脉瘤和假性动脉瘤、瘘管远端肢体缺血、内瘘侧手部因静脉压增高致静脉回流障碍发生肿胀、充血性心力衰竭等。

（3）移植血管内瘘

适于病人血管条件差或已多次动静脉造瘘失败时使用。移植材料包括自体大隐静脉、同种异体血管（如尸体大隐静脉）、异种血管（如小牛颈静脉）和人造血管。目前多采用膨体聚四氟乙烯（E-PTFE）人造血管，其优点是材料容易获得、内瘘成熟时间短、生物相容性好、反复穿刺不塌陷、感染率低。缺点是价格贵，使用寿命仍低于自体动静脉内瘘。

（4）中心静脉长期置管

临时性中心静脉留置导管简便，易于掌握，但保留时间短，并发症多。而一些需要长期透析的病人因曾实施各种动、静脉内瘘术或移植血管内瘘术，无法再用动、静脉内瘘作为血管通路。因此，具有涤纶套的双腔留置导管成为最佳选择，临床上称为永久性留置导管。

【血液透析的抗凝】

要进行血液透析，必须建立体外循环。为使体外循环血液不凝结，必须使用抗凝血药。其中肝素是血液透析时最常用的抗凝剂，使血液在透析器和透析管路中保持流动状态，保证血液透析治疗的顺利实施。肝素的不良反应有出血倾向、脂类代谢紊乱、骨质疏松、过敏性休克、血小板减少等。

（1）常规肝素化

即全身肝素化。该方法易于达到透析时的抗凝要求。适用于无出血倾向和无显著的脂质代谢和骨代谢异常的病人。临床上常用肝素为 2ml 的溶液，每支含肝素 12500U。在临床使用中可作为每支 100mg（1mg = 125U）计算配制及使用量。首次肝素剂量约为 0.3~0.5mg/kg，于透析前 10 分钟从瘘管的静脉端注入。在透析过程中，用肝素泵持续每小时注入 10~20mg，同时监测活化凝血时间（ACT）或部分凝血活酶时间（APTT），调整肝素用量。透析结束前 30~60 分钟停用肝素。

（2）小剂量肝素化

适用于有出血倾向、有心包炎或出血病史的病人。首次肝素剂量为 0.1~0.2mg/kg，透析过程中持续用肝素泵每小时注入 0.2mg/kg，直至透析结束。在透析过程中监测 ACT 和 APTF，以调整肝素用量。

（3）低相对分子质量肝素

低相对分子质量肝素由肝素降解获得，与肝素相比，可减少出血，作用温和，半衰期长，但价格较贵。透析开始时给予 60~80U/kg 静脉注射，透析过程中无需追加剂量。

（4）局部肝素化

适用于有出血倾向的病人，不给首次量肝素，透析开始时，从动脉端注入肝素，同时从静脉端注入鱼精蛋白以中和肝素，从而使体内凝血时基本无变化，而体外循环的血液凝血时间保持在 30 分钟左右。

（5）无肝素透析

无肝素透析主要用于出血的病人，包括心包炎、凝血功能障碍、血小板减少症、颅内出血、近期手术及肾移植者。先用 4mg/dl 的肝素 0.9%氯化钠注射液预冲透析器及管路，密闭循环 20 分钟，使用前排尽含肝素的预冲液，再用无肝素 0.9%氯化钠注射液 500ml 预冲透析器及管路。透析时每 30～60 分钟用 100～200ml 0.9%氯化钠注射液冲洗管路和透析器。

（6）局部枸橼酸抗凝法

是一种替代无肝素透析的方法，通过在体外循环中减少血中钙离子，阻止凝血酶原转化为凝血酶而起到抗凝作用。用于有高危出血倾向、不宜使用肝素的病人。将枸橼酸钠从透析管路动脉端输入，结合体外循环中的钙离子，在静脉端输入钙剂补充回心血中的钙离子。此法需要动态监测静脉端血液和病人体内的血钙水平和 ACT 或 APTT。

（7）其他抗凝血药

常用的抗凝血药还有前列腺素、重组水蛭素、阿加曲班等。

【临时性血管通路的护理】

（1）密切观察

注意观察留置导管处有无渗出、血肿、发热及感染迹象等。检查留置导管固定是否牢固，导管夹子是否夹紧。

（2）防止感染

导管在使用过程中应严格执行无菌操作，定期更换包扎敷料，一般每周 2～3 次。夏季病人出汗多，做到每日对穿刺部位的皮肤进行消毒、更换敷料，如发现敷料上有渗血、渗液或污染时，应随时更换。透析中如遇到血流量不足时，必须消毒后再调整管腔的位置。透析结束后，先消毒导管出口，待消毒液干后，用透气性好的敷料覆盖导管口。导管尾部小帽可选用肝素帽或一次性小帽。

（3）防止导管血栓形成

为防止管腔内发生凝血，必须于每次透析结束后用肝素封管，实际封管剂量应视管腔容量而定。

（4）防止导管脱落

置管成功后，将导管的双翼用缝线固定于病人的皮肤上，以防止病人活动时管道脱出。如果发现缝线老化或者断落，应及时给予再缝合固定，以防脱落。定期清洁导管及其周围皮肤。导管外及皮肤上的胶布印、碘伏印可用汽油擦净后再用乙醇消毒，避免长期使用导管外附着过厚碘迹。

(5) 专管专用	(6) 血流量不足的处理
透析病人的留置导管，一般只限透析时使用，不宜另作他用，如抽血、输液等，如必须使用时，应在使用前先抽出管腔内抗凝血药物，使用完毕后必须按血液透析结束后导管的处理要求封管，防止导管阻塞。	将透析机调整至旁路状态，暂时关闭血泵，泵前输入 20～30ml 0.9% 氯化钠注射液，仔细调整导管位置，有时血流量可以恢复。

【动、静脉内瘘的护理】

(1) 注意观察	(2) 早期护理
动静脉内瘘术后观察伤口愈合情况，用听诊器听诊有无血管杂音，用手触摸有无震颤，发现异常及时处理。在每次穿刺前应评估内瘘情况，注意有无感染、狭窄及其他并发症的发生。	术侧肢体要防压，抬高至心脏水平，禁止测量血压、输液，内瘘侧衣服的袖口不要过紧，注意保暖，术侧肢体避免提重物。

(3) 促进内瘘成熟的护理

术后 2～3 天如伤口愈合良好可进行弹钢琴运动，术侧手指在支撑物上模拟弹钢琴，每次 15 分钟，每日 6 次；术后 4～7 天，握拳运动，握拳 5 秒后松拳为 1 节，每次 5～10 节，每日 6 次；术后 8～14 天，行握橡皮圈运动，握后松拳为 1 节，每次 10～15 节，每日 6 次；术后 2 周左右，视伤口愈合情况拆线，可行握橡皮圈配合头静脉加压运动，术侧肢体上臂捆扎止血带，术侧手握拳或握橡皮网运动，握后松拳为 1 节，每次 10～15 节，每日 6 次，促进内瘘早日成熟。

(4) 穿刺时的护理

首次穿刺的时间一般在内瘘术后 6～8 周。对于首次使用的内瘘，要做好告知，并签写知情同意书，选择经验丰富的护士进行穿刺。在每次穿刺前要评估内瘘情况，注意有无感染、狭窄及其他并发症的发生。动脉穿刺点应离开内瘘吻合口 3~5cm 以上，可以朝向或背向心，静脉穿刺点应距离动脉穿刺点 5cm 以上，针尖朝向心，采用绳梯式或纽扣法穿刺。对于首次使用的内瘘，建议在穿刺前先行 B 型超声检查内瘘血流量和动脉化的静脉血管直径大小。

（5）适时、适度按压，避免内瘘阻塞，减少血肿发生

血液透析结束后，拔针后一般压迫 15~20 分钟，压迫位置在血管进针处，压迫力度以不渗血又能扪及震颤和听到血管杂音为宜。如穿刺处发生血肿，立即冰袋冷敷，24 小时后改用热敷，并配合涂抹喜疗妥、敷马铃薯片消肿。如内瘘处有硬结，可使用 50% 硫酸镁湿热敷或如意金黄散用醋调和后湿敷，每次10~15 分钟，每日 2 次。内瘘阻塞后会产生局部疼痛，手触摸瘘血管血流震颤减弱或消失，此时应做好内瘘保暖，并及时进行溶栓处理。在 24 小时之内行溶栓效果最好，如不能奏效需要手术治疗行内瘘再通或修补术。

（6）做好内瘘自我保护

每次透析前病人要清洗内瘘侧肢体，换好干净的内衣，减少细菌从穿刺点侵入造成感染的机会；还要避免手臂外伤，最好在内瘘的肢体套护腕，护腕的松紧应适度，可起到保护作用并减缓动脉内瘘的过度充盈；在每次透析结束后内瘘侧肢体不宜上举，因大量除水后血容量降低，血管充盈差；沐浴最好选择淋浴，时间在透析的前 1 天，水温不要过高，时间不宜过长，避免淋浴过程中的低血压。

（7）内瘘出血的护理

术后伤口早期出血多发生在 24 小时内，少量出血或渗血可行局部轻压止血，对出血较多的病人，应立即打开切口，行手术修补。术后伤口每隔 2~3 天换药 1 次，伤口感染也会引起继发性出血，如出现大出血，局部加压止血或行外科手术，非透析时穿刺点出血，最好先将创可贴覆盖针眼后，用手指压迫止血。护士穿刺时，应避免穿刺动静脉内瘘血管上皮肤过薄的隆起部位。

（8）人造血管内瘘的护理

①术后应注意观察：手术部位肿胀情况，有无出血、感染，人造血管的功能状态，如震颤、搏动、血管杂音等。

②穿刺针方向：穿刺时不使用止血带，采取绳梯式穿刺；静脉针始终顺血流方向，动脉穿刺针可顺也可逆血流方向；动、静脉穿刺针之间距离大于5cm，穿刺点距离上次进针点大于1cm，禁忌定点穿刺，禁忌在吻合口、弯曲部位进针。

③指压止血方法：拔除穿刺针后，手指加压止血15~20分钟，压力大小应根据既能触及内瘘震颤，又能控制出血的要求来调整。

④防止感染：严格执行无菌操作，每次穿刺前认真评估血管、皮肤。一旦发现穿刺部位红肿，首先要加强局部的消毒，必要时口服抗生素治疗。

【血液透析治疗的护理】

（1）透析前的护理

①向病人介绍透析的有关知识，消除病人的恐惧心理，取得其配合。

②评估病人的一般情况，包括生命体征、有无水肿、体重增长情况、全身健康状况、有无出血倾向。评估病人的干体重，干体重指病人没有水潴留也没有脱水时的体重。干体重的确定需结合病人的食欲、营养状况、症状及实验室检查结果综合评价，一般指病人无不适症状、血压正常、无水肿和体腔积液、X线胸片心胸比<50%、无肺嗜酸性粒细胞表现时的体重。

③了解病人的透析方法、透析次数、透析时间及抗凝剂应用情况。检查病人的血管通路是否通畅，局部有无感染、渗血、渗液等，中心静脉留置导管病人的导管是否固定完好。

④透析前取血标本送检，监测指标及频率参见表2-1。

表2-1　血液透析病人监测指标及频率

指　标	频　率
血常规、肾功能、肝功能、血电解质	每个月1次
血糖、血脂	每1~3个月1次

续 表

指 标	频 率
铁代谢指标、血 iPTH、营养状况、透析充分性	每 3 个月 1 次
乙肝、丙肝、梅毒、HIV、血清学指标	透析<6 个月者，每 1~3 个月 1 次 透析≥6 个月者，每 6 个月 1 次
心血管结构和功能（心电图、心脏超声、周围血管彩色超声检查）	每 6~12 个月 1 次

⑤检查机器运转是否良好、透析器及透析管路与机器连接是否紧密，安装是否正确、透析液连接是否正确。

⑥严格执行无菌操作及操作常规，严格消毒穿刺部位或深静脉导管管口，认真进行血管通路的穿刺及护理。

⑦上机时，血流量逐渐增加，待达到所需血流量后再开始透析；上机后再次检查各项设定参数是否正确，血路管各分支上的夹子是否都关闭，机器温度、电导度、治疗模式是否设置正常，肝素泵和肝素夹子及静脉传感器夹子是否打开，透析器与血路管连接是否紧密，动、静脉管路与穿刺针或导管是否连接正确，空气监测是否在工作状态，妥善固定血路管，避免管路受压、折叠和扭曲。

（2）透析中的护理

①上机完毕后，首先应再次查对医嘱，检查脱水量设定是否正确，各透析参数、脱水速度及血流量。检查肝素，静脉压夹子是否已打开，血液透析管路有无打折，连接是否紧密，并将各参数记录于透析记录单上。

②透析过程中护士应密切观察病情变化，每小时或随时测量血压，发现问题及时处理。观察病人的表情并询问其自我感受，告诉病人在透析过程中如有不适尽早告知，从而及早发现透析中急性并发症的早期症状，以便做到及时发现及时处理。

（3）透析后的护理

①下机时应提高警惕，由于护士忙于下机，易忽视病情观察，如糖尿病病人、心脏病病人、脱水量多的病人、老年病人易在下机前发生病情变化，对这些病人在下机前 10 分钟左右测量 1 次血压、脉搏，并询问其感受，做到心中有数。

③密切观察机器运转情况，监视各种报警装置，及时排除故障，确保透析顺利进行。每小时观察并记录透析液温度、电导、跨膜压、静脉压、血流量等数值，肝素泵的运转是否正常，肝素进量是否正确，如有异常及时处理。

④观察内瘘穿刺部位或中心静脉置管处有无肿胀、渗血。透析管路内血液的颜色及静脉压和跨膜压的数值，发现异常及时处理。妥善固定透析管路及动静脉穿刺针，避免针头滑脱，引起出血或皮下血肿。为了避免透析后高血钾和心力衰竭，透析输血应在透析结束前 2 小时结束。设定超滤量时，应考虑到病人的补充量。

⑤详细记录每个病人的情况，如透析后体重、透析器型号、透析方式和超滤量。每小时记录血压，脉搏，脱水情况，机器界面显示的各参数值。病人的病情变化、用药情况及转归。在透析过程中要求护士对每名病人做到心中有数，有目的、有意识地主动观察病情。

②观察拔针后动静脉内瘘的搏动情况，包括压脉带松紧度是否合适（松紧度要求既不出血又能扪及吻合口震颤），并告知病人内瘘的自护方法。

③下机完毕后为防止引起直立性低血压，嘱病人在床上多休息，起床速度不宜太快。对回血前有低血压、心率快的病人，回血后，应复测血压，待正常后方可起床。

④复核下机后体重是否与所定的脱水量相符，如不符及时查找原因进行处理。观察病人眼睑、颜面、肢体水肿情况有无改善，告知病人透析间期饮食起居及注意事项。

【血液透析即刻并发症的防治及护理】

（1）失衡综合征

失衡综合征是指发生于透析中或透析后期（一般不超过 24 小时），以脑电图异常及全身和神经系统症状为特征的一组病症。多见于首次透析病人和使用大面积的高效透析时。

1）临床表现

轻度失衡时表现为透析后头痛、乏力、倦怠、烦躁、恶心、呕吐、血压升高、视物模糊、睡眠障碍；中度失衡时表现为肌肉间歇性痉挛、定向障碍、扑翼样震颤、嗜睡、心律失常，重度失衡时表现为精神异常、惊厥、癫痫样发作、木僵或昏迷、死亡。

2）预防护理措施

①采用充分合理的诱导透析。具体方法是采用小面积透析器、低血流量，首次透析时间为 2 小时，次日或隔日再透析 3 小时，以后逐渐进入常规透析。

②使用高钠透析液或在治疗结束前 1 小时给予 50% 的葡萄糖静脉注射，以提高病人血浆晶体渗透压来预防。

③加强病人的心理护理，避免病人过于紧张。密切观察病人情况，要求病人特别是首次透析病人在透析中如有不适，应尽早告诉护士。

④病人出现呕吐，应立即将头偏向一侧，避免呕吐物进入气管导致窒息。

（2）透析器反应

包括过敏型（A 型）和非特异型（B 型）两种。

1）临床表现

①A 型多发生于血液透析开始后 5 ~ 30 分钟内，轻者可表现为呼吸困难、全身发热感、皮肤瘙痒、荨麻疹、咳嗽、打喷嚏、腹部绞痛、腹肌痉挛，严重者可心搏骤停甚至死亡。

②B 型临床表现较常见，多发生于透析开始后 1 小时内，其发作程度较轻，多表现为胸背疼痛、低血压、恶心、呕吐、喉头水肿、荨麻疹。

2）预防护理措施

①新透析器使用前应先用 0.9% 氯化钠注射液充分预冲。

②轻者无须特别治疗，重者应停止透析，夹住血路，丢弃透析器及管道内的血液，可以使用肾上腺素、抗组胺药或肾上腺皮质激素。

③鼓励、安慰病人，减轻病人的紧张情绪。吸氧、减慢血流量，等症状缓解后再正常透析。

④密切观察病人血压、心率及心律的变化，防止低血压、心律失常及心力衰竭。注意观察呼吸情况，防止喉头水肿。

⑤对症护理，如出现恶心、呕吐，应让病人头偏向一侧，防止窒息。

（3）低血压

1）临床表现

低血压是透析过程中最常见的并发症，指透析中收缩压下降＞20mmHg 或平均动脉压降低 10mmHg 以上，并有低血压症状。轻者表现为头晕、心悸、视物模糊、出冷汗，也可无任何症状。重者表现为恶心、呕吐、面色苍白、大汗淋漓甚至意识丧失、死亡。

2）预防护理措施

①观察病人有无打哈欠、便意、腰背酸痛等低血压先兆症状，测量血压时有无脉压缩小，心率有无增快。若一旦发生低血压时，减慢脱水速度或停止脱水，减慢血流量，氧气吸入，必要时给予生理盐水 100～200ml 或 50% 葡萄糖 20～50ml，同时密切观察血压；如症状仍不能缓解，则遵医嘱停止透析，对症处理。

②如病人出现神志不清、呕吐，应立即让其平卧，头侧向一边，防止窒息。

③对长期低血压病人可使用高钠透析；对大量水潴留病人可行序贯透析（先单纯超滤再透析）；并可适当降低透析液温度（34～36℃），防止因透析液温度过高造成体温升高，引起外周血管扩张使血压降低。

④对于高血压透析病人，在透析前及透析中避免服用大剂量及长效降压药，可服用小剂量、作用温和降压药。

⑤积极治疗贫血、心包炎、心功能不全等原发病。

⑥加强营养饮食，增加蛋白质摄入量，保证血浆蛋白含量。

⑦最主要的是病人自身对饮水量的控制，不要使体重增长过多，透析间期体重增长不能超过干体重的 3%～5%。

（4）心律失常

1）临床表现

病人在血液透析中或结束后可出现心慌、胸闷、气短、恶心、呕吐、心率加快或减慢，心电图示房性或室性期前收缩，严重的可出现意识丧失、抽搐，甚至猝死。

2）预防护理措施

①充分透析，清除毒素，避免因代谢产物蓄积而造成的心肌损害。

②病人应控制水分的大量摄入，避免因脱水过快、过急造成的冠状动脉血流减少，使心肌缺血。

③对老年人、儿童、初次透析病人及心功能差的病人，透析中可减

慢血流速度至 150~180ml/min，以减少血流动力学对病人心脏的影响。

④加强心理护理，缓解病人紧张情绪。

⑤在透析中加强生命体征的观察，注意倾听病人主诉，一旦发生心律失常、脉搏无力、脉率增快、血压下降，应减慢血流量，降低或暂停超滤，给予吸氧，通知医生及时处理。

⑥密切观察胸闷、气促等症状有无好转或恶化，观察神志、心率和心律的变化，如症状加重应及时停止透析。

（5）心力衰竭

1）临床表现

阵发性呼吸困难、胸闷、气急、不能平卧、心率加快，病人面色青紫、口唇发绀、大汗淋漓、烦躁不安或咳粉红色泡沫痰。

2）预防护理措施

①协助病人半卧位或坐位，两足下垂，注意病人安全，防跌倒坠床。

②安慰病人，减少病人紧张情绪，降低耗氧量，给予高流量吸氧，湿化瓶内可追加 20%~30% 乙醇。

③采用序贯透析，即先给予病人单纯超滤透出体内过多的水分，再进行透析治疗。

④根据医嘱给予病人强心药和血管扩张药，并密切观察疗效。

⑤积极控制体重增长，随时调整干体重。如在透析中需要输血或输液，则应注意控制总量或增加透析次数，输血应在透析结束前 2 小时结束。

⑥做好宣教，控制水分，加强蛋白质的摄入。指导病人每日监测血压，定期查 X 线胸片等。

（6）空气栓塞

1）临床表现

若一次性快速进入 5ml 以上空气时，可发生明显的气体栓塞症状，轻者表现为阵发性剧咳、气急、胸闷、胸部有压迫感，稍重时有发绀、气喘、呼吸困难，严重的可以出现抽搐、神志不清、昏迷，甚至死亡。

2）预防护理措施

①一旦发现空气进入体内，立即夹闭静脉管路，防止空气进一步进入。

②让病人处于头低足高左侧卧位。轻拍背部，鼓励病人咳嗽，使空气进入肺动脉入口，给予吸氧。有条件者可行高压氧治疗，同时密切观察生命体征，配合医生进行抢救。

③上机前仔细检查管路是否完好，安装是否正确，连接是否紧密。

④下机回血时注意力要集中，严格执行操作程序，及时关泵。尤其透析中给予病人静脉补液时，应密切注意及时关闭输液夹。

⑤透析中，如发现静脉壶以下的静脉管路有小气泡时，应关泵，将气泡排入静脉壶中继续透析。如气泡较多，难以排出时，应关泵，连接动静脉管路，用 0.9% 氯化钠注射液以较低的血流量循环，将静脉端的气泡转移到动脉管路中，再排入动脉壶，予以清除。

（7）肌肉痉挛

1）临床表现

多出现在透析中后期，表现为足部肌肉、腓肠肌痉挛性疼痛。

2）预防护理措施

①防治透析低血压的发生，严格控制透析间期体重增加水平。

②采用高钠透析、碳酸氢盐透析或序贯透析。

③纠正电解质紊乱。

④加强肌肉锻炼。

⑤降低超滤速度，快速滴入 0.9% 氯化钠注射液 100～200ml，或输入高渗葡萄糖溶液、甘露醇。

（8）溶血

1）临床表现

病人常感胸部紧压感、腰背痛，可伴有寒战、发热、呼吸困难、血红蛋白尿，严重者出现高钾血症，血细胞比容下降，静脉回路血液呈紫红色或淡红色。

2）预防护理措施

①终止透析，丢弃管路中血液。

②给予病人吸入高浓度氧，必要时可输血。

③密切监测血钾，避免发生高钾血症。

④在纠正溶血原因后，严重高钾血症者可重新开始透析治疗。

【血液透析远期并发症的防治及护理】

（1）高血压

1）临床表现

透析过程中除血压下降外，也可有少数病人出现血压升高。表现为透析前血压正常，透析开始后血压升高，或透析前已有血压升高，透析过程中血压继续上升至较高水平，引起高血压危象、脑病、脑血管意外等严重并发症的发生。

2）预防护理措施

①应加强饮食指导，按规定限制水和钠的摄入，避免透析间期水分摄入过多。认真评估干体重，充分超滤，使每次透析结束达到准确的干体重。

②降低脂肪类和高胆固醇食物的摄入，防治动脉硬化并进行适当的活动。

③根据病情适当改变透析模式，对顽固性高血压病人可降低透析液钠浓度，可选做序贯透析或血液滤过。

④透析中护士要严密观察病人的血压变化，警惕高血压危象的出现。

（2）心功能异常

1）临床表现

维持性透析病人有透析间期的水钠潴留、高血压、贫血、尿毒症毒素和动静脉内瘘（每分钟增加回心血量100~300ml）所增加的心脏负荷，常可导致心脏的器质性病变。

2）预防护理措施

充分透析，但必须注意透析处方的调整，以避免发生低血压及其他心血管疾病的不良反应，透析中护士应加强血压、脉搏的监测；纠正贫血时，血红蛋白浓度的目标值应为110~120g/L。

（3）低血压

1）原因

透析间期收缩压仍持续低于100mmHg，机制仍不明确，可能是由于尿毒症自主神经功能障碍、血管对缩血管物质如血管紧张素Ⅱ或去甲肾上腺素反应性下降、扩血管物质如一氧化氮或肾上腺素髓质素过量产生及心力衰竭等原因引起，尚无满意疗法，可对症治疗。

2）预防护理措施

①应准确评估干体重，精确计算脱水量，避免超滤过快、过量。特别是心血管不稳定的老年病人和透析中容易发生低血压的病人，透析间期体重增长不宜超过干体重的3%，并可适当提高透析液钠浓度。

②透析前停服降压药。

③每日摄入足够的蛋白质，保持良好营养状况。

④对顽固性低血压病人可选做序贯透析和血液滤过治疗。

④改善心功能、充分透析、改善贫血、积极治疗原发病，降低低血压的发病率。

（4）心包炎、心包积液

1）原因

于透析过程中出现的心包炎、心包积液可能与下列因素有关：①透析不充分，特别是中分子物质清除得不彻底；②肝素应用造成的出血性心包炎；③透析病人免疫功能低下造成的感染等。

2）预防护理措施

①定期检查。

②早期透析，在尿毒症病人出现心血管病变之前即考虑透析，一般肌酐清除率为 5~10ml/min，糖尿病肾病病人 10~15ml/min 即可开始透析。

③充分透析，透析时间每周不低于 12 小时。

④透析液成分调整，根据病人电解质情况调整透析液钠、钾、钙浓度。

⑤透析方式调整，可选择对心血管影响较少的血液净化方式，如血液滤过、血液透析滤过和连续性血液滤过等。

⑥抗凝血药选择，当有出血倾向时可选用低分子肝素或无肝素透析。

⑦降压药物，可选用钙离子通道阻滞药及血管紧张素转换酶抑制剂。

⑧应加强透析病人的健康宣教与管理，控制水分，保证每日蛋白质的摄入量。

⑨透析中密切观察心率及脉压的变化，有心包积液且在透析中应用肝素的病人要特别注意预防透析中发生心包填塞。

（5）肾性骨病

1）原因

钙磷代谢紊乱、活性维生素 D_3 缺乏以及酸中毒等可引起继发性甲状旁腺功能亢进（2-HPT），而 2-HPT 导致破骨细胞增多、骨胶原纤维合成减少、骨矿化障碍等，引起肾性骨病的发生。

2）临床表现

肾性骨病的一般表现，可出现肌无力、骨骼疼痛、易发生多发性骨折、身高缩短、软组织钙化、皮肤瘙痒等表现。

3）治疗

①维持正常的血磷水平；②应用活性维生素 D，补钙；③调整透析液至适当的钙浓度，防止高钙血症；④高磷血症病人可选做血液滤过或血液透析滤过，选用能有效清除磷的透析器；⑤服用磷结合药，如碳酸钙、醋酸钙等应随每餐服用；⑥保证透析充分性。

4）饮食指导

血液透析病人饮食中的磷含量最好<600mg/d，但几乎所有食物均含有磷，特别是蛋白质含量丰富的食物，但不能为了减少磷而限制蛋白质的摄入，以免造成营养不良，应着重考虑如何降低肠道对磷的吸收及如何在透析中有效地清除磷，但要限制那些既是高磷食品又是对尿毒症病人不利的食物，如豆制品类、动物内脏等。

（6）贫血

1）原因

主要是促红细胞生成素分泌减少，以及肾功能障碍所导致的红细胞寿命缩短、生成抑制及出血等。

2）治疗

血液透析对贫血的改善是肯定的，除使用 EPO 外，充分透析亦是关键；此外尚应减少透析过程中的失血，改善透析病人的营养不良；除紧急情况外避免输血。

（7）出凝血机制障碍

1）出血

肾衰竭晚期病人本身就可存在有不同程度的出血倾向。透析对其影响体现为出血改善和透析过程伴发出血两个方面。合理制定肝素用量，或选择小分子肝素可避免出血的发生。

2）凝血

部分病人由于高尿素、高尿酸血症、高血压、高脂血症导致血管内皮受损，从而激活凝血系统。

3）防治及护理

①充分透析、减少 EPO 用量或停用；应用降血脂药及抗凝血药物。

②护士应对每一位病人血生化和血常规有所了解，透析中密切观察

有无出血倾向，若发生出血，可根据情况减少肝素用量或中止透析，并用鱼精蛋白中和肝素。对血液高凝状态病人透析时应仔细观察透析器及管路的颜色、动静脉壶的硬度、跨膜压及静脉压的变化，若血液颜色较深或发黑，静脉壶较硬说明有凝血的先兆，首先用 0.9%氯化钠注射液冲洗整个管路，观察凝血程度和部位，严重者更换透析器和血液管路，回血时避免用力挤压管路以免血栓进入血管。

【血液透析的健康教育】

（1）心理指导

血液透析治疗病人是特殊的病人群体，由于肾衰竭，如果不接受肾移植，肾替代治疗将伴随病人的一生。精神、经济、生活上的压力会造成病人情绪低落、心情抑郁、焦虑、绝望、恐惧，严重者甚至会产生自杀倾向，发生精神错乱等。因此，护理人员要帮助病人学会自我心理疏导，理解、同情、体贴病人，帮助其转变思想，正视病情这一现状，接受透析治疗的事实，懂得治疗原理，逐渐适应透析生活。具体做法是：

①尽可能为透析病人创造一个能保守其隐私的医疗环境，认真倾听病人的烦恼，建立护患信任关系。

②对病人倾诉的不安、烦恼甚至不满，不要感到不平，要从病人的角度思考，解决病人的心理问题。

③充分理解病人的焦虑与恐惧，不要抵触，要多给予肯定，使病人感受到医护人员对自己的理解，毫无顾虑地向医护人员倾诉，缓解病人的紧张情绪。

④用科学的知识、温和诚恳的态度主动与病人耐心地进行思想交流，使病人敞开心扉，说出困难，及时恰当地解决心理问题。

⑤对待病人既要一视同仁，又要让他们每一个人都能感受到他是得到特殊照顾的。

⑥请自我管理比较好的病人对新到病人进行经验传授。病人之间的沟通交流，有助于建立友情，忘却痛苦和无助，建立起战胜疾病的信心。

（2）血液透析知识指导

①帮助维持性血液透析病人逐步适应以透析治疗替代自身肾工作所带来的生理功能的变化，学会配合治疗要求，增强治疗依从性，促进病人回归社会。

②告诉病人定期透析、定期监测的重要性。

③指导病人学会监测并记录自己每天的血压、体重、尿量、摄入水分及饮食情况。每天测量血压 4 次，时间为晨起后，上午 9:00—10:00，下午 14:00—17:00，晚间入睡前；每天定时测量体重 1 次；饮用的水、汤、奶等要用有刻度的杯子测量，记录后饮用；一日三餐所摄入食物的名称及量都要记录下来，医护人员据此可以评价营养状况，指导病人饮食。

④帮助病人建立健康生活方式，如戒烟戒酒、生活规律。

⑤鼓励病人适当运动锻炼，参与社会活动和力所能及的工作。

（3）血管通路护理指导

血管通路是血液透析病人的"生命线"。护士应在手术前后给予病人正确指导，使病人了解血管通路的重要性、掌握正确的自我护理知识，以更好地维护血管通路的功能。

1）中心静脉留置导管术前
告知病人手术目的与重要性，清洁局部皮肤。

2）中心静脉留置导管术后
①嘱病人避免剧烈活动，防止牵拉，以免导管移位、滑脱。一旦导管滑出，应局部压迫止血，并通知医生进行处理。

②保持局部皮肤清洁干燥，避免抓挠导管局部皮肤，预防感染发生。如有体温异常及置管处局部红、肿、热、痛等症状应立即告知医生，及时处理。

③中心静脉留置导管是病人透析专用血管通路，一般不作其他用途，如输液、输血、抽血等。

3）动静脉内瘘术前
①告知病人手术的目的与重要性。
②保护非惯用侧手臂：避免动、静脉穿刺，避免破损，并保持皮肤清洁，防止术后感染。

4）动静脉内瘘术后
①内瘘成熟一般需要 6~8 周，最好 12 周以后使用。
②若术侧手臂肿胀，可适当抬高，以促进静脉回流，减轻肿胀。

③进行促进内瘘成熟的锻炼：术后 24 小时可做手指运动；3 天可进行握拳运动；拆线后进行内瘘的强化锻炼：用止血带或手压住内瘘手臂近心端，术肢反复交替进行握拳松拳或挤压握力球锻炼，每日 3～4 次，每次 5～10 分钟。

④每天检查内瘘是否通畅，并避免可能导致内瘘闭塞的因素：避免在内瘘侧肢体测量血压、抽血、输液等；内瘘侧手臂不可负重物及佩戴过紧饰物；透析结束后，避免因压迫时间过久造成的内瘘血管闭塞（止住血后应在最短的时间内解除压迫）。

⑤预防内瘘感染。

⑥如果出现内瘘疼痛、出血、感染及震颤消失应立即到医院诊治。

（4）饮食指导

血液透析病人的营养问题极为重要，营养状况直接影响病人的长期存活及生存质量的改善，因此要加强饮食指导，本着合理开放，适当限制的原则，既要增加营养，又要易于吸收，并且代谢后易于排除，使病人合理调配饮食。

1）水的摄入

无尿病人限制在 <1000ml（相当于 2 瓶普通瓶装矿泉水），每日测量体重，有尿的病人每日饮水为 24 小时尿量+500ml。告知病人饮热水比冷水解渴。病人可以根据自己尿量计算好自己 1 天的饮水量（牛奶、果汁、饮料的量也要计算在内）。用带刻度的杯子分次饮用，每次记录好饮入量，不要超出所允许的饮用范围。口含冰块或用水湿润嘴唇也可以缓解口渴。

2）钾的摄入

血液透析病人应限制高钾食物，一般限制在每日 2g 以内。如有呕吐、腹泻等丢钾的情况时，应检查血钾水平之后确定补钾量。每日尿量 >1500ml 的病人不必限制钾。

①高钾食物：黄豆、绿豆、海带、扁豆、菠菜、紫菜、土豆、银耳、香蕉、炒花生、瘦牛肉等。

②低钾食物：南瓜、西葫芦、冬瓜、鸭梨等。做饭时可以将生的蔬菜切开后再洗或用沸水焯后再烹制都可以减少钾的含量。

3）钠的摄入

建议清淡饮食，避免高盐饮食，进食盐过多会引起口干使水摄入过多。尿少、水肿、高血压的病人应低盐饮食，盐的摄入量限制在每日 3g

以内；无尿病人每日 1~2g；每日尿量>1000ml 的病人可适当放宽，但也应清淡饮食。

①低盐饮食：每日盐摄入量<2g（包括酱油在内），忌用酱菜、咸肉、咸蛋、酱豆腐。

②无盐饮食：烹调时不加食盐和酱油，用糖醋、番茄酱做调味品。忌用馒头、挂面、油条、虾等。

③低钠饮食：不加食盐，也不加任何含钠的调料，如酱油、味精等。选择低钠的食品如大米、白面、小米、土豆、西红柿、西葫芦等，每日饮食中含钠 1g 以下，忌用含钠食品，如碱馒头，挂面、油菜、松花蛋、芹菜等。

4）蛋白质的摄入

每周 2 次透析病人每千克体重每天 1.2g，每周 3 次透析病人每千克体重每天 1.5g。应摄取优质的动物蛋白质，如肉、蛋、奶等。不要食用植物蛋白质，因为植物蛋白质主要来源于豆制品，分解产物为中分子物质，不宜被透析器清除。

5）热量

对于久坐、活动量小、状态稳定、不胖的病人每千克体重每天摄入热量 35kcal；对于活动量大、处于高分解状态的病人，热量摄入每天每千克体重 40~45kcal（168~189kJ）。补充足够的热量可以保持体重，维持体力，防止组织蛋白质分解，提高蛋白质利用率。

6）脂肪

尿毒症病人常伴有脂肪代谢紊乱和高脂血症，透析不能清除大分子代谢废物，如胆固醇脂，因此，应减少膳食中脂肪的摄入量，要求 50~70g/d。因蛋黄中含胆固醇高，每日进食 1 个鸡蛋即可，避免进食动物内脏，少吃油炸食品。烹调用植物油不宜用猪油及肥肉等。

7）钙的摄入

每天 1~1.5g，首选牛奶，易吸收，其次选择鱼、虾等。

8）磷的摄入

血液透析病人磷摄入量每日控制在 600~1200mg。血磷高者每日磷摄入量<600mg。要限制食用动物内脏。

9）水溶性维生素

透析时水溶性维生素严重丢失，需补充维生素 C、B 族维生素、叶酸等。透析病人水溶性维生素的每日需要量见表2-2。

表 2-2 透析病人水溶性维生素的每日需要量

水溶性维生素	每日需要量（mg）
维生素 C	$60 \sim 100$
维生素 B_1	2
维生素 B_2	2
维生素 B_6	10
维生素 B_{12}	0.006
叶酸	>1.0

总之，病人应依据个人的口味和自身的病情选择食物，把一日三餐的食物种类和重量记录下来，对照食物营养成分表，看一天的饮食是否达到目前所需的营养。病人的饮食也不是一成不变的，要每月检查血生化和血常规 1 次，根据化验结果适当地调整饮食，使饮食满足每一阶段的营养需要。饮食中尽量避免坚硬食物，给予软饭菜，减少胃肠道刺激，善用酸味和香辣味，在低盐的情况下可以增强食欲。

（5）运动指导

合理的休息与运动锻炼可以提高维持性透析病人的生活质量，有利于病人回归社会。恰当的运动还可以维持和恢复病人运动器官的功能。病人可根据专业人员建议并结合自身情况，进行一些力所能及的运动，如散步、打太极拳、慢跑以及简单的器械运动等。病人在运动时若感到不适，应立即终止。

（6）控制水分、维持干体重

大多数血液透析病人尿量极少，需在透析治疗时除水，除水量是以体重增长为标准的，除水量=治疗前体重-干体重+200ml（衣服无变化）。干体重是指病人无水肿、无组织间隙和血管内水分潴留状态下、液体平衡时的质量。

（7）充分透析的必要性

建议病人每周 3 次透析，每周透析总时间不少于 12 小时，达到充分透析，这样才能减少水分和代谢废物在体内过多潴留，从而减少透析中的不良反应。不能随意更改透析时间或减少透析次数。

第二节 血液透析滤过

血液滤过（hemofiltration，HF）是一种在治疗原理上不同于血液透析的血液净化技术。其通过模拟肾小球的滤过原理，主要以对流的方式清除血液中的水分、代谢产物与毒素，因此血液滤过是比血液透析更接近正常肾小球的滤过生理功能的一种肾替代疗法。血液透析滤过（hemodiafiltration，HDF）是血液透析（hemodialysis，HD）和 HF 的结合，兼具有两者的优点。理论上，在单位时间内比单独的 HD 或 HF 治疗清除更多的中小分子物质，因此普遍认为 HDF 是目前较好的透析治疗方法。现已广泛应用于维持性透析病人常规血液净化治疗中。

【原理】

血液透析滤过（HDF）是血液透析（HD）和血液滤过（HF）的联合，即通过弥散和对流两种机制同时进行溶质的清除。在血液透析滤过过程中，血液中小分子物质的弥散的效率取决于膜的大小以及膜两侧的液体动力学，中分子物质的对流的速率则取决于膜的通透性、滤过率以及溶质的筛漏系数。与单纯的血液透析和血液滤过相比，进行 HDF 时，血流动力学稳定，较少发生低血压，单位时间内清除效率更高。血液透析滤过已经成为近年来临床上被维持性血液透析病人推崇的理想的血液净化治疗模式。

【适应证】

（1）适用于所有维持性血液透析者。

（2）血流动力学不稳定的维持性血液透析病人，如低血压、顽固性高血压病人；心肌病变病人、糖尿病病人等。

（3）肾功能不全合并心功能不全者。

（4）肝性脑病病人。

（5）神经病变、视物模糊、听力下降、皮肤瘙痒、胸腔内积液或腹水等病人。

（6）药物中毒、高磷血症。

【禁忌证】

同血液透析。

【设备与装置】

（1）血液透析滤过器

必须使用具有高超滤系数的高通量透析器。选用的高通量透析器应具有以下特点：①理化性质稳定；②生物相容性好，无毒性；③不易吸附蛋白质；④对水分具有高通过性、高滤过率，如F60、F80、17R、14S 等滤过器。

（2）血液透析滤过机

血液透析滤过机与血液透析机除有相同监护装置外，另有置换液泵和液体平衡装置。利用机器语言提示完成机器特别是滤过装置的准备，根据医嘱准确设置各项参数。

（3）在线生产的超纯透析液

在线生成置换液的方法是指由反渗水和浓缩液（或粉末）通过透析机的比例泵配制生成的透析液，大部分进入血液滤过器膜外完成透析功能，少部分流经机器内置的聚砜膜、双聚合膜或聚酰胺膜细菌过滤器，经过 1~2 次滤过，形成无菌置换液后由置换液管路输入体内。

（4）专用置换液输入管路

不同的血液透析滤过机配置有与之配套的置换液输入管路。

（5）血管通路

血液透析滤过的血管通路与血液透析相同，用动静脉内瘘或中心静脉留置导管。为了达到理想的治疗效果，血流量要求较血液透析高，一般应大于 250ml/min。

【操作方法】

（1）治疗前评估

①了解治疗间期的体重及血压的变化情况，准确地评估干体重，为设置适当的超滤量提供依据。

②评估病人降压药的使用情况，嘱病人治疗前停服降压药，以免导致低血压，影响治疗。

③了解是否有出血倾向，为及时调整相应的抗凝处方提供依据。

④了解血管通路情况，内瘘有无闭塞，静脉置管有无感染及阻塞等。

（2）血管通路

与 HD 一样，动静脉内瘘、深静脉留置导管、直接动静脉穿刺均可用于 HDF。需长期治疗的病人都建议其建立动静脉内瘘或留置长期静脉导管。

（3）置换液补充方法

①前稀释法：是指置换液于滤器前的动脉端输入。优点是血液经稀释后进入滤器，故不易在滤过膜上形成蛋白覆盖层影响溶质的清除。缺点是所需置换液量大于后稀释法。

②后稀释法：是指置换液于滤器后静脉端输入，是目前多采用的方法。其优点是在血液稀释之前先滤过，因此溶质的清除率较高，且置换液用量小。

（4）置换液量的计算

前稀释法置换液量的估算尚无统一方法。后稀释的估算方法如下：

①固定法：现有的观点认为后稀释每次治疗所需置换液量不应少于 20～30L。也有研究表明，置换液量为体重 45%～50% 是合适剂量。

②体重计算法：$V1/2$（L）= $0.47 \times$ 体重（kg）$- 3.03$。式中 $V1/2$ 为血尿素氮浓度下降 50% 时每次所需滤出量。

（5）抗凝方法

血液透析滤过的抗凝剂可用普通肝素或低分子肝素。

【护理诊断】

（1）知识缺乏

与缺乏相关知识信息有关。

（2）潜在并发症

出血、低血压、置换液污染所致败血症、内毒素休克等。

【护理措施】

（1）一般护理

①向病人讲解进行该治疗的目的，取得病人的配合，签署同意书。
②评估病人的病情、通路情况。

③评估机器性能及所需物品。

④严格执行"三查八对",确保治疗的准确实施。

⑤在治疗过程中密切观察病人的生命体征并记录、通路情况、机器运转,注重病人的自诉,及时处理不良反应和机器报警。

（2）预防院内感染的发生

①保证在线置换液的使用安全:定期更换外置的置换液细菌滤过器,严格按照厂家规定的使用寿命,一般使用 100~150 次或连续使用 900 小时后应立即更换;现用现配碳酸氢盐浓缩液（B 液）,建议有条件的透析中心使用干粉筒,利用机器自动稀释碳酸氢盐液,减少或避免细菌繁殖。

②透析机的消毒处理:每次透析结束按照产品要求对透析机表面及内部进行消毒。

③反渗水质量保证:每月进行反渗水细菌培养,每 3 个月进行 1 次内毒素检测。

（3）水平衡及饮食护理

血液透析滤过在清除毒素和代谢产物的同时还会丢失大量营养物质,应指导病人增加优质蛋白质、维生素、微量元素及矿物质的摄入。水平衡的要求同普通血液透析。

①低血压:取平卧位,抬高双下肢,同时减慢血泵流速,给予氧气吸入;调低或停止超滤,补充 0.9%氯化钠注射液 100~200ml 或高渗溶液 20~40ml。如经上述处理仍不好转,则需应用升压药物治疗,停止血透。

（4）并发症的处理及护理

血液透析滤过可能发生与普通血透相同的并发症如低血压、出血、破膜漏血、凝血、空气栓塞,另外置换液被污染时,可能出现败血症、内毒素休克。

②出、凝血:治疗前正确评估病人,适量使用抗凝剂。如果外循环凝血,应及时更换后治疗或停止治疗,并与病人及家属做好沟通,以取得配合。

③败血症、休克:停止治疗,抗休克,抗感染。

【健康教育】

①向病人讲解进行该治疗的目的,取得病人的配合。

②签署治疗同意书。

③如果滤器需要复用，应签署滤器复用知情同意书。

第三节　血浆置换

血浆置换（plasma exchange，PE）指通过血液净化技术清除病人血浆中诸如自身抗体、免疫复合物、毒物等大分子物质，以达到治疗目的。目前，血浆置换可以用于多种疾病的治疗，如冷球蛋白血症、抗肾小球基底膜病、吉兰-巴雷综合征、高黏滞综合征和血小板减少症等。

【原理】

血浆置换利用体外循环治疗原理将病人的血液经离心法或膜分离法分离成血浆和细胞成分后，弃去含自身抗体、免疫复合物、高黏稠物质与蛋白结合的毒素等的病人血浆，迅速清除疾病相关因子、过多的异常血浆成分，然后将细胞成分以及补充的平衡液、血浆、白蛋白溶液回输入体内，增强网状内皮细胞功能以及补充机体所需物质的一种体外血液净化疗法。

【适应证】

（1）免疫复合物性肾小球肾炎和抗肾小球基膜肾小球炎，如肺出血-肾炎综合征等。

（2）风湿性疾病和系统性红斑狼疮。结节性动脉周围炎和类风湿关节炎等。

（3）自身免疫溶血性贫血、溶血性尿毒症综合征和血栓性血小板减少性紫癜等。

（4）重症肌无力、吉兰-巴雷综合征。

（5）肝昏迷。

（6）毒蕈中毒。

（7）重症牛皮癣。

（8）肾移植后急性排异反应。

（9）高脂血症。

【禁忌证】

无绝对禁忌证，但不宜在下述情况下进行血浆置换：

（1）对血浆、人血清蛋白，肝素等有严重过敏史。

（2）药物难以纠正的全身循环衰竭。

（3）非稳定期的心、脑梗死。

（4）颅内出血或重度脑水肿伴有脑疝。

（5）存在精神障碍而不能很好配合。

【血浆置换的方法】

血浆的分离方法可分为离心式分离和膜式滤过两种。临床上血液净化治疗常采用膜式血浆分离，而作为血液疾病的治疗采用离心式血浆分离技术。

（1）膜式血浆分离

①一次膜分离法：又称单滤过血浆置换，是临床较常用的方法。治疗时用血浆分离器一次性分离血细胞与血浆，将分离出来的血浆成分全部除去，再置换与除去量相等量的新鲜冰冻血浆或清蛋白溶液。一次膜分离法可补充凝血因子，并能排除含有致病物质的血浆成分。但是存在因使用他人的血浆而有被感染的可能性。采用该方法时必须选用新鲜血浆或清蛋白溶液。

②二次膜分离法：又称双重滤过血浆置换。先用血浆分离器分离出血细胞和血浆，再将分离出的血浆引入膜孔径较小的血浆成分分离器，使高分子免疫球蛋白被滞留而除去，以清蛋白为主的有用物质则随血细胞一起回输入体内。

（2）离心式血浆分离

离心式分离是利用血浆中成分的比重不同，在离心力的作用下，将血细胞和血浆分离，通过不同的管路进行收集；也可进一步将血细胞分离成红细胞、血小板和白细胞。根据分离血浆和回输血细胞成分的时间顺序可分为间断性离心和连续性离心。离心式分离需用枸橼酸抗凝，使用时应注意出现低钙血症。

【设备与装置】

（1）普通血液透析机、床旁透析机（CRRT机）

（2）血浆分离器

常用膜式血浆分离器，是一种高分子聚合物制成的空心纤维型分离膜。血浆通过孔径为 $0.2\sim0.6\mu m$ 的膜，从全血中滤出，一般能除去相对分子质量为 $300\times10^4\sim400\times10^4$ 的物质，血细胞成分不能滤过。

（3）血路管、其他的配套医用耗材

（4）置换液

临床常用的置换液包括晶体液和胶体液两种。

①晶体液：包括林格液、0.9%氯化钠注射液、葡萄糖0.9%氯化钠注射液。	②胶体液：包括血浆代用品（中、低分子右旋糖酐，羟乙基淀粉）和血浆制品（新鲜冰冻血浆和4%~5%清蛋白）。

【操作流程】

（1）病人评估	（2）准备工作
评估病人意识、生命体征、血管通路、体位舒适程度、病人的配合能力，进行告知。	①环境准备：病室光线适宜。 ②护士准备：修剪指甲，洗手，戴口罩。 ③用物准备：血浆分离器、血浆转换管道、转换液、预冲液、无菌治疗巾、安尔碘和棉签等消毒物品、一次性手套、手部消毒液等。

（3）操作过程

①开机自检。

②核对病人信息。

③安装管道及透析器。

④密闭式管道预冲。

⑤按照医嘱配制置换液。

⑥建立体外循环。

⑦治疗前进行环境消毒，减少人员进入。

⑧治疗过程中应注意病人有无皮肤瘙痒、皮疹、寒战、高热等过敏反应。

⑨密切观察生命体征变化。

⑩观察病人有无口麻、腿麻及小腿肌肉抽搐等低钙血症表现。

⑪因血浆置换过程中血小板破坏，抗凝剂的给予，应注意有无出血。

⑫配制置换液时应注意无菌操作。

⑬记录生命体征及各种压力数值。

⑭进行血浆置换治疗。

⑮治疗时间到达后，密闭式回血。

（4）整理用物	（5）洗手

【操作关键环节】

（1）使用血浆分离器前应检查其包装是否有损坏或过期。

（2）一般血浆置换疗法的频率是间隔1~2天，5~7次为1个疗程。每小时置换血浆量1000~2000ml，每次置换总量多为2000ml，建议不超过病人血容量的2倍。

（3）常规预冲完后给予40mg/L的肝素0.9%氯化钠注射液预冲、保留20分钟后，再给予0.9%氯化钠注射液500ml冲洗。

（4）置换液补充时先使用晶体再补充胶体；某些疾病存在低蛋白血症时，置换液主要是清蛋白或其他胶体溶液；等量置换、出入速度相同、渗透压相同、维持电解质平衡；适当补充免疫球蛋白和凝血因子；减少病毒污染，注意置换液的无毒性、在体内不蓄积。

（5）血浆置换治疗开始时，全血液速度宜慢，观察2~5分钟，无反应后再以正常速度运行。通常血浆分离器的血流速度为80~150ml/min。

（6）治疗过程中密切观察病人生命体征，密切观察机器运行情况，包括全血流速、血浆流速、动脉压、静脉压、跨膜压变化等。

（7）治疗过程中，因大量输入异体血浆应观察病人有无过敏和变态反应。

（8）置换液的种类有晶体液、血浆制品、人血清蛋白溶液、低分子右旋糖酐等合成的胶体替代物，配制置换液时应注意无菌原则，严格"三查八对"。

（9）血浆置换术中病人因输入大量液体，如液体未经加温输入后易致畏寒、寒战，故所备的血浆等置换液需经加温后输入，应干式加温。

（10）血浆置换达到目标量之后，进入回收程序，按照机器指令进行回收，观察并记录病人的病情变化、治疗参数、治疗过程及结果。

【护理诊断】

（1）知识缺乏	（2）舒适的改变	（3）潜在并发症
与缺乏相关知识有关。	与治疗需限制病人活动有关。	过敏反应、出血等。

【护理措施】

（1）一般护理

1）向病人及家属讲解相关的医学护理知识，使病人主动接受并积极配合治疗。

2）治疗环境、物资的准备。

3）严格"三查八对"、严防差错的发生。

4）密切观察病情变化，机器运转，如有异常，及时处理并认真如实记录。

5）积极处理并发症。

6）严格执行无菌操作原则，预防院内感染发生。

（2）并发症的护理

1）过敏反应：输注的新鲜冰冻血浆中含有各种凝血因子、补体和清蛋白，导致机体发生过敏反应。严重时出现喉头水肿、过敏性休克。治疗前应询问病人有无过敏史，严格执行"三查八对"，核对血型。可给予地塞米松 5~10mg 或 10% 葡萄糖酸钙溶液 20ml 静脉注射预防，输注血浆时速度不宜过快，根据病人情况，决定置换液量的速度。在输注血浆时，密切观察病人，发生寒战、高热、皮疹、低血压、喉头水肿等过敏反应症状，及时通知医生做相应处理。严重时应及时停止治疗，并做好相应记录。

2）出血

表现为多个部位出血如皮肤、黏膜、牙龈、消化道出血。

①治疗前常规检测病人的凝血功能，根据医嘱决定抗凝剂种类、剂量或无肝素治疗。

②由熟练的护士操作，避免反复多次穿刺损伤局部皮肤血管。

③治疗中密切观察皮肤、黏膜及其他部位有无出血，若高危出血病人，治疗结束时可用鱼精蛋白中和肝素，以防出血。

3）低血压

表现为血压下降或休克。主要原因有：原发疾病存在低血压，建立体外循环后更明显；冰冻血浆、清蛋白等制品过敏；透析膜生物不相容反应；或设置超滤速度过快而补充血浆、清蛋白制剂速度太慢；或补充晶体液过多；或治疗时使用降压药物。需采取以下措施：

①治疗中保持血浆交换平衡及血容量相对稳定。一般体外循环的血流量应控制在 100ml/min 左右，血浆流速为 20~40ml/min。

②清蛋白较低时，应尽量补充胶体溶液。

③治疗过程中每 30 分钟测 1 次血压。若血压下降，加快输液速度，减慢血浆出量，延长血浆置换时间，严重时使用血管活性药物或停止治疗。

| 4）低钙血症：表现为口周麻木、腿麻、肌肉痉挛、恶心、呕吐，甚至昏迷。处理：静脉注射 10% 葡萄糖酸钙溶液 10ml 或氯化钙 10~20ml（注射时间不低于 15 分钟）。 | 5）感染：表现为寒战、发热、血培养阳性或肝炎标志物检查阳性。处理：严格掌握输注血浆的适应证，严格无菌操作，配置置换液时需认真核对、检查、消毒，现配现用。对于有明显感染的病人可使用大剂量免疫球蛋白；对于需要大量新鲜冰冻血浆治疗的病人，可以注射乙肝疫苗来预防乙型肝炎病毒感染。 |

第四节　免疫吸附

免疫吸附是利用吸附材料，从血液中特异地或选择性地吸附并除去与免疫有关的病因物质的治疗方法。主要用于传统药物或手术方法难以奏效的自身免疫性疾病的治疗。临床常用的免疫吸附剂主要包括生物亲和型吸附剂、物理化学亲和型吸附剂。吸附剂应具有选择性和特异性；

无毒和不溶解；不激活补体及凝血系统，不致敏的特性。

【原理】

免疫吸附是利用抗原-抗体的生物化学理论，将抗原或抗体固定在特定的载体上制成吸附柱，当血浆流经吸附柱时，血浆中的抗体或抗原可被吸附柱吸附清除。

【适应证】

（1）肾和风湿免疫系统疾病

系统性红斑狼疮和狼疮性肾炎，抗肾小球基底膜病、Wegener 肉芽肿、新月体肾炎、局灶节段性肾小球硬化、溶血性尿毒症综合征、免疫性肝病、脂蛋白肾病、冷球蛋白血症、类风湿关节炎、单克隆丙种球蛋白血症、抗磷脂抗体综合征等。

（2）神经系统疾病

重症肌无力、吉兰-巴雷综合征等。

（3）血液系统疾病

特发性血小板减少性紫癜、血栓性血小板减少性紫癜、血友病等。

（4）血脂代谢紊乱

严重的家族性高胆固醇血症、高三酰甘油血症等。

（5）肝衰竭

重症肝炎、严重肝衰竭尤其是合并高胆红素血症病人等。

（6）器官移植排斥

肾移植和肝移植排斥反应、群体反应抗体升高、移植后超敏反应等。

（7）重症药物或毒物的中毒

化学药物或毒物、生物毒素，对于高脂溶性而且易与蛋白结合的药物或毒物，可选择血浆灌注吸附，或与血液透析联合治疗效果更佳。

（8）其他疾病

扩张性心肌病、β_2 微球蛋白相关淀粉样变、银屑病、甲状腺功能亢进等。

【免疫吸附的方法】

（1）血浆灌流吸附

①设备与设施：CRRT 机，血浆分离器和免疫吸附装置。

②操作程序：分离血浆，血浆泵速一般为 15~35ml/min，血流泵速为 100~150ml/min；吸附治疗，血浆通过吸附柱后与细胞成分汇合，再回输体内；吸附柱再生，即当一个吸附柱用于吸附时，另一个柱进行再生。机器自动将两个吸附柱的工作状态切换，以达到预定的血浆循环量和排出的免疫球蛋白量。再生方法是以 pH 2.2 的洗脱液冲洗吸附柱，使吸附的免疫球蛋白被解离，然后再被缓冲液冲进废液中，恢复吸附柱的 pH。

（2）全血灌流吸附

①设备与设施：一次性吸附柱，普通血液透析机（无需透析液）或血液灌流机。

②操作程序：连接管路，按常规血液透析方法将血路管与吸附柱相连安装于机器上；预冲，用 1000~2000ml 0.9%氯化钠注射液预冲。预冲完毕，与病人相连，以血泵速度 100~150ml/min 进行治疗。

【操作注意事项】

（1）操作前应全面熟悉病人病史，体检资料，做好相关检查（出血时间、凝血时间、APTT、免疫全套、抗体、血电解质）。向病人说明治疗目的并签署治疗同意书，简要介绍治疗机制和操作过程；关心、体贴病人，了解他们的心理变化。进行股静脉、锁骨下静脉或中心静脉置管并予以保留，并告知病人注意事项。

（2）操作时由 1~2 名有临床经验的护士担任，护士应熟悉吸附治疗的操作规程、步骤，操作时动作熟练、稳健，消除病人紧张情绪。

（3）根据医嘱使用抗凝剂。

（4）治疗过程中，勤巡视，注意生命体征的变化，血路有无异常，机器运转是否正常，及时处理机器报警，并嘱病人如有不适应及时告知医生。

（5）及时做好治疗、护理记录。

（6）观察有无低钙血症、低血压、过敏及其他不适，及时通知医生处理。

（7）进行血浆灌流吸附时，使用缓冲液冲洗后应用 pH 试纸测试排出液体的 pH，以保持液体呈中性为宜。

（8）结束时留取血液标本复查抗体。密切观察 30 分钟后再送回病房，并要求与病房护士交接班，交代注意事项及术中所发生的不良反应。

【护理诊断】

（1）知识缺乏	**（2）舒适的改变**	**（3）潜在并发症**
与缺乏相关知识信息有关。	与治疗时需保持一定的卧姿有关。	感染、过敏反应、低血钙反应等。

【护理措施】

（1）一般护理措施	**（2）并发症的处理及护理**
①向病人讲解该治疗的目的、简要操作步骤，签署治疗同意书。 ②在治疗过程中关心体贴病人，满足病人的需要。 ③密切观察病情，及时处理并发症。	①一般并发症：表现为寒战、发热、关节痛、恶心、呕吐、过敏反应。对症处理，及时做好治疗、护理记录，严重时停止治疗。 ②低血钙反应：表现为肌肉痉挛、抽搐。术前给予葡萄糖酸钙。

第五节　血液灌流

血液灌流（hemoperfusion，HP）是借助体外循环，将血液引入装有固态吸附剂的体外循环系统内，通过血液灌流器中的吸附剂来吸附清除某些外源性或内源性毒物的血液净化方法。血液灌流能有效去除血液内肌酐、尿酸、中分子物质、酚类、胍类、吲哚、有机酸及多种药物，但不能去除尿素、磷酸盐、水分及电解质，主要适用于急性中毒、尿毒症、重型肝炎或其他自身免疫性疾病。

【原理】

血液灌流过程中，借助体外循环和血液灌流器（吸附装置），将溶解在血中的物质吸附到由活性炭或树脂等物质制成的灌流器内，而达到清除血液中有毒物质的效果。活性炭是非常疏松多孔的物质，包括植物、果壳、木材、石油等，经蒸馏、炭化、酸洗及高温、高压等处理后变得疏松多孔。其吸附力的大小取决于它自身的表面积以及孔径的大小。

【适应证】

（1）急性药物或毒物中毒。

（2）尿毒症，尤其是顽固性瘙痒、难治性高血压。

（3）重症肝炎，特别是暴发性肝衰竭、高胆红素血症。

（4）脓毒症或系统性炎性反应综合征。

（5）银屑病病人、系统性红斑狼疮病人或其他自身免疫性疾病。

（6）其他疾病，如精神分裂症、甲状腺危象、肿瘤化疗等。

【禁忌证】

（1）无绝对禁忌证。

（2）严重血小板减少、血细胞减少或其他凝血功能障碍者禁用。

（3）对灌流器及相关材料过敏者。

【设备与装置】

（1）血管通路

股静脉、颈内静脉及锁骨下静脉置管、内瘘、直接穿刺动静脉（不提倡）。

（2）吸附剂

血液灌流吸附剂必须满足：

①与人体血液接触后不发生中毒及过敏反应。

②在 HP 治疗中无任何化学及物理变化发生。

③不发生微粒脱落，无变形发生。

④具有良好的血液相容性。临床常用的灌流吸附剂包括广谱吸附剂活性炭、离子交换树脂和吸附树脂。

（3）抗凝剂

因为吸附剂表面较粗糙、表面积大，活性炭又能吸附一部分肝素，而且病人的原发病不同，个体差异大。因此抗凝剂用量与普通血液透析有所差异。首剂肝素，按 $0.5\sim1.0\,mg/kg$ 计算，维持量为 $10\sim15\,mg/h$。伴出血或高危出血者，亦可采用低分子肝素抗凝。

【操作流程】

（1）病人评估	（2）准备工作
评估病人意识、生命体征、出凝血时间、凝血酶原时间、血小板数量、血管通路、体位舒适程度、病人的配合能力，进行告知。	①环境准备：病室光线适宜。 ②护士准备：修剪指甲，洗手，戴口罩。 ③用物准备：灌流器、管道、预冲液、无菌治疗巾、安尔碘和棉签等消毒物品、一次性手套、手部消毒液等。

（3）操作过程

①开机自检。	②核对病人信息。	③安装管道及灌流器。

④密闭式管道预冲。	⑤建立体外循环。

⑥密切观察病人的生命体征变化，主要是神志变化，灌流前大多数病人都处于昏迷状态，治疗后药物被灌流器吸附，治疗 $1\sim1.5$ 小时后病人逐渐处于躁动、不安，以防坠床。	⑦保持体外循环通畅，躁动病人应给予约束或镇静治疗，防止管道脱落、打折、挤压变形。
⑧因为灌流治疗时血流量较低，严密观察肝素抗凝情况，防止凝血。	⑨记录生命体征及各种压力数值。
⑩进行血液灌流治疗。	⑪治疗时间到达后，密闭式回血。

⑫应向病人及家属讲解灌流的治疗情况，鼓励病人将灌流治疗多做几次，直至病情稳定为止。

（4）整理用物	（5）洗手

【关键环节】

（1）使用灌流器前应检查其包装是否有损坏或过期，湿式灌流器打开后应观察灌流器内的填充液有无外漏。

（2）灌流器预冲严格按照说明书要求，充分湿润活性炭的炭粒，以保证灌流器充分肝素化。

①安装管道时灌流器应垂直固定在支架上，位置高度相当于病人右心房水平，血液入口在灌流器底部，血液方向与灌流器标记方向一致。

②动脉血路上的空气捕捉器应垂直放置，以防空气进入灌流器而减少吸附剂的表面积。

③安装管路时应先固定好灌流器，干式灌流器应按照血液的流向进行安装，湿式灌流器应先连接管道的静脉连接灌流器端，将动脉管道内空气排至动脉连接灌流器端时将灌流器横置再与灌流器连接。

④预冲方法：具体按照灌流器的说明书操作。预冲盐水总量 2000～5000ml 为宜，预冲时应不停地用手拍打灌流器的上端或用手进行灌流器揉搓以促进空气的快速排出。

（3）治疗前应常规测定试管法凝血时间，治疗过程中应每隔 0.5～1 小时检测一次，使体外循环凝血时间保持在 45～60 分钟。

（4）治疗过程中应密切观察病人的生命体征、血管通路、管道使用情况。

（5）灌流器吸附毒性物质后不能再吸附，一般认为灌流时间 2 小时即饱和，若需要继续血液灌流治疗，2 小时后应更换灌流器。但第一次灌流时间不能超过 6 小时。病情需要时，可在十余小时后或第 2 天重复血液灌流治疗，一般经过 2～3 次治疗后药物或毒物中毒可以获得明显疗效。

（6）治疗结束回血时应用空气回血法，因为 0.9% 氯化钠注射液回血有可能增加毒物与吸附剂解离而再次进入血液的风险。

【护理诊断】

（1）活动受限	（2）有暴力行为的危险
与治疗时体位受限有关。	针对自己。

【护理措施】

（1）一般护理

①向病人及家属说明该治疗的必要性和简要的治疗步骤，取得配合，并签署相关的同意书。

②准备好相关的用物，严格无菌操作。

③固定好血路管防止管路扭曲、滑脱。

④对于有自杀倾向的病人，应专人守护，做好心理护理，防其自杀。

（2）并发症的护理

①低血压：取平卧位，抬高双下肢，给予氧气吸入，补充0.9%氯化钠注射液100~200ml；如经上述处理仍不好转，则需应用升压药物治疗。

②寒战：一般不需要中止灌流治疗，可适量静脉推注地塞米松、吸氧等处理；如果经过上述处理症状不缓解并严重影响生命体征者应及时中止灌流治疗。

③出、凝血：密切观察，及时调整抗凝剂使用量，避免灌流器凝血而贻误抢救时机、避免出血加重病人病情。

第六节　连续性血液净化技术

连续性血液净化技术（continuous blood purification，CBP）是所有连续、缓慢清除水分和溶质的一组体外血液净化治疗技术的总称。CBP主要实施者为CBP专业护士，全过程参与各类CBP技术的实施、危重病人的监护并实施专项护理，因此，CBP护士需在掌握常用连续性血液净化技术的原理、适应证、注意事项的基础上有效地实施护理，从而保证CBP治疗的安全性和连续性。

【适应证】

（1）肾疾病

①急性肾衰竭（ARF）或慢性肾衰竭（CRF）伴心血管系统不稳定（心力衰竭、低血压）的病人。

②ARF或CRF伴多脏器功能衰竭者。

（2）非肾疾病

①全身炎性反应综合征病人。

②多器官功能障碍综合征病人。

③挤压综合征病人。

④急性呼吸窘迫综合征病人。

⑤乳酸酸中毒病人。

⑥急性坏死性胰腺炎病人。

③严重创伤或大手术后伴 ARF 者。

④脑外伤、脑血管意外等有脑水肿的 ARF 或 CRF 病人。

⑤严重高分解代谢需全静脉营养的 ARF 病人。

⑥ARF 伴急性呼吸窘迫综合征（ARDS）病人。

⑦对血液透析（HD）或腹膜透析（PD）不能耐受，尤其有严重水潴留且对其他治疗抵抗的病人。

⑦心肺旁路病人。

⑧慢性心力衰竭。

【禁忌证】

CRRT 无绝对禁忌证，但存在以下情况时应慎用。

①无法建立合适的血管通路。

②严重的凝血功能障碍。

③严重的活动性出血，特别是颅内出血。

【连续性血液净化技术的方式、原理及注意事项】

（1）连续性动脉、静脉血液滤过

1）原理

连续性动脉、静脉血液滤过（CAVH）是指利用人体动脉静脉之间正常压力梯度差作为体外循环的驱动力，连续性地驱动血液直接通过一个小型高效能、低阻力的滤器，依赖血液在滤器内产生的压力，同时补充置换液；以对流的原理清除体内的大、中、小分子溶质，同时借以清除体内过多的水分，维持体内电解质及酸碱平衡的一种连续性血液净化模式。

2）注意事项

①CAVH 应使用高通量血液滤过器。

②血流量（Q_b）：50～100ml/min；超滤率（Q_f）：8～12ml/min。

③CAVH 通常是不用血泵的，必须进行股动脉或股静脉插管，股动脉插管并发症发生率高。对于维持透析有内瘘者，可以将内瘘当作动脉，有时动脉也可选择肱动脉、足背动脉和其他动脉。由于没有血泵，病人的动脉压应该在 90mmHg 以上才能比较合理地进行治疗。而且，体外循环的连接管路不宜太长，否则会影响滤器的超滤效果。当出现凝血使滤器超滤率降低 40% 以上时，应该更换滤器。

（2）连续性静脉-静脉血液滤过

1）原理

连续性静脉-静脉血液滤过（CVVH）是指采用中心静脉（颈静脉、股静脉及锁骨下静脉）留置单针双腔导管建立血管通路，血液由静脉引出，再通过静脉回流，利用血泵驱动进行体外血液循环的治疗模式。循环的血液直接通过一个高通量血液滤过器，在滤过器前或后输入置换液，以对流的原理清除体内的大、中、小分子溶质，并借以清除体内过多的水分，维持体内电解质及酸碱平衡的一种连续性血液净化模式。

2）注意事项

①CVVH使用高通量血液滤过器。

②采用中心静脉（颈静脉、股静脉及锁骨下静脉）留置单针双腔导管建立血管通路，血流量可控制。

③血流量：100～300ml/min；超滤率：10～20ml/min。

④补充换液，采用后稀释法时置换液由滤器后静脉管道内输入，尿素清除率可达36L/d。采用前稀释法时，置换液由滤器前端动脉管道内输入，尿素清除率可增加到48～56L/d。由于前稀释降低了滤器内血液有效溶质浓度，溶质清除量与超滤液量不平行，其下降率取决于前稀释液流量与血流量的比例，肝素用量可明显减少。

（3）连续性动脉、静脉血液透析

1）原理

连续性动脉、静脉血液透析（CAVHD）是指利用人体动脉-静脉间的压力差，驱动血液直接通过透析器，依赖血液在透析器内产生的压力，以弥散及少量对流的原理清除体内的小分子物质、水分和电解质，借以清除体内过多的水分，维持体内电解质及酸碱平衡的一种连续性血液净化模式。

2）注意事项

①CAVHD使用低通量透析器，

②透析液逆向输入。

③血流量：50～100ml/min；超滤率：1～3ml/min；透析液流量：10～20ml/min。

（4）连续性静脉-静脉血液透析

1）原理

连续性静脉-静脉血液透析（CVVHD）的原理与CAVHD的原理相同，区别在于采用静脉-静脉建立血管通路，用血泵驱动血液循环。

2）注意事项

①CVVHD 使用低通量透析器。

②采用中心静脉（颈静脉、股静脉及锁骨下静脉）留置单针双腔导管建立血管通路。

③透析液逆向输入。

④血流量：100～300ml/min；超滤率：1～5ml/min；透析液流量：10～20ml/min。

（5）连续性动脉-静脉血液透析滤过

1）原理

连续性动脉-静脉血液透析滤过（CAVHDF）是指利用人体动脉-静脉之间压力差，驱动血液直接通过一个高通量的滤器，依赖血液在滤器内产生的压力，同时补充置换液，以对流加弥散的原理清除体内的大、中及小分子物质，借以清除体内过多的水分，维持体内电解质及酸碱平衡的一种连续性血液净化模式。

2）注意事项

①CAVHDF 使用高通量滤器。

②补充置换液及透析液。

③透析液逆向输入。

④血流量：50～100ml/min；超滤率：8～12ml/min。

（6）连续性静脉-静脉血液透析滤过

1）原理

连续性静脉-静脉血液透析滤过（CVVHDF）是在CVVH 的基础上发展起来的。溶质清除的原理与 CAVHDF 完全相同，不同点是采用静脉-静脉建立血管通路，应用血泵驱动血液循环的一种连续性血液净化模式。

2）注意事项

①CVVHDF 使用高通量滤器。

②采用中心静脉（颈静脉、股静脉及锁骨下静脉）留置单针双腔导管建立血管通路。

③补充置换液及透析液。

④透析液逆向输入。

⑤血流量：100～200ml/min；超滤率：8～15ml/min。

（7）缓慢连续性超滤

1）原理

缓慢连续性超滤（SCUF）是指以对流的方式连续、缓慢地超滤脱水清除溶质，以减轻循环系统容量负荷的一种连续性血液净化模式。是 CRRT 中的一种类型，不同点是它不补充置换液，也不用透析液，对溶质清除不理想，不能保持肌酐在可以接受的水平，有时需要加用透析治疗。

SCUF 分为两种类型：一种是采用动-静脉建立血管通路，利用动静脉压力差建立血液循环称为动-静脉缓慢连续性超滤（A-VSCUF）；另一种采用静脉留置单针双腔导管建立血管通路，借助血泵驱动血液循环称为静脉-静脉缓慢连续性超滤（V-VSCUF）。

2）注意事项

①A-VSCUF：应用低通量透析器；血流量为 50~100ml/min；超滤率为 2~6ml/min。

②V-VSCUF：应用低通量透析器；血流量为 50~200ml/min；超滤率为 2~8ml/min。

③这类病人的补液中的钠浓度应保持在 140mmol/L，并定时补充钙、镁等电解质成分。

（8）连续性高流量透析

1）原理

连续性高流量透析（CHFD）应用合成膜血滤器进行无置换液血液透析滤过。这个系统包括连续性血液透析和一个透析液容量控制系统，用高通量血滤器以 10L 碳酸氢盐透析液以 100ml/min 的速度再循环。超滤过程由速度不同的两个泵控制，一个泵输送已加温的透析液，另一个泵调节透析液流出量和控制超滤。

2）注意事项

①CHFD 应用高通量滤器。

②透析液为袋装，每袋 10L，循环使用 4 小时后透析液中尿素和肌酐浓度与血浆中浓度达到平衡，应更新透析液。

③血流量：50~200ml/min；超滤率：2~8ml/min；透析液流量：50~200ml/min。

④增加血流量和透析液流量或透析器面积，清除率还可进一步增加。

（9）高容量血液滤过

1）原理

高容量血液滤过（HVHF）是在连续性静-静脉血液滤过（CVVH）的

基础上发展起来的，通过增加置换液的输入量进一步提高对大、中分子溶质的对流清除作用。目前常采用的 HVHF 有两种方法：①标准 CVVH，超滤量维持在 3~4L/h；②夜间行标准 CVVH 维持，日间超滤率增加为 6L/h，超滤总量>60L/d。

2）注意事项

①一般要求应用高通量滤器，面积为 $1.6~2.2m^2$，补充碳酸氢盐置换液。

②HVHF 置换液通常选用前稀释输入，可避免凝血。血流量应达到 300ml/min。

（10）连续性血浆滤过吸附

1）原理

连续性血浆滤过吸附（CPFA）应用血浆滤过器连续分离血浆，然后滤过的血浆进入包裹的炭或树脂吸附装置。净化治疗后的血液再经静脉通路返回体内。

2）注意事项

①将吸附器装于滤器后以及予以缓慢的血泵流速是为使病人的血液在最短时间内最充分地接触吸附体而保证吸附效果。

②为了避免吸附器内酸性的填充液对滤器的破坏作用，吸附器应在串联前单独预冲。

【连续性血液净化技术的组成】

（1）连续性血液净化装置

临床主要使用的连续性血液净化装置有：①BM25 及 ACCURA；②Prisma；③Diapac CRRT；④Multi Filtrate；⑤Multimat B-ICU；⑥Equasmart。这些设备可以在床边进行治疗，具备完整的安全警报和液体平衡控制系统，使每天液体平衡误差<100ml,操作方便，节省人力。

（2）血管通路

建立和维持一个良好的血管通路是保证连续性血液净化（CBP）治疗顺利进行的基本条件。CAVH、CAVHD 和 CAVHDF 等治疗方式是利用人体动静脉压力差来驱动血液循环，由动脉提供驱动血液的动力，血液返回压力较低的静脉，常采用动、静脉（一般是股动脉与股静脉）分别置管，缺点是血流量低，低血压则不能满足治疗需要，血肿、感染、血栓形成等并发症发生率高；而 CVVH、CVVHD、CVVHDF 利用血泵驱动血液循环，近年来随着血泵的辅助及中心静脉置管技术的成熟，动-静脉径路逐渐为静-静脉径路所替代，其优点是血流量大、适应证广、并发症少，相对安全。

（3）滤器的选择

CBP 应选用具有生物相容性好，高通透性、吸附力强的高分子合成膜。小分子物质，如水分、尿素、肌酐等能通过滤过膜，而大分子物质，如蛋白质、血液中的有形成分等不能通过，保留在血循环内。

（4）置换液

①置换液的成分：置换液成分因人而异，目前大多数国家尚无商品化的固定置换液，原则上电解质浓度接近人体细胞外液成分，根据需要调整钠和碱基成分。

②置换液补充方法：置换液输入途径有前、后稀释法两种。目前多采用前稀释法。后稀释法虽有节省置换液用量、血液中溶质的浓度高、清除率高等优点，但当血细胞比容>45%时不能采用，且易发生凝血；前稀释法滤过液中溶质浓度虽低于血浆，但其超滤量大，足以弥补。若每日超滤量>12L，血尿素氮与肌酐将逐步降低。此外，前稀释法肝素用量小，出血发生率低，滤器使用时间显著延长。

（5）抗凝血药应用

抗凝血药的用量主要依赖于病人的血液系统状况。这就需要抗凝的治疗个体化，如果病人的自身凝血状态已出现异常，凝血指标显著延长时，勿再使用抗凝血药。有活动性出血病人或近期经受大的手术或创伤，应选用局部枸橼酸抗凝或无抗凝血药方法。凝血功能正常或仅有轻度异常，不伴或仅伴轻度出血风险的病人，可使用抗凝治疗。

【护理诊断】

（1）焦虑/恐惧

与病人对 CRRT 治疗的陌生、担心预后有关。

（2）舒适的改变

与强迫治疗体位有关。

（3）潜在并发症

出血、感染、体外循环凝血、低血压、低温等。

【护理措施】

（1）治疗前评估

1）一般情况评估

评估病人的神志、生命体征、对治疗的了解及配合程度。

2）通路评估

重点评估新留置导管病人局部的出血情况，对继往留置导管的病人重点评估通畅性、导管固定的稳妥性以及置管处或导管可能的感染情况。

3）治疗处方的了解

CBP护士应及时了解医嘱内容以便准备合适的设备物资，必要时进行人力调整。根据病情来选择深静脉导管的置入部位和治疗初期血流速度、每小时置换液的入量和滤出液量、电解质的补充、碳酸氢钠的泵入等。尽可能地避免CBP开始时因血容量短时间内减少导致血压下降，病人因不能耐受而发生其他不良反应，从而影响治疗的顺利进行。

4）治疗前访视

接受CBP的病人大多为危重病人，由于病情的反复变化往往存在紧张、恐惧的心理。因此治疗前护士应安排访视时间，主动关心、安慰病人。对清醒的病人要进行耐心细致的解释工作，让病人了解CBP治疗过程在严密的监测系统下完成，以减轻其思想负担，积极配合治疗。

（2）CBP治疗常规护理

1）严格执行无菌操作

CBP病人多为危重病人，免疫功能低下，易发生感染。血液的体外循环本身可成为细菌的感染源，管路、滤器的连接、测压管与压力传感器的连接以及取样口等均是细菌入侵的部位，置换液的不断更换也是引起感染的重要途径，在处理这些接口时均应严格按照无菌操作规程进行。

2）维持合适体位

由于合适的体位能够保证适当的血流量，因此在CBP治疗中有可能在相当长的时间内病人会处于被动体位。在此期间，应注意受压部位的保护。

3）协助气道管理

由于病人病情危重，治疗时间长，生活基本不能自理，故应加强口腔护理，保持呼吸道通畅，及时排除痰液，通过湿化、雾化、叩背、吸痰等手段清理呼吸道，以预防肺部感染。

4）确保血管通路的通畅

良好的血管通路对于实施 CBP 至关重要，由于病人的病情危重，大部分 CBP 治疗中使用中心静脉置管作为血管通路，但在移植肾急性排斥等有内瘘（血流量必须充足）的病人需要行 CBP 时，可考虑使用内瘘，但一定要保持穿刺肢体的良好体位，并对穿刺肢体进行适当约束，加强固定，避免穿刺针滑脱引起出血和静脉肿胀；在使用中心静脉置管时也要避免病人体位多变，如屈膝、屈髋，扭颈、不自主地拉扯管道等造成导管折叠、贴壁甚至脱落。

5）科学规范的肝素预冲技术

在建立体外循环之前，必须用等渗盐水 500ml+肝素 30~50mg 将滤器及管路预冲，排除小气泡并浸泡 10~30 分钟，使肝素吸附在滤器膜上，防止膜上血块形成。

6）避免空气进入循环管路

血液循环中的气泡是导致凝血的重要原因之一，在冲洗滤器、管路及更换置换液时应避免或尽量减少人为的空气进入而增加滤器凝血的机会。同时应避免在 CBP 的循环血路上泵入脂肪乳剂、静脉营养液等高渗液体，以免影响体外循环的寿命。

7）及早发现滤器凝血征兆

通过详细观察滤器两端盖内的血液分布是否均匀，滤器纤维颜色有无变深，管路内有无血液分层，静脉壶滤网有无血凝块形成或手感发硬、液面有无泡沫、跨膜压是否进行性升高等，判断滤器是否凝血，每 1~2 小时后可疑滤器有凝血时，使用等渗盐水或置换液 100~200ml 冲洗。

（3）密切观察病情变化

在 CBP 治疗期间应有专人负责，持续心电监护，每 15~30 分钟测脉搏、呼吸、血压 1 次，每 4 小时测体温 1 次，尤其应注意血压和中心静脉压的变化，密切观察病人意识、瞳孔、肢体活动及末梢循环情况，发现病情变化，及时报告医生并配合抢救。监测每小时尿量，准确留取各种检验标本，每日检测肝肾功能、电解质及血气分析。

1）血压

CBP 运转初期血流速度应逐渐加速，同时密切观察病情，监测血压，如无明显变化可逐渐调至理想流速，若病人病情严重，应采用多功能监护仪，连续监测生命体征、血氧饱和度，随时观察神志变化，定时监测中心静脉压，以便及早发现低血压，当血压有所下降时除仔细观察症状外，应减慢血泵流速，调整超滤量，分析原因待血压平稳后再将流速调至最佳状态。

2）电解质

定时检测生化指标，并根据检验结果，调整置换液钾、钠、钙的入量，以维持内环境的稳定。

3）pH

由于输入的基础置换液的 pH 多小于 7，因此需根据病人的血气监测结果动态调整同步输入的碱基（5% $NaHCO_3$ 溶液）量。

4）出血与凝血监测

①CBP 的病人在治疗期间应给予定时监测病人凝血功能，保证滤器后活化凝血时间（ACT）维持于 200~250 秒。保证滤器后 APTT 维持于 25~35 秒（或正常的 1.5~2.0 倍），以防止滤器发生凝血，延长滤器的使用寿命。

②密切观察病人导管留置处有无渗血，全身皮肤、黏膜有无淤点淤斑，伤口有无渗血，各种引流管中有无血性液体流出，排便、排尿颜色，同时复查凝血结果。一旦出现出血倾向或凝血结果异常，及时向医生汇报，调整抗凝剂用量或改用其他抗凝方式，必要时应用止血剂及鱼精蛋白中和。

（4）液体的管理

保持液体出入量平衡在 CBP 的治疗中至关重要，而液体的配置和病人临床有效容量的准确测定很大程度上依赖于护士，如果液体配置和容量平衡控制不当可引起严重并发症，甚至导致病人死亡。

1）置换液的加温

CBP 机均配置有置换液加温装置。在置换液进入血液前一般会加热到 37~38℃。在使用置换液加温的 CPB 机进行治疗时，注意同时输入的碱基部分（碳酸氢钠）与基础置换液中钙、镁离子结合形成结晶对管路及滤器的影响，及时更换被堵塞的管路。

2）使用市售基础置换液的注意事项

①使用前用力挤压塑料袋，并仔细检查，如发现有渗漏或药液不澄清者，不得使用；②药液应 1 次用完，切勿经储藏后再使用；③开袋加药后的药液袋应在 4 小时内用完。

3）配置置换基础液的注意事项

①配制过程中严格执行查对制度，如配方医嘱、型号、生产日期、包装完整性、液体清澈度及异物、电解质剂型剂量；②严格无菌操作，

配制过程必须在治疗室进行，所有接口严格消毒，配制好后放置在操作台或治疗车上备用，室内保持清洁、无菌，工作人员进出要更换衣服，戴口罩、帽子，限制非工作人员进出；③配制后的置换液需注明配制日期、时间、加入电解质名称和剂量；④配制后的置换液需在 4 小时内使用。

4）碱基部分（B 液）的使用注意事项

碱基部分用碳酸氢盐作缓冲剂，使用时应根据病人的血气结果通过容量泵控制输入速度，将 5%NaHCO$_3$ 溶液用并联的方式与基础置换液同步输入。

（5）消毒隔离措施的实施

CBP 治疗的血管通路建立以及通路的使用、血液的体外循环本身可成为细菌的感染源，管路、滤器的连接、测压管与压力传感器的连接以及取样口是细菌侵入的部位，大量置换液的配置，治疗的开始与结束、置换液袋的不断更换，CBP 机的使用都可能导致污染，因此严格的消毒隔离措施的实施是必须的。

1）保证 CBP 治疗空间的空气洁净度。在普通病房进行 CBP 治疗前应用移动空气消毒机对室内空气进行消毒。治疗期间注意保证空气流通。

2）可重复使用的设备、机器如血滤机、容量泵及微泵应做到一物一用一消毒。

3）工作人员每次操作前应洗手或手消毒，及时更换污染的被褥、衣裤。

4）保证治疗期间病人的基础护理质量。

5）如为感染耐药菌株的病人或传染病人进行 CBP 治疗应做好呼吸道隔离及接触隔离，在病人病床旁应安装明显的隔离标识。如有可能接触病人血液时，应先穿隔离衣再进行操作，接触病人血液或体液时，应戴手套，接触过病人的手套、隔离衣或病人血液、体液污染物应单独封口包装后再放入医用垃圾转运站中进行处理。

第七节　腹　膜　透　析

腹膜透析是指灌入腹腔内的透析液与腹膜毛细血管内的血液之间进

行水和溶质的交换过程。利用人体自身的结构达到血液净化的目的，方法简单，是治疗急慢性肾衰竭的有效方法。

【原理】

腹膜是一层生物性半透膜，有丰富的毛细血管，允许一些中、小分子溶质通过。腹膜透析就是利用腹膜作为透析膜，通过弥散和超滤的原理来清除溶质和水分。

弥散是指物质从高浓度的一侧向低浓度的一侧移动，如肌酐、尿素、胍类等可从高浓度的血液中进入腹透液中；腹透液中的碳酸氢根等溶质进入到血液中，直到腹膜两侧溶质浓度达到平衡。超滤是指水分从渗透压低的一侧流向渗透压高的一侧。腹膜透析液的渗透压高于血液，从而可让体内的水分进入腹腔排出体外。

【适应证】

腹膜透析主要适用于慢性肾衰竭的病人，尤其适合于老年病人、儿童、血管条件不佳、有出血倾向、原有心血管疾病或心血管不稳定的病人。

腹膜透析的适应证有：①慢性肾衰竭；②急性肾衰竭；③各种中毒性疾病；④急慢性肝衰竭；⑤容量负荷过多；⑥急性胰腺炎；⑦经腹腔营养和药物治疗。

【禁忌证】

（1）绝对禁忌证

①腹膜面积严重减少，如曾做大部分肠系膜切除，及腹膜炎或肿瘤转移导致广泛腹膜粘连或纤维化。

②腹膜缺损，如先天胸腹瘘，及腹主动脉手术所致后天缺损。

③肠管扩张（肠梗阻）引起腹部膨胀。

④严重慢性阻塞性肺部疾病。

⑤病人精神异常，不能合作。

（2）相对禁忌证

①腹部手术 3 天内，或腹部有外科引流管。

②晚期妊娠、腹内巨大肿瘤；双侧巨大多囊肾（腹腔有足够交换空间的多囊肾病人仍可进行腹膜透析）。

③局限性腹膜炎。

④炎性反应性肠病或结肠憩室。

⑤腹壁疝、膈疝、腹裂。

⑥严重肥胖或严重营养不良。

⑦严重的椎间盘突出症。

⑧腹腔及盆腔脏器脱垂。

⑨手术切口或隧道外出口部位有严重皮损。

⑩不能行动、手部残疾、视力差等原因不能自我进行透析，而又无其他人员辅助者。

【设备与装置】

（1）腹膜透析管

腹膜透析管为硅胶管，具有柔软可弯曲、无毒和生物相容性好的特点。现常用的有标准 Tenckhoff 管、鹅颈管、卷曲管等。

（2）腹膜透析液

腹膜透析液有等渗、高渗，含钾、无钾，乳酸盐等多种类型。常用的葡萄糖浓度分别为 1.5%、2.5% 和 4.25%。一般来讲，腹膜透析液的成分应和正常细胞外液大致相等。

（3）腹膜透析体外连接装置

腹膜透析导管腹外段与连接管路之间依靠一个转换连接头进行连接。腹膜透析液袋通过适当长度的塑胶管路与透析导管的连接管路相连，这个管路称为腹膜透析体外连接系统。现在常用的体外连接系统为双联液袋连接系统。

【护理诊断】

（1）体液过多

与水、钠摄入过多及残余肾功能降低、超滤减少导致水、钠潴留及血容量过多有关。

（2）体液不足

与水、钠摄入过少，超滤量过多所致血容量不足有关。

（3）有感染的危险（外出口或腹腔）

与护理不当、操作不规范、抵抗力下降有关。

（4）有体液失衡的危险

与血容量不足或过多及肾小球滤过功能降低有关。

（5）营养失调：低于机体需要量或有营养失衡的危险

与进食（蛋白、热量）少、腹透及尿蛋白丢失过多、透析不充分及慢性炎性反应等并发症有关。

（6）自理缺陷（如沐浴或卫生、穿着或修饰、进食、如厕等自理差）

与水、电解质紊乱及循环功能异常有关。

（7）皮肤完整性受损

与皮肤水肿、营养不良及钙、磷代谢紊乱有关。

（8）潜在并发症

主要为心血管并发症，与血容量负荷的高低以及贫血和钙、磷代谢失衡、长期慢性炎性反应、营养不良及其他代谢紊乱有关。

（9）知识缺乏

缺乏疾病自我管理能力及疾病的有关知识。

（10）躯体移动障碍

与水、电解质紊乱及循环功能异常有关。

（11）活动无耐力

与水、电解质紊乱及循环功能异常有关。

（12）潜在并发症

包括高血压、心力衰竭、脑血管病。

【腹膜透析双联系统换液法的操作流程】

（1）病人评估

①病人的病情、年龄、意识状态、体位及治疗目的。

②病人对腹膜透析换液的认知程度及心理反应。

③病人腹膜透析管管道情况及导管出口处情况。

④病人对腹膜透析治疗的目的、重要性及注意事项的了解程度。

（2）准备工作

①护士：着装整洁，洗手，戴口罩，向病人解释操作目的。

②物品：无菌物品：碘伏帽、蓝夹子、双联系统透析液；非无菌物品：纸胶布、盆、弯盘、台秤、治疗车、输液架；必要时备：0.9%氯化钠注射液100ml、肝素钠1支、30ml注射器、棉签、手套、大针头、安尔碘、消毒棉签、方纱。

③环境：清洁、舒适、光线好、适合无菌操作、关闭门窗及风扇或调整空调风向。

④病人取舒适卧位或坐位，便于操作。

（3）操作过程

1）查对

①查对医嘱及透析单，如需添加药物，按医师医嘱将其加入透析液中。

②核对并检查透析液体、双联系统。

③打开外袋，取出双联系统。

④病人取合适体位。

⑤取出病人身上的导管并检查管道系统。

2）连接（五步接管法）

①一"抓"：拇指与示指抓住短管，管口略向下倾斜，手放平，固定不动。

②二"夹"：将双联系统接口处夹在小指与无名指之间，双联系统管道置于短管下方。

③三"拉"：将示指伸入接口拉环内用力向外拉开，注意不要用手指去抠。

④四"拧"：将短管上的碘帽拧开并弃去。

⑤五"接"：要点是"绕"字。另一只手从下方绕过抓住双联系统管道接口，再绕回将双联系统与短管连接起来；连接时短管口应稍朝下，旋拧双联系统接口至与短管完全密合。

3）引流

①用蓝夹子夹闭入液管道。

②将透析液袋口的绿色出口塞折断。

③悬挂透析液袋于输液架上，并将引流液袋放在低位，置于地面清洁的盆内。

④打开短管旋钮开关开始引流，引流过程中注意观察引流液的颜色、量及清亮度。

⑤引流完毕后关闭短管的开关，并用蓝夹子夹住入液管路。

4）冲洗

①松开入液管道的蓝夹子。

②观察透析液流入引流袋。

③数5秒后再用蓝夹子夹住出液管道。

5）灌注

①打开短管旋钮开关，开始灌注。

②灌注结束后关闭短管开关。

③用蓝夹子夹闭入液管路。

6）分离

①确保入液管道及出液管道已用蓝夹子夹闭，短管开关已关上。

②撕开碘伏帽的外包装并检查帽内海绵是否浸润碘伏。

③将短管与双联系统分离。

④将短管口朝下，旋拧碘伏帽盖至完全密合。

⑤将拉环套在引流液的双联系统上，并卸下蓝夹子。

7）称量并记录

①将液体放在盘秤上称重。

②根据称量的重量，再减去双联系统的袋子及管道的重量，将得出的重量填写在腹膜透析记录单上。

（4）整理用物

①病人：舒适卧位或坐位，将管道用纸胶布妥善固定并放好。

②病床单位：整洁。

③用物：分类处理。

④洗手。

【腹膜透析双联系统换液法操作的关键环节】

（1）要严格遵守无菌操作原则，防止污染。

（2）短管接头、透析管道拉环接头、碘附帽接头以内为无菌部分，一旦污染要及时更换。

【更换腹膜透析外接短管法的操作流程】

（1）病人评估

1）病人的病情、年龄、意识状态、合作情况。

2）病人对更换连接短管的目的、重要性及注意事项的了解程度。

3）病人更换连接短管的原因。

（2）准备工作

1）护士：着装整洁，洗手，戴口罩，向病人解释操作目的。

2）物品

①无菌物品：六寸接短管含碘小白帽、0.5%安多福500ml，无菌方纱4块（4cm×4cm），无菌手套3副，无菌治疗巾2块，消毒止血钳2把，消毒圆碗。

②非无菌物品：口罩，蓝夹子，弯盘。

3）环境清洁、舒适，光线好，适合无菌操作。

4）病人洗手，戴口罩，坐位。

（3）操作过程

1）查对 ①核对医嘱及病人姓名。 ②检查新连接短管的质量。	2）夹闭透析管 ①病人取舒适坐位。 ②夹闭近皮肤端的透析管。

3）铺巾：让病人提起透析管，将无菌治疗巾铺在透析管下。

4）浸泡和擦洗钛接头 　①取出圆碗，倒入适量0.5%安多福，放入两块无菌方纱。 　②将钛接头及其上下5cm的管道完全浸入0.5%安多福。 　③戴无菌手套，使用无菌方纱，以钛接头为中心向管的两端（各5cm）擦洗约1分钟后，浸泡10分钟。	5）准备再次浸泡 　①取出另一圆碗，倒入适量0.5%安多福；打开消毒止血钳。 　②让病人悬空提起透析管。 　③移走第一个圆碗。

6）分离短管 ①戴无菌手套。 　②使用消毒止血钳分离连接短管。	7）再次浸泡接头 ①铺无菌治疗巾。 　②将装有0.5%安多福的圆碗置于无菌治疗巾上。 　③将钛接头及以上5cm的管道再次浸入0.5%安多福内10分钟。

8）连接短管

①打开新连接短管及无菌方纱。

②让病人悬空提起透析管。

③松开蓝夹子，排除少量的透析液后夹闭。

④移走圆碗。

⑤戴无菌手套。

⑥连接管道。

⑦抹干透析管上的安多福。

9）更换碘伏帽：更换连接短管上的塑料盖。

（4）整理用物

1）取下蓝夹子，整理病人的管道和衣服

2）用物分类处理

3）洗手

【更换腹膜透析外接短管法的关键环节】

（1）操作重点提示：应严格遵守无菌操作原则，防污染。

（2）对于钛接头处管道破损的病人，先将管道用0.5%安多福擦洗及浸泡10分钟，然后平整地剪去破损处的管道，再次浸泡透析管及分离的钛接头10分钟，最后连接钛接头和新连接短管。对于腹膜炎病人，进行冲腹处理后，应先更换连接短管再行抗感染治疗。

【腹膜透析出口处换药法的操作流程】

（1）病人评估

1）病人的病情、年龄、意识状态、体位及治疗目的。

2）病人对导管出口处护理的认知程度及心理反应。

3）病人腹膜透析管管道情况及导管出口处情况。

4）病人对出口处护理的目的、重要性及注意事项的了解程度。

（2）准备工作

1）护士：着装整洁，洗手，戴口罩，向病人解释操作目的。

2）物品：无菌物品：0.5%安多福、0.9%氯化钠注射液10ml 1支、纸胶布、无菌棉签、10cm×10cm一次性软纱敷料或无菌纱布。非无菌物品：弯盘、治疗车、治疗托、砂轮。

3）环境：清洁、舒适，光线好、适合无菌操作、关闭门窗及风扇或调整空调风向。

4）病人：取舒适卧位或坐位，便于操作。

（3）操作过程

1）揭去旧敷料

①核对病人。

②病人取合适体位。

③取出病人身上的导管并检查管道系统。

④揭去旧敷料置于弯盘，暴露导管出口处。

2）检查出口处

①视：有无红、肿。

②触：轻触有无触痛。

③挤压：沿隧道移行方向挤压有无脓性分泌物。

3）清洗与消毒

①用砂轮划割 0.9%氯化钠注射液瓶颈。

②用棉签蘸取安多福消毒 0.9%氯化钠注射液瓶颈并打开备用。

③轻轻提起导管。

④用棉签蘸取适量安多福消毒导管口周围的皮肤，宽度 4~5cm。

⑤用棉签蘸 0.9%氯化钠注射液清洗出口处周围的皮肤，将安多福洗掉。

4）覆盖敷料

①用软纱敷料覆盖。

②或用无菌方纱覆盖，纱布呈叠瓦状覆盖并用胶布贴好妥善固定。

③用纸胶布固定好导管。

（4）整理用物

1）病人：舒适卧位或坐位，将管道放好。

2）病床单位：整洁。

3）用物：分类处理。

4）洗手。

【腹膜透析出口处换药法的关键环节】

（1）操作重点提示：要严格遵守无菌操作原则，防止污染。

（2）揭开敷料时注意手法轻柔，如有分泌物黏着敷料不可强行撕去，需先用 0.9%氯化钠注射液濡湿后轻轻分离；安多福不可蘸取过多，以免流入隧道内，每支棉签只能擦洗一圈，圈与圈之间不能留有空白，擦洗时注意慢慢旋转使棉签每个面都能用到，擦洗及消毒范围要足够。

【腹膜平衡试验（PET）的操作流程】

（1）病人评估

病人的病情、年龄、意识状态、心理状态。

（2）准备工作

1）环境准备：清洁、舒适，适合无菌操作。

2）护士准备：着装整洁，洗手，戴口罩，向病人解释操作目的。

3）物品准备

①无菌物品：2.5%透析液2L、10ml注射器4支、试管4支、采血针、安尔碘、消毒棉签。

②非无菌物品：止血带、弯盘、蓝夹子2个、铁夹子、弹簧秤、磅秤、治疗车、记录本。

（3）操作过程

1）引流前夜透析液

①病人取坐位。

②引流隔夜透析液。

③测量并记录隔夜透出液的重量。

2）更换透析液

①病人取卧位。

②将2.5%透析液2L以每两分钟400ml的速度灌入腹腔。

③记录换液完毕的时间，此时为透析液存留0小时。

3）透析液存留0小时收集标本

①从腹腔放出200ml透析液至空透析袋，上下颠倒2~3次。

②安尔碘消毒加药口3遍。

③经加药口从透析液袋中抽出10ml透析液。

④将剩余的190ml液体重新灌入腹腔。

⑤将标本注入试管内。

4）透析液存留2小时收集标本

①收集透析液标本（方法同上）。

②同时，抽取静脉血标本1支。

5）透析液存留4小时收集标本

①病人取坐位。

②将腹腔内的透析液排至加药的空透析袋。

③给病人换上新的透析液，继续透析治疗。

④测量并记录4小时透出液的重量。

⑤分别收集两袋透出液的标本，一管为隔夜腹水标本，另一管为4

小时腹水标本。

6）处理标本并填写表格

①核对标本及化验单。

②粘贴化验单，标本立即送检。

③填写腹膜透析平衡试验表格。

（4）整理用物

（5）洗手、记录

观察病人病情变化，出现异常需及时通知医师。

【腹膜平衡试验（PET）的关键环节】

（1）引流前夜透析液	（2）更换透析液
①注意病人体位。 ②引流时间约 20 分钟。	①每灌入 400ml 透析液时，病人需左右翻转，变换体位。 ②注意保护透析管道。 ③入液时间约 10 分钟。 ④准确记录透析液存留的时间。

（3）透析液存留 0 小时收集标本	（4）透析液存留 2 小时收集标本
①严格按照对应的时间正确留取标本。 ②无菌操作。 ③试管标明：存留时间、病人姓名、床号、日期及时间。	①严格按照对应的时间正确留取标本。 ②无菌操作。 ③试管标明：存留时间、病人姓名、床号、日期及时间。

（5）透析液存留 4 小时收集标本	（6）处理标本并填写表格
①出水时间约 20 分钟。 ②勿将两袋透出液相混。 ③试管标明：存留时间、病人姓名、床号、日期及时间。	①化验单分别为测定 4 份腹水及 1 份血液标本中的肌酐、尿素氮及葡萄糖浓度。 ②标本应尽快送检。

【溶质清除率常规的操作流程】

（1）电话预约

1）病人根据自己的透析时间预约下次溶质清除率实验时间。

2）预约依据

①第一次进行透析的病人，无论有无残余肾功能，都应当在开始透析后 2~4 周进行。

②由其他肾替代疗法转为 PD 者，无论残余肾功能如何，应在开始 PD 后 2 周内。

③开始透析之后，常规每 3 个月进行一次 KT/V 与 Ccr 的检测。

④如病人的临床状况有明显改变，应根据病情随时检测。

⑤每次进行 PD 剂量调整，均应在 1 个月后重新测定 KT/V 值，直至达到目标值。

⑥如病人发生感染相关性腹膜炎，则监测最好在缓解至少 4 周之后进行。

（2）病人准备

1）随访当天不吃早餐，但需做完第一次透析，服用降压药后再回院。

2）留取 24 小时混合透析水一管（回院前一天的中午、下午、晚上放出来的透析水+回院当天早上放出来的第一袋透析水，称量每袋水的重量，四袋混在一起，搅匀，留取一管）。

3）留取回院前一天上午 7:00 至回院当天上午 7:00 24 小时的尿，量尿量，搅匀，留取一管回院。

4）另带随访常规用物（日记本、药物说明书等）。

（3）随访评估

1）专科护士评估病人随访前一天 24 小时腹腔透出液出入液量、24 小时尿量和随访当时的干体重。

2）抽血人员采集病人血标本，并收取病人留取的 24 小时尿标本和 24 小时混合水标本，并送到实验室。

（4）结果计算

1）专科护士根据实验室所得病人以下值计算溶质清除率：

①24 小时腹腔透出液 Cr、BUN 值

②24 小时尿液 Cr、BUN 值

③血 Cr、BUN、血糖和白蛋白值

2）计算使用 PD 相关软件进行。

（5）结果反馈

1）医师根据病人的溶质清除率结果评估其透析充分性并决定是否调整透析处方。

2）腹膜透析专科护士执行医嘱，反馈结果给病人。

【护理措施】

（1）腹膜透析术前护理

1）病人术前需清洗腹部，使手术部位清洁。

2）手术区皮肤需备皮，备皮范围以手术操作范围为度。

3）术前嘱病人排空膀胱和排便，以防手术中误伤脏器。

4）术前使用抗生素（常用第一代头孢菌素）预防感染。

（2）腹膜透析术后护理

1）透析导管护理：导管固定良好，避免外伤、过度牵拉导管。导管出口处以无菌敷料覆盖，应保持清洁、干燥。

2）饮食护理：术后卧床期间宜给予易消化、富含粗纤维的软食，能下床活动后再逐步过渡到正常饮食。一般每日蛋白质的摄入量应不低于 1.0～1.2g/kg，最好能达到 1.2～1.5g/kg，其中一半以上应是优质蛋白，如鸡蛋、牛奶、瘦肉、鱼肉等；同时避免摄入高磷饮食。病人每日水分的摄入取决于病人的尿量和腹膜透析超滤量。

一般每日的摄水量＝前 1 天尿量+前 1 天腹膜透析超滤量+500ml。

3）心理护理：与病人建立良好的合作关系，请治疗较成功的病人现身说法，帮助其他病人逐渐树立对腹膜透析的治疗信心，主动配合，并寻求家人及社会的支持。

4）腹膜透析的监测：密切观察病人病情、生命体征、体重、尿量，关心病人的精神状态和诉说。观察透析液灌入和排出情况，透析液进出是否通畅，透出液的颜色、性质和量。正常腹膜透析透出液应是清亮、淡黄色液体。

（3）手术切口护理

1）护理前消毒：接触外出口之前，换药者必须用抗菌肥皂或含乙醇清洁剂仔细彻底地清洗双手。给置管 6 周以内的新病人换药时，换药者及病人均需戴帽子及口罩。

2）手术切口处换药：术后第 1 天更换手术切口处敷料，如无出血或渗液，1 周内可不再更换敷料。

3）隧道外出口换药：隧道外出口护理十分重要，是保证外出口良好愈合、避免外出口及隧道感染的关键一环，必须规范化操作。

①换药频度：术后第 1 天更换敷料，如无出血或渗液，1 周内可不

换药。敷料被血或液体渗透，以及敷料脱落，应及时更换。1 周后每日换药。2~3 周隧道口愈合后可在肛袋保护下进行淋浴（切忌盆浴），淋浴后应立即换药。

②换药方法：先用 0.9%氯化钠注射液擦洗外出口，再用 0.5%碘伏溶液由里向外地擦洗皮肤，注意勿让碘伏溶液进入外出口。最后用纱布覆盖，在距外出口 3~5cm 处将导管固定于皮肤上，避免导管被牵拉。外出口愈合良好后（约 6 个月）可以不再用纱布覆盖。

（4）并发症的护理

1）出血：手术放置透析导管后，头几日冲洗腹腔时腹透液常呈淡血性，不需特殊处理，血性颜色会逐渐消失。手术损伤腹腔脏器引起活动性出血很少见，出现时需要紧急手术处理。

女性月经期或排卵期前后有时会出现血性腹透液，不用特殊处理。

2）腹痛：置管后头几日导管尖端附近位置（会阴部及肛周部位）可能出现疼痛，在灌入透析液或引流腹透液即将结束时更明显。这与导管或腹透液（低 pH、高糖、温度高、加入某些药物）刺激相关。减慢腹透液进出速度，常可使疼痛减轻；对于症状明显的病人，可允许腹腔存留少量液体，并可在透析液中加入利多卡因。

3）引流不畅：常见原因为大网膜包裹、便秘、充盈膀胱压迫、纤维蛋白块堵塞及导管移位等。首先通过更换体位、通便、排尿看能否改善引流；如考虑为纤维蛋白块阻塞所致，可将肝素 20~50mg 或尿激酶 1 万单位溶入 20ml 0.9%氯化钠注射液中注入透析管，保留 1 小时后引流，并在以后的 24 小时内每 2L 透析液中加入肝素 20mg。

4）腹透液渗漏：常见渗漏部位及表现：①管周渗漏：切口或隧道外出口周围渗液，用尿糖试纸检测渗液可发现葡萄糖阳性。②腹壁渗漏：腹壁或腰背部出现局限性皮下水肿，腹透液引流量减少，腰围增粗及体重增加。③会阴部渗漏：男性阴囊、阴茎或女性阴唇出现水肿，并于注入腹透液时出现疼痛。④胸腔渗漏：出现单侧胸腔积液，腹透液引流量减少。若无紧急透析指征，最好延迟 2~3 周再开始透析，多卧床、少活动，小容量腹膜透析，甚至暂停腹膜透析，用血液透析过渡。必要时需要进行外科手术修补。

第八节　连续肾替代治疗

连续肾替代疗法（continuous renal replacement therapy，CRRT）是指通过体外循环血液净化方式连续、缓慢清除水及溶质的一种血液净化治疗技术，对脏器功能起到支持作用以替代肾功能。CRRT延长了血液净化治疗时间而降低了单位时间的治疗效率，使血液中溶质浓度及容量变化对机体的影响降到最低，CRRT已不仅局限于替代功能受损的肾，近年来已逐渐成为各种危重疾病救治中最重要的支持措施。

【适应证】

（1）急性肾衰竭伴心血管衰竭。

（2）急性肾衰竭合并脑水肿。

（3）急性肾衰竭伴高分解代谢。

（4）系统性炎性反应综合征。

（5）急性呼吸窘迫综合征。

（6）挤压综合征。

（7）乳酸性酸中毒。

（8）急性坏死性胰腺炎。

（9）心肺旁路。

（10）慢性心力衰竭。

（11）药物或毒物中毒。

【技术特点】

（1）技术要求

①需要置换液。

②需要高流量血滤器。

③血流速50~200ml/min，置换液流速10~30ml/min（高容量血液滤过高于这一范围），每天可清除水分10~15L。

（2）置换液配制、置换液成分的范围（mmol/L）

钠离子：135~145；钾离子：0~4.0；钙离子：1.25~1.75；镁离子：0.25~0.5；氯离子：100~120；碳酸氢根：30~38；葡萄糖：不定（根据病人血糖及热量需求情况确定）。

①置换液配方（Port 配方），一个循环包括四组液体：

1组：0.9%氯化钠注射液 1000ml+10% $CaCl_2$ 溶液 10ml；2组：0.9%氯化钠注射液 1000ml+50% $MgSO_4$ 溶液 1.6ml；3组：0.9%氯化钠注射液 1000ml；4组：5%碳酸氢钠溶液 250ml+5%葡萄糖溶液 1000ml。

根据病人血钾情况酌情加入 10%氯化钾溶液。

②Port 配方成分（mmol/L）：钠离子：143；氯离子：116；钙离子：2.07；镁离子：1.56；碳酸氢根：34.9；葡萄糖：11.8g/L。

（3）置换液的前稀释与后稀释方法比较

①超滤率：前稀释法血浆进入滤器之前已被置换液稀释，所以超滤率大于后稀释法。

②溶质清除：前稀释法超滤率高，但血液中溶质浓度低，后稀释法超滤率低，但血液中溶质浓度高。总体溶质清除量受置换液量及血液中溶质浓度的共同影响。

③置换液量：前稀释法大于后稀释法。

如果需要清除大量水分或者用于血细胞比容高的病人，应采取前稀释法。

（4）CRRT 过程中的抗凝方法

为防止在 CRRT 过程中血液凝固，需应用抗凝剂。

①普通肝素：前稀释：一般首剂 15~20mg，追加 5~10mg/h；后稀释：一般首剂 20~30mg，追加 8~15mg/h；治疗结束前 30 分钟停止追加。监测 ACT 维持在正常值的 1.8~2.5 倍；若监测试管法凝血时间，应维持在正常值的 2~2.5 倍。

②低相对分子质量肝素：因抗 Xa 活性并非常规检测，其制剂分钙盐或钠盐型，每种品牌单位容量内所含抗 Xa 单位不同，加之个体凝血状况的不同，目前尚无简便而成熟的检测方案，应用方法有待进一步研究。

经验方法：首剂量：3000~5000U AXa；追加量：开始 CRRT 后的 12 小时，每 4 小时追加 3000~4000U AXa；12~24 小时，每 6 小时追加 3000~4000U AXa；24 小时以后，每 8 小时追加 3000~4000U AXa。用药

过程中应密切观察出血倾向，根据情况可调整剂量或给药间隔。为避免凝血发生，给药间隔期可予0.9%氯化钠注射液冲洗血滤器，并观察是否存在凝血，以便及时调整剂量。

CRRT过程中的监护：①病人的一般状态及生命体征；②水、电解质平衡及营养状态；③抗凝剂的使用、监测及出血的防范；④机器报警及相应处理。

【操作流程】

(1) 病人评估	(2) 准备工作
评估病人意识、生命体征、血管通路、体位舒适程度、病人的配合能力，进行告知。	①环境准备：病室光线适宜。 ②护士准备：修剪指甲，洗手，戴口罩。 ③用物准备：滤器、管道、置换液、0.9%氯化钠注射液、肝素溶液、注射器、消毒液、无菌纱布及棉签等物品。

(3) 操作过程		
①开机自检。	②核对病人信息。	③安装管道及透析器。
④密闭式管道预冲。		⑤建立体外循环。
⑥治疗前应对环境进行消毒，减少人员进入，置换液配制应注意无菌操作。		⑦接受CRRT治疗的病人大多是危重病人，病情反复发作应注意病人的心理护理。
⑧因病人病情较重，严密观察病人的生命体征变化，根据血压调整超滤量。		⑨治疗过程中还应观察机器的运转情况，主要是静脉压、跨膜压和动脉压的情况，从而评估管道和透析器的凝血情况。
⑩应定时对病人进行肾功能、电解质、动脉血气和出凝血时间等检测，随时进行CRRT治疗处方的调整。		⑪注意血路管的连接，防止管道脱落，造成出血。
⑫记录生命体征及各种压力数值。	⑬进行CRRT治疗。	⑭治疗时间到达后，密闭式回血。

(4) 整理用物	(5) 洗手

【操作关键环节】

（1）使用前应检查管道和滤器的包装是否有损坏或过期。

（2）置换液配制时必须注意无菌原则，因为高通量透析可能存在反向滤过，所以必须使用无菌置换液。

（3）置换液配方

①林格乳酸盐溶液：含 Na^+ 135mmol/L，乳酸盐 25mmol/L，Ca^{2+} 1.5~3mmol/L，并可根据需要，另外补充 Mg^{2+} 和 K^+。

②Kaplan 配方：第一组为等渗盐水 1000ml+10% 氯化钙 20ml；第二组为 0.45% 盐水 1000ml + $NaHCO_3$ 50mmol/L，交替输入。

③Port 配方：第一组为等渗盐水 1000ml+10% 氯化钙 10ml；第二组为等渗盐水 1000ml+50% 硫酸镁 1.6ml；第三组为等渗盐水 1000ml；第四组为 5% 葡萄糖溶液 1000ml + $NaHCO_3$ 250mmol/L，总量 4.16L。

（4）治疗过程中应定期检测出凝血时间、电解质和血气分析。

（5）发生报警时，迅速根据机器提示进行操作，解除报警。

（6）专人床旁监测，观察病人状态及管道凝血情况，每小时记录一次治疗参数及各项生命体征参数，核对医嘱。

【护理措施】

（1）血液透析中心静脉置管的护理常规

①每次治疗结束后，给病人透析置管处伤口换药，要严格执行无菌操作规程。

②观察透析置管处伤口有无渗血，并及时通知医生。

③伤口处有结痂的血块要消毒并清理干净，以防引起感染。

④观察透析置管处伤口有无红肿，有无脓性分泌物，并及时通知医生给予对症处理。

⑤观察固定透析置管的缝线是否牢固，防止脱管。如置管有脱落应立即通知医生，重新缝合固定。

⑥消毒置管处伤口后，用美敷贴覆盖于伤口上。用胶布将透析管固

定在病人皮肤上。

⑦嘱病人禁沐浴，洗脸或洗头时要用干毛巾护住置管处之上 3cm 的皮肤及置管，防止水浸湿伤口。保持置管处皮肤清洁、干燥。

（2）防止透析置管脱垂

①嘱病人行透析置管侧的肢体活动范围要小，不能剧烈转头、抬腿。转头时一手扶颈内静脉透析置管，然后将头、颈、肩一同扭转。

②行股静脉透析置管的病人应尽量平卧或直立行走，尽量避免大腿的弯曲，以减少对透析管的牵拉。

③嘱病人穿宽松的衣裤，禁穿领口或束带过紧的衣裤。脱衣裤时，注意防止衣裤对透析管的牵拉。

④为病人采取平卧位或向健侧肢体侧卧位，防止长期压迫透析管，造成管路的打折或脱出。

⑤嘱病人自主活动时，应动作轻缓，注意防止对透析管的牵拉与刮蹭。

（3）CRRT 的护理常规

①遵医嘱执行治疗方案，并配制药液。

②严格按照各项操作规程进行操作。

③安装透析管路要仔细认真，确认无误后，方可与病人的置管连接。透析管路与病人置管连接处要紧密固定，不得有松动、渗血。

④治疗开始后，记录病人生命体征（血压、脉搏、呼吸）及机器显示的各项参数，并认真核对。

⑤常规每小时记录一次血压、脉搏、呼吸及机器显示的各项参数，检查管路连接是否紧密，并观察病人一般情况。危重病人应加强巡视，遇有特殊情况通知医生及时处理，并做好记录。

⑥治疗所用的置换液要现用现配，并根据医嘱随时调整。

⑦配合医生核对医嘱是否齐全。

⑧及时记录病人各项检查结果，如生化、血气、凝血功能。

⑨每次治疗结束后，给病人的置管处伤口按无菌操作规程换药，及时观察置管处伤口有无渗血，固定置管的缝线是否脱开，严防脱管。

⑩每日准确记录病人出入量。

⑪治疗结束后用清洁湿布擦净机器，如被污染，应使用含有 500mg/L 的含氯消毒剂消毒，并物归原处。

⑫每日准确登记治疗费用。

第二章　肾移植的护理

肾移植是终末期肾疾病最主要的治疗手段。适用于经其他治疗无效、需进行透析治疗才能维持生命的终末期肾衰竭病人。在临床各类器官移植中，肾移植开展较早、技术较成熟，临床疗效也较好。

【肾移植的适应证】

慢性肾病终末期或其他各种肾疾病（原发性、继发性、遗传性）所致的不可逆转的肾衰竭者，符合下列情况，均可考虑行肾移植。

（1）年龄在 65 岁以下及全身情况良好者，但年龄并非绝对禁忌。

（2）心肺功能良好能耐受手术者。

（3）活动性消化道溃疡术前已治愈。

（4）恶性肿瘤新发或复发经手术等治疗，稳定 2 年后无复发。

（5）肝炎活动已控制，肝功能正常者。

（6）结核病人正规抗结核治疗后，明确无活动者。

（7）无精神障碍或药物成瘾者。

【肾移植的禁忌证】

（1）绝对禁忌证

①未治疗的恶性肿瘤病人。

②结核活动者。

③艾滋病或肝炎活动者。

④药物成瘾者（包括镇痛剂或毒品）。

⑤进行性代谢性疾病（如草酸盐沉积病）。

（2）相对禁忌证

①病人年龄>70 岁。

②基础疾病为脂蛋白肾小球病、镰状细胞病、华氏巨球蛋白血症等肾移植术后复发概率高的病人。

③淋巴细胞毒抗体或群体反应抗体强阳性未经预处理者。

④合并复发或难控制的复杂性尿路感染。

⑥近期心肌梗死。

⑦存在持久性凝血功能障碍者，如血友病。

⑧估计预期寿命<2年。

⑨其他脏器功能存在严重障碍，包括心肺功能、肝功能严重障碍者。

⑤过度肥胖或严重营养不良。

⑥合并其他疾病如周围血管病、癌前期病变、严重淀粉样变性等。

⑦精神性疾病、精神发育迟缓或心理状态不稳定者。

【受者的评估】

（1）受者年龄的评估

移植受者的年龄范围在不断扩大，4～15岁儿童移植后的存活率已与青年受者相仿。儿童做肾移植有利于青春期发育。随着肾移植术后发病率及病死率的降低，移植的年龄范围也逐渐增宽，年龄的上限已无明显界限，即使年龄在70岁以上，只要仔细地选择肾源也可以获得满意的效果。

（2）受者原发病种类评估

①肾小球肾炎：在我国肾移植受者中85%以上原发病是肾小球肾炎，移植后3年肾存活率可达81%。对肾衰竭进展迅速的病人，急进性肾炎者和肾炎处于活动期的病人，因肾移植术后易复发，导致功能丧失，故应在透析1年后，以确保原发病病情稳定才考虑施行肾移植术。

②糖尿病肾病：移植后存活率与非糖尿病者相似，当肾功能衰竭Ccr<15ml/min时，无移植禁忌证，可考虑肾移植治疗。

③高血压肾病：肾移植后复发不多，再加上近来降血压药物的进展，肾移植后大多数病人的血压可以得到控制。

④遗传性疾病：以遗传性肾炎（Alport综合征）移植后效果较好。多囊肾病人发展到肾衰竭时往往年龄较大，且易感染，会影响移植后存活率。

⑤系统性狼疮性肾炎：当狼疮无活动后才可以肾移植，移植后使用大量免疫抑制剂，其复发率小于5%。但因狼疮常有血管损伤，加上免疫抑制剂使用，术后高血压常见。

⑥慢性肾盂肾炎：肾移植前必须彻底控制感染，特别需注意结核感染的筛查与足疗程治疗。当肾盂肾炎有反复发作者，可考虑在移植前切除无功能的双肾。

⑦间质性肾炎：间质性肾炎可由多种病因引起，如感染、缺血、药物毒性损伤、毒物损伤、代谢疾病等。移植前必须治愈原发病。

（3）受者健康状况评估

①心脏病：心力衰竭未能控制时不能手术。冠状动脉严重狭窄者（狭窄程度大于 70%），需先做冠状动脉气囊扩张术或搭桥术，严重房室传导阻滞者，可先安装心脏起搏器后才行肾移植。

②消化性溃疡：移植后应用大剂量激素和免疫抑制剂可引起消化道溃疡出血、严重者可出现穿孔，增加病死率。因此活动性溃疡需治愈后才做肾移植。

③胆石合并感染：应先做胆囊切除，治愈感染。

④ HBsAg 阳性：HBsAg、HBeAg、HBcAg 阳性是乙型肝炎病毒活动复制期，不宜做肾移植。

⑤泌尿系统疾病：有肾结石合并积液，下尿道畸形，明显前列腺肥大等要先行手术纠正后才行肾移植。

⑥恶性肿瘤：病人经治疗后，最少 2 年后无复发才考虑移植。

（4）心理评估

心理社会因素同样会影响肾移植手术成败，术前也必须进行评估。评估内容包括社会与家庭支持、处理复杂病情变化的能力、经济来源、保险状况及依从性等。

（5）辅助检查

1）实验室检查

①常规检查：血常规、凝血功能、血生化；②感染筛查：乙型肝炎病毒、丙型肝炎病毒、HIV、巨细胞病毒（CMV）抗原和抗体、梅毒血清学、EB 病毒抗体等，儿童需筛查水痘，在孢子菌病流行地区需筛查孢子菌感染；③尿液分析和培养；④50 岁以上男性或有前列腺癌家族史的年轻男性测定前列腺特异性抗体；⑤组织相容性检查：血型、免疫学检查［如人类白细胞抗原（HLA），群体反应性抗体（PRA）、抗内皮细

胞抗体（AECA）、供体特异性抗体（DSA）等〕测定；⑥粪便常规和隐血。

2）辅助检查

①肺部 CT；②12 导联心电图；③腹部超声；④年龄>18 岁女性行巴氏涂片检查；⑤年龄>40 岁女性或有乳腺癌家族史的年轻女性行乳腺X 线检查；⑥年龄>50 岁受者行结肠镜检查。

3）心脏检查

各个移植中心差别较大，但对于有糖尿病、年龄>55 岁、有心脏病史的受者常规都行负荷试验和（或）超声心动图检查。

4）口腔科检查

排除存在任何牙齿或牙龈感染，术前排除潜在的感染灶。

【供者的评估】

（1）活体亲属供肾评估

①亲缘关系评估：根据遗传学原理，亲属肾移植是以主要组织兼容性抗原（HLA）完全一致（同卵孪生）的兄弟姊妹之间的移植，效果最好，能长期存活，不需免疫抑制剂。其次选择两条单倍型相同的同胞兄弟姊妹供肾。其三选择一条单倍型相同的同胞兄弟姊妹供肾或父母与子女间供肾。最后可选用夫妻间供肾。在 HLA 配型相同情况下，移植肾存活率比较，亲属供肾比尸体供肾高。

②血型评估：ABO血型最好选用同血型供受者，或按输血原则选择供受者。除做 ABO 血型检查外，仍要做 Rh 血型鉴定。

③年龄与性别评估：供者年龄宜在 18～60 岁。由于法律和伦理问题，一般不采用未成年人供肾。随年龄增大，各系统器官功能减退及各种疾病发生，老年供者既不能保证供肾质量，还可能会影响供者健康。对性别无特别要求。

④供者身体状况评估：供者要健康状况良好，精神状态正常，有两个正常肾，自愿供肾。

⑤淋巴细胞毒交叉配合试验（complement dependert cytotoxity, CDC）：术前要进行检查，要求阴性才施行手术。

（2）尸体供肾的评估

①年龄的评估：尸体供肾年龄要求相对较宽，50岁以下都可作为供肾，在肾源紧缺情况下50岁以上也可考虑使用。中青年较老年供肾效果好，年龄应在小于50岁为宜。

②死亡原因评估：死亡原因关系到能否作为供肾。可作供肾死因如脑外伤、意外外伤死亡、脑血管急性病、心血管外伤、单纯脑瘤等，疾病未影响到肾，肾质量较好。如死者患有以下疾病则不能作为供肾：各种传染病（播散性结核病、活动性病毒性肝炎、艾滋病、梅毒等）、高血压病、糖尿病、血液病、败血症、肾疾病、恶性肿瘤等。也有认为，肝炎病毒（乙肝或丙肝）携带者的肾可以给肝炎病毒（乙肝或丙肝）阳性受者，但不能作阴性受者的供肾。

③有关检查评估：要了解死亡原因，死亡前休克程度及时间，心肺复苏情况，肾缺血情况及有无肾外伤史等。有条件在摘取供肾前尽量做到检查如血尿常规，细菌培养，肝肾功能，肝炎病毒，艾滋病，梅毒等。

④性别评估：性别无特别要求，但有女性供者给男性受者比男供者给女性受者排斥增多的报道。

⑤热缺血时间评估：此直接关系到供肾质量，热缺血时间越短越好，最好在15分钟之内，超过30分钟，术后较多出现急性肾小管坏死或肾无功能。

⑥有关免疫学检查：作ABO血型和Rh血型检查，供受者血型及Rh血型相同，必要时按输血原则作供肾。异血型供肾，术前要作预先处理，较复杂且费用高。否则会出现超急排斥反应；作HLA-A、B、DR配型，以选择合适供受者；做淋巴细胞毒交叉配合试验（CDC），如阳性率>10%时，术后易发生超急排斥或严重急性排斥反应。

【治疗原则】

（1）手术

肾移植手术基本采用异位移植，即髂窝内或腹膜后移植，以髂窝内移植多见。一般情况下无需切除受者的病肾。

（2）免疫抑制治疗

除非同卵孪生之间肾移植后不需要免疫抑制剂预防排斥外，其他所有同种异体肾移植后均需使用免疫抑制剂预防排斥。理想的免疫抑制治疗应既能保证移植物不被排斥，又尽可能使其不良反应及对受者免疫系统的影响减至最小程度。免疫抑制治疗的基本原则是联合用药，以增加药物的协同作用，减少单一药物的剂量，从而达到减轻其不良反应的目的。肾移植常用的免疫抑制剂有：

①糖皮质激素：是广谱非特异性免疫抑制剂，是预防排斥反应和治疗急性排斥有效的药物。常用药物包括泼尼松、甲泼尼松龙、地塞米松等。常用方法是手术期间和术后第1、2天共3次，用甲泼尼龙（MP）0.5~1g静脉滴注，此后用泼尼松30mg/d，1~2个月后减至20~15mg/d，3个月后用10mg/d，6个月后10~7.5mg/d维持。有糖尿病、高脂血症、感染、尿瘘、伤口愈合欠佳者，适当减量。常见不良反应有类皮质醇增多症、高血压、高血脂、糖尿病、骨质疏松、感染、消化道溃疡、兴奋、失眠、眼睛晶体白内障等。

②硫唑嘌呤（AZA）：为一种抗代谢的免疫抑制剂。常用量术前1天和术后1~2天，2~3mg/（kg·d），以后1~2mg/（kg·d），常见不良反应有肝功能损害、骨髓抑制、感染、急性胰腺炎、恶心呕吐、致癌和致畸。

③环孢素A（CsA）：主要作用是抑制T淋巴细胞合成和释放白细胞介素（IL-2）及其他淋巴因子的合成，此外对B淋巴细胞也有一定作用，常作为免疫抑制维持治疗的最基本药物之一。术日开始8~6mg/（kg·d），分2次口服，12小时1次，3~7天后按血浓度调整剂量。用化学发光法检测CsA全血谷值浓度，肾移植后3个月内全血谷值200~250μg/L，3个月后180~200μg/L，6个月后150~180μg/L，12个月后120~150μg/L。CsA的最主要的不良反应是肝、肾毒性，其他常见不良反应有高血压、神经毒性、糖尿病、高尿酸血症、牙龈增生及多毛症等。临床应用期间需检测血药浓度，来指导用药以尽量避免其不良反应。

④麦考酚吗乙酯（霉酚酸醋）：麦考酚吗乙酯（商品名骁悉，MMF）是由青霉素属真菌产生的具有抗代谢的霉酚酸半合成物。MMF在体内代谢为霉酚酸起免疫作用。国外推荐2~3g/d，国内一般为1~2g/d。从术后第1天开始使用。主要不良反应有腹泻、关节痛、白细胞减少和胃肠道出血等。用药期间要注意血小板及白细胞数量，如明显减少，要减少剂量或暂时停药。

⑤多克隆免疫球蛋白：抗淋巴细胞球蛋白（ALG）或抗胸腺细胞球蛋白（ATG）是用人胸腺细胞或原淋巴细胞免疫异种动物，从该动物提取的多克隆免疫球蛋白。它既可用于预防排斥，又可治疗糖皮质激素无效的急性排斥。剂量：ATG 0.2 ~ 0.4mg/（kg·d），ALG 15~30ng/（kg·d）疗程 5 ~ 14 天。主要不良反应有过敏、白细胞减少、血小板减少、贫血及诱发感染，尤其是巨细胞病毒感染。可先注射地塞米松，防止高热或过敏反应发生。

⑥单克隆抗体：OKT3 是目前最为有效的单克隆抗体，OKT3 可与 T 淋巴细胞的 CD3 表面标记结合，使其丧失对抗原的识别能力。首次使用于治疗急性排异逆转率 70%~100%。常用剂量 2.5~5mg/d，静脉给药，疗程 7~14 天。OKT3 不良反应，特别是首剂常有寒战、高热、腹泻，少数尤其有水钠潴留病人可能会出现肺水肿。在头 3 次用 OKT3 前 15~30 分钟，静脉注射甲基泼尼松龙（MP）0.25g 或地塞米松 10mg，可减少其不良反应。为避免出现肺水肿，如病人有水钠潴留，在用 OKT3 前应先脱水（透析或利尿剂）。此外，可能有诱发巨细胞病毒（CMV）感染危险。

⑦抗白细胞介素-2 受体（IL-2）抗体：是一种单克隆抗体的免疫抑制药。目前有两种商品制剂，一种是 Zenapax（赛尼哌），用法：1mg/kg 用 0.9% 氯化钠注射液 50ml 稀释后静脉滴注 15 分钟以上。首剂于术前 24 小时内用，以后每 14 天用 1 次，共用 2 ~ 5 次。根据近年经验，用 1 ~ 2 次已达到效果。另一种是 Simulect（舒莱），剂量及用法：20mg 用 0.9% 氯化钠注射液或 5% 葡萄糖液稀释后滴注，在 20 ~ 30 分钟内滴完。首剂在术前 24 小时内使用，第 2 次在手术后第 4 天使用。

⑧他克莫司（FK506）：又名普乐可复，其作用机制类似于 CsA，通过阻止 IL-2 受体的表达而抑制 T 细胞的活化、增殖，具有极强的免疫抑制作用。移植术后 0.1~0.15mg/kg 静脉滴注 24 小时，连续 2~4 天后改为口服 0.15mg/（kg·d）分 2 次，或术后开始每日口服 0.15mg/（kg·d）分 2 次；维持量 0.1mg/（kg·d）分 2 次，全血谷浓度 8~15μg/L，3 个月后 5~8μg/L 即可。不良反应有：肾毒性（肌酐、尿素氮升高），神经毒性（手震颤、头痛、失眠、麻木感等），高血钾、高血糖、高尿酸血症，心脏影响有胸闷、心跳、心电图异常等。

⑨雷帕霉素：主要抑制细胞增殖及抑制细胞产生抗体，免疫作用强。可以与其他免疫抑制剂合用。如有 CsA（或 FK50）肾毒性或移植后发生肿瘤可改用雷帕霉素。用法用量：第一、二天 3mg/d，第三天 2mg，以后 1mg/d，上午 11 时服，3~5 天后查血药谷浓度在 4~7ng/L。

【护理诊断】

（1）焦虑与恐惧

与担心手术及其效果有关。

（2）营养失调：低于机体需要量

与胃肠道吸收不良、食欲减退及低蛋白饮食有关。

（3）有体液不足的危险

与术前透析过度或术后多尿期体液排出过多有关。

（4）有体液过多的危险

与术后肾功能延迟恢复、水钠潴留有关。

（5）潜在并发症

出血、感染、排斥反应、消化道溃疡、精神障碍等。

【术前护理措施】

（1）病室的准备

①病室环境：病室需安静，光线充足，通风良好。病室外配一隔离间，以供医护、探视人员进出隔离病房时更换衣服、鞋帽用。

②消毒：术前一天及手术当日用消毒液擦拭病室内一切物品和门窗，进行空气消毒。有条件的医院可将术后病人安置于空气层流病室。

③隔离：医护人员或探视人员进入移植隔离病房前应洗手，穿戴隔离衣、帽、口罩和鞋等。

（2）协助病人完善术前检查

①实验室检查：除术前常规实验室检查外，移植前病人均需做艾滋病病毒（HIV）、巨细胞病毒（CMV），单纯疱疹病毒（HSV）及肝炎病毒的检查。还应评估供、受者间相关的免疫学检查情况，如血型是否相符、HLA 配型相容程度，淋巴细胞毒交叉配合试验及群体反应性抗体检测结果。

②泌尿系检查：常规检查包括尿培养、尿分析、24 小时尿量、肌酐清除率、尿蛋白定量、肾 B 超及膀胱造影等。

③其他：常规行心电图、胸片，以及肝、胆、胰 B 超检查。还应根据病人不同情况有针对地进行其他检查，如心血管造影、胃肠镜检查等。

（3）心理护理

①了解病人心理状态，评估病人及家属对肾移植的认知程度。

②给病人介绍肾移植成功案例，树立信心，减轻病人焦虑情绪。

③向病人及其家属讲解肾移植手术、术后治疗、康复相关知识、后期治疗费用等知识。

④评估病人家庭及社会支持系统对肾移植手术的风险、移植所需高额医药费用、对病人长期照护的承受能力，有针对地进行心理护理。

（4）病人准备

①手术前或术中即开始使用免疫抑制剂，具体药物及其剂量、用法及用药时间可根据受者情况决定。一般受者术前一天即开始口服霉酚酸酯。

②术前一天送病人做血液透析治疗 1 次。

③根据情况及时治疗潜伏感染病灶，遵医嘱预防性应用抗菌药。

④根据病情指导病人进食低钠优质蛋白、高碳水化合物、高维生素饮食，改善病人的营养状况，纠正水、电解质及酸碱平衡失调，提高病人对手术的耐受性。术前一天进少渣饮食，术前晚给予 0.9%氯化钠注射液或肥皂水灌肠 1 次。

⑤注意保持皮肤清洁卫生，预防皮肤感染。

⑥注意防寒保暖，防止呼吸道感染。

⑦术晨测量体重并记录。

【术后护理措施】

（1）术后常规护理

1）全麻术后护理

①了解术中情况、切口和引流情况。

②持续低流量吸氧。

③持续心电监护，必要时监测中心静脉压。

④注意不在血液透析用动静脉造瘘肢体测血压。

⑤密切监测生命体征，注意控制病人血压，一般要求术后血压略高于术前，以保证移植肾的有效灌注。

2）伤口观察及护理

①观察伤口渗血情况，有无出血、尿外渗等，及时更换渗湿敷料。

②观察移植肾区，有无胀痛不适。

③原则上不在手术侧下肢及动静脉造瘘肢体进行静脉输液。

3）各管道观察及护理

①根据病情术后 24～48 小时应保证有两个静脉通道，以供输血或快速输液用，确保输液能顺利进行。

②观察记录创腔引流量、色、性状变化情况。

（2）密切监测出入量

详细记录出入量，密切监测小时尿量，尿量是反映移植肾功能状况及体液平衡的重要指标。并根据尿量及时调整输液速度和量，保持病人出入水量平衡见表 2-3。

表 2-3 出入量监测

监测小时尿量	多数在术后早期有多尿的现象，尿量可达到 1000ml/h 以上，术后 24 小时内尿量宜维持在 300ml/h 以上，不少于 100ml/h
合理静脉输液	严格记录出入量。肾移植补液应遵循"量出为入"的原则。补液量包括饮水量 一般尿量<500ml/h，补液量为出量的全量；尿量 500～1000ml/h，补液量为出量的 2/3；尿量>1000ml/h，补量为出量的 1/2 根据病情遵医嘱补充电解质，防止发生电解质、酸碱平衡紊乱 需根据病人血压及具体病情合理安排输液顺序及速度

（3）饮食的护理

①术前当天：禁食禁饮。

②术后第 1 天：进食少量水后无腹胀不适，可进流质，少吃多餐。

③术后第 2 天至肛门排气：无腹胀不适，可给予少量易消化软食，少食多餐，逐渐加量。

④肛门排气后：进易消化、营养丰富、优质蛋白、富含纤维的新鲜食物。

（4）体位与活动的护理

①术后当天：平卧，可翻身和活动四肢；移植肾侧下肢髋、膝关节保持水平屈曲 15°～25°，以减少血管吻合口的张力。

②术后第 1~2 天：床上活动，防止血栓形成，但要避免突然改变体位，以防血管吻合口受牵拉引起破裂。

③术后第 3 天：根据病情协助病人下床活动，下床时注意健侧下肢先着地承力，避免摔倒；活动量循序渐进，病人能耐受为原则。

（5）心理护理

肾移植术后容易因自己尿量的多少、血压高低、肾功能恢复情况产生较大的情绪波动，尤其当肾功能恢复不顺利时易产生焦虑、抑郁心理，甚至对治疗失去信心。告诉病人积极的心态有利于调动免疫系统，促进肾功能的恢复，鼓励病人积极面对病情，树立战胜疾病的信心。

【并发症预防及护理】

（1）感染

1）临床表现：肾移植术后最常见感染部位有肺部、手术切口、口腔、皮肤及尿道等，感染后伴随相应局部症状，以发热为主。

2）预防及护理

①做好呼吸道管理，预防肺部感染。

②严格按无菌原则护理伤口。

③遵医嘱应用抗生素，防止感染。

④严格病房隔离管理，预防交叉感染。

⑤加强观察，及时发现和处理感染病灶。

⑥结合病人的临床表现、实验室及其他检查结果，遵医嘱用抗感染药物，及时、有效地控制感染。

（2）出血

1）临床表现：①伤口大量渗血；②创腔引流有鲜红血流出，2 小时内>100ml 或 24 小时>500ml；③失血性休克表现。

2）预防及护理

①观察创腔引流及切口渗血情况，移植肾区有无肿胀，生命体征有

无异常等，以及时发现出血。

②避免负压增高及体位不当造成的血管吻合口处张力增加，防止血管吻合口破裂。

③一旦发现出血的征象，应及时通知医生，给予药物止血或手术止血。

【排斥反应的预防及护理】

排斥反应是供受体组织兼容性不一，受体免疫系统识别供体抗原后发生一系列的细胞和体液免疫反应。根据发生时间，可分为超急性排斥反应、加速性排斥反应、急性排斥反应和慢性排斥反应。

（1）超急性排斥反应

1）临床表现

①超急性排斥反应（HAR）是由于血型不兼容，或体内已预先形成的抗供体主要或次要组织兼容性抗原的抗体，在移植肾开放血管后数分钟至48小时内抗体与肾抗原结合，激活补体，炎性细胞浸润，发生血管内凝血。肾无功能。病人起病急，症状重，甚至死亡。

②突然出现血尿、少尿、无尿，移植肾区胀痛，血压升高，血肌酐升高，伴寒战、发热。

2）预防及护理

①目前尚无有效治疗，可通过术前检测受者群体反应性抗体水平、供受者淋巴毒试验等进行预防。

②一旦发生超急性排斥反应，应立即进行移植肾切除。

（2）加速性排斥反应

1）临床表现

①加速性排斥反应（ACR）机制未完全清楚，可能与受者体内存在针对供者的抗体有关。

②发病急，症状明显，预后不理想。通常发生在移植术后24小时至7天内，表现为发热、血压升高、移植肾区肿胀感、移植肾疼痛，如肾破裂则出现明显剧痛；关节酸痛，腹胀，胃纳差。

2）预防及护理

①观察病人的生命体征、尿量、肾功能及肾移植区局部情况，及时发现排斥反应。

②激素冲击治疗，或尽早使用抗淋巴细胞制剂，有可能逆转此反应。

（3）急性排斥反应

1）临床表现

①急性排斥反应（AR）是最常见的排斥反应，是由于免疫抑制不足所致。从肾移植后开始直至移植肾失去功能这段时间中，都有机会发生急性排斥反应。

②发生在移植后1周至2个月。

③表现为高热、尿量减少、体重增加、血压升高，移植肾肿胀、质硬有压痛，伴腹胀、关节酸痛、头痛、乏力、烦躁等全身症状。

④尿量减少是移植肾急性排斥反应的主要指标，也是最早出现的症状。

2）预防及护理

①准确应用免疫抑制剂。

②观察病人的生命体征、尿量、肾功能及移植肾区局部情况。

③根据排斥反应的轻重程度，遵医嘱应用抗排斥反应的药物，如甲强龙、莫罗莫那-CD3（OKT3）、抗淋巴细胞球蛋白（ATG）等。

④及时观察用药效果，甲强龙冲击治疗期间应警惕消化道溃疡的发生，注意观察病人消化道症状。

（4）慢性排斥反应

1）临床表现

慢性排斥反应（CR）多发生在肾移植术后数月或数年，表现为肾功能进行性减退，血肌酐逐渐升高，常伴有蛋白尿、进行性贫血、高血压、尿量减少、出现水肿、移植肾缩小变硬等。

2）预防及护理

慢性排斥反应一旦发生，就难以逆转，一些治疗措施也仅是能延缓其发展的速度，惟一有效的治疗方法是再次移植。

【健康教育】

（1）休息与活动指导

①根据病人身体恢复情况进行适当的体育锻炼，注意循序渐进。

②活动时保护移植肾不被硬物挤压或碰撞。

③术后1个月内外出时戴口罩，尽量不到人多嘈杂的环境。

④注意保暖，保持好个人卫生，保持居室通风，预防感冒。

⑤术后半年可恢复正常工作。

（2）饮食指导

①避免进食过多饱和脂肪，不食油炸食品，限制高胆固醇食物。

②进食新鲜食物，忌食冷、硬、不洁及腐败变质的食物。

③避免食用提高免疫功能的食物及保健品，如人参、黄芪、西洋参、灵芝等。

（3）用药指导

①严格按照医嘱服用免疫抑制剂及其他药物，不能自行增减药物的剂量或改服替代药物。

②准时服用药物，以维持相对稳定的血药浓度。

③避免服用对免疫抑制剂有拮抗作用的药物和食物等。

（4）自我监测指导

指导病人自我监测尿量、体重、体温、血压等指标，以随时判断自身的健康状况。

（5）随访指导

①指导病人了解移植肾的大小和硬度，学会自我检查是否有压痛及肿胀等。

②严格的定期随访。出院后第1个月每周1次，第2个月每2周1次，半年后每个月1次。

③告知病人与医护人员要保持有效的联系，以便随时获得医护人员的健康宣教。

④若病情有变化，应及时就诊。

第三篇
肾疾病常用检查的护理

第一章 24小时尿蛋白定量留取

蛋白尿是肾病常见的临床表现，24小时尿蛋白量超过150mg或尿蛋白/肌酐比值（PCR）>100mg/g即称蛋白尿。临床上将蛋白尿分为生理性及病理性两种，病理性的蛋白尿是肾小管-肾小球损伤的标志物。24小时尿蛋白定量对于初步判断肾的功能，协助诊断其他系统多种疾病以及进行疾病的动态观察、疗效评价均有一定的意义。留取好24小时尿蛋白定量，能更准确地指导临床医生用药。

【蛋白尿的分类】

（1）生理性蛋白尿

①体位性蛋白尿：可在2%~5%青年中出现，保持直立或脊柱前凸位置时发生机会较多，可能与静脉淤血有关，平卧可使蛋白尿减轻或消失，尿蛋白总量一般不超过1g/d。

②功能性蛋白尿：包括运动、发热、过冷、过热、交感神经兴奋等因素引起的蛋白尿，诱因去除后常可消失。

（2）病理性蛋白尿

①肾小球性蛋白尿：多是由于肾小球滤过膜的损伤，导致通透性改变及负电荷丧失。蛋白尿以此类最常见，以分子量较小的清蛋白为主，若滤过膜损害较重，则球蛋白及其他大分子蛋白漏出也增多。

②肾小管性蛋白尿：各种原因所致的肾小球-间质疾病会造成肾小管重吸收功能障碍，影响对肾小球滤液中的蛋白质的重吸收而造成蛋白尿。如肾盂肾炎，先天性多囊肾，肾髓质囊性肾，海绵肾以及各种先天性肾小管疾病等。

③溢出性蛋白尿：血浆中异常蛋白质成分增加，因其分子量小，易从肾小球溢出，不能完全被肾小球重吸收，而造成蛋白尿。

④分泌性蛋白尿：主要为尿中 IgA 排泄增多，见于肾小管-间质性疾病。

⑤组织性蛋白尿：因组织遭受破坏后而释放出胞质中各种酶及蛋白质，在肾小球滤液中浓度超过肾小球吸收阈值，而自尿中排出。

【操作流程】

（1）病人评估

评估病人的病情、意识状态，排尿情况，沟通、理解及合作能力，并进行告知。

（2）准备工作

①环境准备：病室卫生间环境干净，温湿度适宜，避免阳光照射。

②物品准备：大口容器、便盆、贴有电子条形码的采集容器。

③护士准备：洗手，戴口罩及一次性手套。

（3）操作过程

①检查大口容器及采集器的情况。

②核对病人床号、姓名、腕带。

③嘱病人于清晨 7 时排空膀胱，弃去尿液，注明开始留尿的时间。

④留取病人第一次尿至次日清晨 7 时排空最后一次的尿液。当容器中留下第一次尿液后，倒入防腐剂摇匀。

⑤尿液充分摇匀后留取 20ml 于采集容器里，将 24 小时尿总量记于条形码上送检，其余尿液弃去。

（4）整理用物

消毒、晾干大口容器。

（5）洗手、记录

记录 24 小时尿量。

【注意事项】

（1）告知女性病人月经期，不能做此检查。

（2）指导病人每次排尿于便盆内再倒入容器中，以减少标本被污染的机会，尿中不能混有异物，尿中混有血、脓或阴道分泌物可引起"假性蛋白尿"。

（3）容器必须清洁干燥且带有盖，以防尿液挥发。

（4）容器必须标明病人的姓名及床号，避免与其他病人的标本混淆。

（5）病人留取尿标本后及时送检。

第二章 尿 培 养

尿培养是指培养正常尿液里的细菌。正常尿液应是无菌的液体，但人体的泌尿生殖道外表存在各种细菌。女性阴道内的 pH 偏酸性，通常没有致病菌，而是寄生着许多乳酸杆菌等条件致病菌。随着 pH 的改变，正常菌群也会随之发生改变。因此做尿培养主要用于检测尿液是否存在细菌，是致病菌还是条件致病菌，指导医生准确的使用抗生素，杀死细菌。

【操作流程】

（1）病人评估	（2）准备工作
评估病人的病情、意识状态，排尿情况，沟通、理解及合作能力，并进行告知。	①环境准备：病室温湿度适宜。 ②护士准备：洗手，戴口罩及一次性手套。 ③用物准备：肥皂水、清水适量，手套、便盆、屏风、无菌采集容器。

（3）操作过程

①检查采集器的情况。

②核对病人床号、姓名、腕带。

③嘱病人先用清水清洗外阴。

④协助病人取舒适体位，垫便盆。

⑤护士戴手套，用肥皂水清洁外阴及尿道口，然后用清水冲洗干净。

⑥嘱病人开始排尿，弃去开始流出的尿液，用无菌容器接中段尿液10～20ml。

⑦留取的尿标本即送检。

（4）整理用物	（5）洗手、记录

【注意事项】

（1）指导病人用清水清洗外阴时，女性应用手分开大阴唇，从前向后仔细擦洗生殖器部位；男性应退回包皮清洗龟头。

（2）规范操作，注意无菌技术，特别注意留取尿液时手握无菌容器的外面，不可触及容器的边缘。

（3）消毒液必须适量并待干后才开始排尿。中段尿收集不合标准，外阴消毒对尿培养影响很大，消毒液过多而混入尿标本，抑制了细菌生长，出现假阴性结果。

（4）留取的尿液最好是第一次晨尿，因该尿液在膀胱中存留时间长，细菌数多，可提高培养的阳性率；若平时留取尿培养，必须在膀胱充盈的情况下留取（尿液在膀胱内停留 4~6 小时）。

（5）尿液收集要新鲜，放置时间不宜超过 1 小时，否则细菌大增，出现假阳性。

（6）在应用抗生素之前或停用抗生素 5 天之后留取尿标本。

第三章 24 小时尿找结核菌

结核杆菌是抗酸杆菌中的一种，尿中确实查到结核杆菌对诊断肾结核有决定性的意义。24 小时尿液浓缩作直接涂片抗酸染色后作抗酸杆菌检查，阳性率可达 50%~70%，对于临床前期肾结核或早期肾结核的诊断有肯定意义。但是不能只靠一次的结果或只"找到数个抗酸杆菌"的结果，应反复多次检查或进一步做结核杆菌培养或动物接种，后两者的阳性率可达 90%。

【操作流程】

（1）病人评估

评估病人意识、配合能力。停用抗结核治疗 1 周以上。告知病人关于尿液标本采集的目的，以及具体指导尿液标本留取的方法。

（2）准备工作

①用物准备：容量 3000~5000ml 的清洁带盖大口容器、容量为 100ml 的一次性尿杯。

②病人准备：应处于安静状态，留尿前晚尽量少饮水。

（3）操作过程

①查对医嘱，将化验单附联贴于尿杯上，注明病区、床号、姓名等。

②核对病人床号、姓名、腕带。

③清洗外阴及尿道口，防止耻垢杆菌污染。

④嘱病人于清晨 7 时排空膀胱后开始留尿直至次日清晨 7 时的全部尿液收集于大口容器内。

⑤将集尿瓶放于阴凉处。

⑥留取 24 小时尿液沉淀 10~15ml 送检。

（4）整理用物

①尿杯上标记病人留尿日期和时间。

②及时送检。

【注意事项】

（1）嘱病人在留尿前晚尽量少饮水。

（2）告知收集尿液标本时应将外阴及尿道口洗净避免污染。

（3）嘱病人检查前 1 周应停用所有抗结核药物，以提高尿检的阳性率。

（4）注意勿加防腐剂。

（5）留取标本时，勿摇晃盛尿容器，留取容器底部的尿液作为标本送检。

第四章　尿红细胞位相留取

尿红细胞位相检查是用一种特殊的显微镜（位相差显微镜）观察病人血尿中红细胞大小、色素、形态的变化及异形红细胞数量，并计算畸形红细胞百分比，从而达到分析血尿来源部位的目的，是判断出血部位的敏感指标，用来鉴别肾小球性血尿与其他原因出血。

【操作流程】

（1）病人评估

①评估病人意识、配合能力、有无尿道邻近器官或组织出血，女性有无阴道出血。

②月经期不宜留取标本。

③告知病人关于尿液标本采集的目的，以及具体指导尿液标本留取的方法。

（2）准备工作

①用物准备：容量为100ml的一次性尿杯，根据病人病情酌情准备便器。

②病人准备：应处于安静状态，前一晚饮食以清淡为主，少饮水。

（3）操作过程

①查对医嘱，将化验单附联贴于尿杯上，注明病区、床号、姓名等。

②核对病人床号、姓名、腕带。

③清洁标本采集部位：应用肥皂洗手、清洁尿道口及其周围皮肤。

④留取新鲜晨尿（早上第一次尿）或在膀胱内停留6小时以上的尿液。对于可下床活动者，给其尿杯，自行去厕所留取。行动不便者，可协助其使用便器，收集足够尿液。留置导尿病人，于尿袋下方引流孔处打开塞子收集尿液。

（4）整理用物

①尿杯上标记病人留尿日期和时间。

②及时送检（2小时内）。

【注意事项】

（1）女性病人在月经期不宜留取尿标本。

（2）昏迷或尿潴留病人可通过导尿留取尿标本。

（3）应避免月经、阴道分泌物、包皮垢、粪便等各种物质的污染。

（4）留置导尿的病人留取标本，可打开集尿袋下方引流口的橡胶塞进行收集。

（5）前一天晚上 10 时以后不要再喝水，以免稀释尿液影响结果。

第五章　B 超引导下经皮肾穿刺活检术

经皮肾穿刺活检术是指用肾穿刺针经背部皮肤刺入肾下极，取材进行病理检查的方法。该法是目前国内外应用最广泛的肾组织活检方法。通过肾活检标本的检查，可以获得肾病变发生的类型、时期及程度的病理信息，从而做出临床诊断，确定和修改治疗方案，估计病人的预后。

【适应证】

（1）考虑为弥漫性病变，如各型肾小球肾炎、肾病综合征、全身性疾病如系统性红斑狼疮、糖尿病、结节性多动脉炎、淀粉样变性等引起的肾损害。

（2）不明原因的血尿，在排除为非肾小球源性血尿时，应进行肾穿刺活体组织检查，以明确诊断。

（3）不明原因而持续的蛋白尿。

（4）经临床各项检查，考虑为肾小管间质病变者。

（5）肾功能不全者，在诊断和确定治疗方案存在困难时，尤其急性起病，怀疑为急进性肾炎时，应及早行肾穿刺活体组织检查，以确诊并有利于制订治疗方案。

（6）当怀疑为慢性肾盂肾炎，但又不能排除慢性肾炎时，而且临床上又无足够证据进行鉴别诊断者。

（7）肾移植后出现可疑的排斥反应，或诊断为排斥反应治疗又无效，或怀疑原有肾病复发，应进行肾穿刺活体组织检查。

（8）其他，如不明原因的高血压，病情与治疗需要应进行连续肾穿刺活体组织检查以修正诊断、修订治疗方案者。

【禁忌证】

（1）绝对禁忌证	（2）相对禁忌证
①有明显出血倾向者。 ②重度高血压。 ③孤立肾。 ④肾严重萎缩。 ⑤精神病或不配合操作。	①严重贫血。 ②肾肿瘤、多囊肾。 ③肾内有结核、脓肿或者邻近器官有感染时。 ④过度肥胖。 ⑤重度腹水。 ⑥心力衰竭、休克。 ⑦妊娠。

【操作过程】

（1）肾穿刺活检术前操作流程

①核对病人床号、姓名、腕带。

②向病人及其家属讲解肾穿刺目的、意义、可能发生的并发症，取得理解同意。

③告知病人术前的注意事项：指导练习肾穿体位俯卧位，腹部垫小枕；指导病人吸气末屏气暂停呼吸30秒；指导病人床上练习排大小便；指导饮食：可进食，但避免进食易产气的食物，减少肠胀气。

④心理护理：安慰病人及家属，缓解紧张情绪。

⑤监测生命体征。

⑥遵医嘱使用术前止血针。

（2）肾穿刺活检术中操作流程

①核对病人床号、姓名、腕带。

②协助病人取俯卧位于操作台，双上肢分置于头部两侧，头脸部贴床，腹部下方垫予5~10cm高的皮枕。

③配合术者局部皮肤消毒。

④穿刺中守护在病人身边，给病人安慰和鼓励。

⑤密切观察病人的面色、呼吸等病情的变化。

⑥穿刺完毕立即消毒穿刺局部皮肤，无菌纱布覆盖按压5分钟后用止血贴贴于伤口处并予沙袋按压局部。

⑦协助留取肾组织的病理标本，并及时送检。

（3）肾穿刺活检术后操作流程

①使用搬运法将病人抬至平车，平车送回病房，安置舒适的仰卧位。

②指导病人卧床24小时，腰部制动6小时，即禁翻身6小时，四肢可放松及缓慢小幅度活动，不做急剧翻身及扭转腰部动作，如无血尿以及腰痛情况，24小时后可下床活动。

③遵医嘱使用止血药物。

④指导饮食：清淡，避免肠胀气，多饮水，水肿者饮水量＝前天尿量+500ml。

⑤密切监测病人生命体征变化，观察伤口情况，注意有无腰痛、腹痛、血尿等。

⑥指导正确留取尿三杯。

【肾穿刺术并发症的处理】

（1）血尿

为最常见的并发症，80%～90%可以有镜下血尿，小部分可以见到肉眼血尿。血尿多在术后5天内消失，仅镜下血尿者无需特别处理，若有肉眼血尿者，须延长卧床休息时间，嘱病人大量饮水，应观察每次尿颜色的变化和血红蛋白的变化以判断血尿程度，遵医嘱应用止血药。

（2）腰痛

部分病人可以感觉到有同侧腰痛或不适，一般3～5天即可自行消失。多数病人服用一般镇痛药可减轻疼痛，但合并有肾周围血肿的病人腰痛剧烈，可给予麻醉性镇痛药。

（3）低血压、休克

持续低血压甚至休克，往往都是大出血所致，这是最严重的并发症，要及时处理，否则会危及生命。只要掌握肾穿刺的适应证及禁忌证，此并发症的发生率极低。

（4）感染

多因穿刺时消毒不严所致，或因为肾本身存在隐性感染，穿刺导致感染扩散所致。在预防性应用抗生素后，发生率极低，在0.2%以下。

（5）肾周围血肿

其发生率为48%～85%，多为小血肿。病人多数无临床症状，可在1～2周内自行吸收。如血肿有不断增大的趋势，虽积极输血治疗但不能维持血压，则需外科手术治疗。

参 考 文 献

［1］孙世仁，王汉民，何丽洁. 肾脏病研究进展. 西安：第四军医大学出版社，2013.

［2］李学旺. 肾脏内科学. 北京：人民卫生出版社，2011.

［3］高继宁. 肾脏及血液疾病. 北京：科学出版社，2011.

［4］严海东，庄守纲. 肾脏内科学双语手册. 上海：上海学林出版社，2011.

［5］文艳秋. 实用血液净化护理培训教程. 北京：人民卫生出版社，2010.

［6］王海燕. 肾脏病临床概览. 北京：北京大学医学出版社，2009.

［7］徐旭东，徐元钊. 专家解答肾脏疾病. 上海：上海科学技术文献出版社，2009.

［8］赵文群. 肾病家庭保健知识百科. 上海：上海科学技术文献出版社，2009.

［9］谌贻璞. 肾脏病. 北京：化学工业出版社，2009.

［10］王兰，郑一宁. 实用肾脏科护理及技术. 北京：科学出版社，2008.

［11］邹春杰，马怡婷. 内科护理. 北京：人民卫生出版社，2014.

［12］崔岩，魏丽丽，王祥花，等. 实用血液净化护理手册. 北京：人民军医出版社，2012.

［13］符霞. 血液透析护理实践指导手册. 北京：人民军医出版社，2013.

［14］黎磊石，刘志红. 中国肾脏病学. 北京：人民军医出版社，2008.